劉民叔

刘民叔先生（1897—1960），名復，四川成都华阳县人。其曾祖父、祖父均业医，八岁就童子塾。即以「人之初」、「性本善」与「医之始」、「本岐黄」两书同时并读。越五年，读书成都府中学堂，嗣又入四川存古学堂。课余之暇，从外祖康朝庆公学医，不辍。先后从川蜀名医36人。1915年9月四川全省第一届中医考试，名列甲等第一。不以是自满，更事深造。请业于蜀中大儒井研廖季平，得所传。至是，专以古医学鸣世。廖师，名平，为晚清一代经学大师兼研医。学问精深渊博，世罕其俦。康有为、梁启超辈皆受其训益。余杭章太炎亦盛称廖氏之学「确有独到之处」，并以师礼师之。刘师以廖师治经之法以治医。学业大进。刘师一生医学思想先后凡三变，盖追求真理日臻完善也。刘师医学先在明清诸家，再宗岐黄，故其中年著述理论多在《内经》圈子。刘师曰：「迫五十而后，始跳出《内经》圈子，直溯汉魏以上古医。」以为「阴阳五行学说实为中医之玄理空论」，本非诊治的术，而神农、伊尹、仲景者为汤液派之大成也。」

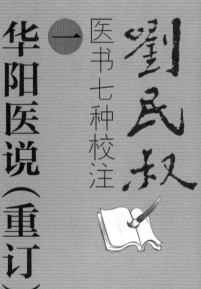

刘民叔医书七种校注 一

华阳医说（重订）

[附：鲁楼残简]

原　著　刘民叔
名誉主编　卞嵩京
主　编　杨强
副主编　卞军　李丹
编委　毕丽娟　杨富荣　林芷娴　祝其荣　李登伟

人民卫生出版社

1926年，刘师束装东下，先至渝，继之宁，复至沪，侨居黄浦江滨，悬壶沪上凡三十四年。1954年，刘师出席华东暨上海市中医代表会议，又先后应全国血吸虫病九人小组及上海广慈医院（今瑞金医院）之聘，顾问中医。

刘师长子慎言，长女文灿秉承家学，皆业医。弟子有张亦相、周元庆、王凯平、陈正平、黎晓生、杨茂如、朱佐才、胡慈园、孟友松、李鼎、邱介天、叶茂烟、查国科、詹马春、卞嵩京等百五十人。近人姜春华、张镜人、韩哲仙等皆受其训益。

刘师著作已公诸于世者有《神农古本草经三品逸文考》《考次伊尹汤液经》《时疫解惑论》《伤寒论霍乱训解》《素问痿论释难》《鲁楼医案》《华阳医说》等。

扬液家法：辨证首重立法，立法而后候证，不问病之名，辨病情之经过，凭证候以用药，诚千古不刊之言。汤液家法不讲脏腑经络，不讲阴阳五行，此等超脏腑学说实为中医朴素唯物辨证最高理论境界。

图书在版编目（CIP）数据

华阳医说：重订 / 刘民叔原著 . —北京：人民卫
生出版社，2018

（刘民叔医书七种校注 / 杨强主编）

ISBN 978-7-117-27195-0

I. ①华… II. ①刘… III. ①中医学 – 中国 – 现代

IV. ①R2-52

中国版本图书馆 CIP 数据核字（2018）第 169683 号

| 人卫智网 | www.ipmph.com | 医学教育、学术、考试、健康，购书智慧智能综合服务平台 |
| 人卫官网 | www.pmph.com | 人卫官方资讯发布平台 |

刘民叔医书七种校注
华阳医说（重订）

主　　编：杨　强
出版发行：人民卫生出版社（中继线 010-59780011）
地　　址：北京市朝阳区潘家园南里 19 号
邮　　编：100021
E - mail: pmph @ pmph.com
购书热线：010-59787592　010-59787584　010-65264830
印　　刷：北京铭成印刷有限公司
经　　销：新华书店
开　　本：710×1000　1/16　印张：16
字　　数：215 千字
版　　次：2019 年 3 月第 1 版　2019 年 9 月第 1 版第 2 次印刷
标准书号：ISBN 978-7-117-27195-0
定　　价：55.00 元

打击盗版举报电话：010-59787491　E-mail: WQ@pmph.com
（凡属印装质量问题请与本社市场营销中心联系退换）

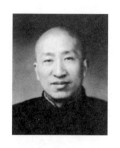

刘民叔先生
简历

　　刘民叔先生（1897—1960），名复，四川成都华阳县人，其曾祖父、祖父均业医。自幼秉承家学，八岁就童子塾，即以"人之初，性本善"与"医之始，本岐黄"两书同时并读。越五年，读书成都府中学堂，嗣又入四川存古学堂。课余之暇，从外祖康朝庆公学医不辍，先后从川蜀名医36人。1915年9月应四川全省第一届中医考试，名列甲等第一，不以是自满，更事深造，请业于蜀中大儒井研廖季平，得所传。至是，专以古医学鸣世。廖师，名平，为晚清一代经学大师兼研医，学问精深渊博，世罕其俦，康有为、梁启超辈皆受其训益。余杭章太炎亦盛称廖氏之学"确有独到之处"，并以师礼师之。刘师以廖师治经之法以治

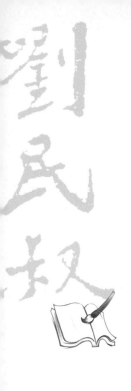

医，学业大进。刘师一生医学思想先后凡三变，盖追求真理日臻完善也。刘师医学先在明清诸家，再宗岐黄，故其中年著述理论多在《内经》。刘师曰："迫五十而后，始跳出《内经》圈子，直溯汉魏以上古医。"以为"阴阳五行学说实为中医之玄理空论，本非诊治的术，而神农、伊尹、仲景者为汤液派之大成也。汤液家法，辨证首重立法，立法而后候证。不问病之名，不问病之因，辨病情之经过，凭证候以用药"，诚千古不刊之言。汤液家法不讲脏腑经络，不讲阴阳五行，此等超脏腑学说实为中医朴素唯物辨证最高理论境界。

1926 年，刘师束装东下，先至渝，继之夏口，续之宁，复至沪，侨居黄浦江滨，悬壶沪上凡三十四年。1954 年，刘师出席华东暨上海市中医代表会议,又先后应全国血吸虫病九人小组及上海广慈医院(今瑞金医院)、徐汇医院之聘,顾问中医。

刘师长子慎言、长女文灿秉承家学,皆业医。弟子有张亦相、周元庆、陈正平、黎晓生、杨茂如、朱佐才、周济士、孟友松、李鼎、邱介天、叶茂烟、查国科、胡慈园、刘德传、王凯平、詹阳春、卞嵩京等百五十人,近人姜春华、张镜人、韩哲仙等皆受其训益。

刘师著作已公诸于世者有《神农古本草经三品逸文考》《考次伊尹汤液经》《时疫解惑论》《伤寒论霍乱训解》《素问痿论释难》《鲁楼医案》《华阳医说》等。

人。其曾祖父、祖父均业医，自幼禀承家学，八岁就

童子试，即以「人之初、性本善」与「医之始，本歧

黄」两书同时并读，越五年，读书成都府中学堂，嗣

又入四川存古学堂，课余之暇，从外祖康朝庆公学医

不辍。先后从川蜀名医36人，1915年9月应四川全省第

一届中医考试，名列甲等第一，不以是自满，更嗜深

造，诸业于蜀中大儒井研廖季平，得所传。至是，专

以古医学鸣世。廖师，名平，为晚清一代经学大师兼

研医，学问精深渊博，世学其庙，廖君为梁启超章

皆受其训益，余杭章太炎亦盛称廖氏之学「确有独到

之处」，并以师礼师之。刘师，以廖师治经之法以治

医，学业大进。刘师一生医学思想先后凡三变，遂通

贯真理日臻完善矣。刘师医学先在明消病家，再宗岐

黄，故其中年著述遗论多在《内经》，刘师曰「过五

十而后，始悟出《内经》圆子，且初汉魏以上古氏，

以为一阴阳五行学说实为中医之玄理空论，本非诊治的

术，而神农、伊尹、仲景者为汤液涉之大成也。

伤寒家法、辨证首重立法。立法而后辨证。不问病名·

不问何之药。汤液家法不讲经络，不讲脏五行，此等超

刊之言。先后成全国吸收虫

至沪。侨居黄浦江滨，最壹沪上凡二十四年，1954年，刘

师出席华东暨上海市中医代表会议，又先后成全国吸收虫

桐九人小组及上海广慈医院（今瑞金医院）、徐汇医院之

骋，随学院实为中医木家族构，皆计且重理论研究。

1926年，刘师来沪后，先至穗，继之虎门，赵之宁著

刘师长子幅言，长女文渊美承家学，曾业医，弟子有张亦

相，周元庆，陈正平，黎晚生，杨茂如，朱佐才，商济

士，孟友松，李鼎，邱介天，叶茂烱，袁国和，胡铭凯，

刘德倬，王凯平，隽阳春，上海京等百五十人，近人紫音

华，张镜人，俱向师皆受其训益。

刘师著作已公诸于世者有《神农古本草经三部逸文

华阳医说（重订）

华阳刘复民叔甫著

上海弟子卞嵩京校订

劉民叔夫子謨

弟子 李鼎 敬署

華陽醫說

華陽人珍瓷

己未秋日

謝稚柳題

華陽醫說

華陽醫說

萬承醫師所書

甲寅十月

初鬥

整理说明

1960 年 3 月 12 日晚,刘师出诊归家,右手书写突感不利,初亦未加注意。孰料 26 日酿为卒中大病,右半偏废,乃自拟方药,不及一月已能起床活动,讵知 5 月 5 日再度中风,旋即昏迷,不省人事。7 日凌晨,病逝于广慈医院(今瑞金医院),享寿 64 岁。

刘师以上世纪五十年代初撰编之《华阳医说》,历时仓促,总嫌有不足处,每欲修订,苦无余暇。此次病中,虽手足偏废,但头脑清晰,思维不减,乃口授《华阳医说》。吾师卞嵩京先生逐日伺奉在侧,受命笔录。每录一节,即读即改,俾得完善。间或须有查考典籍者,辄嘱卞师按书卷篇目考证,竟能只字不差,此等惊人记忆,令众学生钦服不已。全书历时两月始克完稿,讵料书稿誊正甫竟,第二天刘师再中而致不治。刘师逝世后,其大女儿文灿收回此稿,秘而不传。1966 年"文革"运动起,刘家三次被抄,书籍狼藉,此稿亦不幸流失。迨至上世纪七十年代初,黄浦区抄办集中全市抄家物资时，抄办王某、郑某都是卞师之老病人，卞师乃拜托再三，为之留心，刘师抄家书籍手稿抄本竟于浩瀚书堆中发现。此手稿几经辗转，后复归于吾师卞嵩京先生。卞师每谈及于此，均感慨万千。作为再传弟子，受师命重新编撰此书以付出版发行。

　　此次整理，以吾师卞嵩京先生所藏手稿《华阳医说》为底本。全书目录、标题重新厘次订正；繁体字、异体字均改为通用规范汉字；部分词汇恐影响读者阅读予以修改，如"轻气""养气"，改为"氢气""氧气"；部分药物名称，如"丹沙""白敛"等，保持原貌；原书凡出现"右方"处，均改为"上方"，以此类推。

杨强

2018 年 5 月

童子塾，即以「人之初，性本善」与「医之始，本岐

黄」两书同时并读。咸五年

又入四川存古学堂，课余之暇，从外祖康碧庆中学医，嗣

不懈。先后从川蜀名医16人，1915年应四川全省第

一届中医考试，名列甲等第一，不以是自满，更孳孳

迪，请业于蜀中大儒井研廖季平，得所传。至是，专

以古医学鸣世。廖师，名平，为晚清一代经学大师兼

研医，学问精深渊博，世罕其俦。廖有另，梁启超亦

皆受其训迪。余杭章太炎亦咸称廖氏之学「确有独到

之处」。并以师礼师之。刘师以廖师治经之法以治

医，学业大进。刘师一生医学著撰先后凡三要，盖撮

精真理日臻完善」。刘师医学先在明清诸家，后宗岐

黄，故其中年论述多在《内经》。刘前月「迨五

十而后，始跳出《内经》圈子，直溯汉魏以上古医，一

以为「阴阳五行学说实为中医之玄理空论，本非诊治的

木，而神农、伊尹、仲景各为汤液派之大成也」

汤液家法，辨证首重立法，立法审所辨证，不问病之名，

不问病之何，辨脉审之而过，党证据以用药」。诚千古术

刊之肯。汤液家法不讲脏腑经络，不讲阴阳五行，此等涧

腑脏学说实为中医私物惟物辨证最要理论提升。

1926年，刘师夹装东下，先至渝，继之夏口，继之宁，复

至沪，侨居长浦江滨，悬壶上凡三十四年。1954年，刘

师出席华东暨上海市中医代表会议，又先后应全国血吸虫

病九人小组及上海广慈医院（今瑞金医院），徐汇院之

邀，颜问中医。

刘师长子慎言，长女文如是激家学，营业医。弟子匀张亦

桐周元成、陈正平、黎陇生、杨茂如、朱佐才、周济

士、孟友松、李鼎、邱介天、叶茂炯、直国刚、胡荔驹

刘德传、王凯平、晶阳春、卞嵩京学百五十人，近人姜春

华、张晓人，俱留仙堂智受其训练。

刘师著作已公诸于世者有《神农古本草经三品逸文

考》《考次伊尹汤液经》《刘氏明药论》《伤寒论遂乳训

目录

---

① 整理者按:《医药论故》为一篇文章,目录下所列方
　剂乃刘民叔先生所传,方便读者查阅。

提要

南汇周元庆撰

华阳刘民叔夫子，忧中国医学之式微且将没落也，乃独出手眼，专事著作。有《古医汤液丛书》《鲁楼医学丛书》等数辑问于世，发聋振聩，南北医风为之丕变。近又别撰《华阳医说》，今先印行《中西两大医流宜互相学习》一文。文中列举例说凡七：曰内服之麻黄、曰集经方大成之《伤寒论》、曰西医之生理解剖、曰西医之细菌原虫、曰科学推论、曰提取药物有效成分、曰现代中医教育。又缀譬喻凡七：曰室内悬灯、曰飞蝗遮灭、曰月绕地球、曰小狗钻大洞、曰糖醋脆皮鱼、曰押解和尚、曰蛇尾自大。又附割事二：曰北京协和医院狄博尔君赞成中医治疗肝癌、曰上海红十字医院潘静甫君延请中医诊治气喘。文义并茂，亦庄亦谐，其精深处直抉古医之洞奥。后附①《儒医五藏考》叙目及《古医割治纪事》叙目，足证中国医学之未尝略于割治也。后又附《神农古本草经》诸叙，示我汤液学子必由是而取法乎上，斯为正宗云。

---

① 此次修订未再附《儒医五藏考》叙目、《古医割治纪事》叙目及《素问痿论释难》叙目。——杨强

华阳医说（重订）

10

史 记

婺源查国科补白

病有六不治：

骄恣不论于理，一不治也；

轻身重财，二不治也；

衣食不能适，三不治也；

阴阳并，藏气不定，四不治也；

形羸不能服药，五不治也；

信巫不信医，六不治也。

有此一者，则重难治也！

序

夫子既校其同学故杨回庵先生所辑《汤液经》,且以行世,而慎言、上达两先生又集夫子平居论文若干篇,另付剞劂,颜其书曰《华阳医说》。——回庵先生者,与夫子俱受业于蜀中经师廖季平先生者也。夫子呼小子而言曰:"汝其为序,序医说。"夫夫子不求序于世之大人先生者,而嘱之于小子,小子复何敢辞,乃勉为文。曰:我皇汉医术之浸衰也,亦已久矣!圣人既没,大道乖矣,扰扰者我不知其所从者矣。海通以来,西医之术东渐,而业汉医者,更岌岌无以自存。虽然,我皇汉古医,自成大系,岂惟不灭,其道必昌。其发皇光大也,且与新医相杂糅参证激荡发明也,是可以知矣。世之人有知之者矣,有知之而倡言之者矣,而不知其与彼新医相杂糅参证激荡发明者,固何以哉。亦必求其反于古矣。夫西欧自经院教义之说作,而中世纪之学术,遂沦于黑暗,迨文艺新生之运动兴,而后近世之文明,得所孕育。文艺新生者,盖复于希腊之古者也。我国经籍大义,自宋明之理学盛,而驳杂纠葛,莫可分理,迨清儒树汉学之帜,而一反于其本原。汉学者,盖复于先秦之古者也。由是言之,学术之推陈致新,每先由于复古。我皇汉医术之重光，其亦犹是也夫，其亦犹是也夫！夫子之治学也，凡唐宋以还之书，无不读，而独取乎神农、伊尹、仲景之书，力辟五行、经络、脏腑之说。以为神农、伊尹、仲景者，汤液派之大成也；五行、经络、脏腑者，岐黄针灸家之别说也。师承各异，不相混淆；区画流源，泾渭以明。实发千古所未发，而百代阴霾，一扫而空。其治神农、伊尹、仲景疾医之书也，则必字剖句析，类聚比勘，钩玄探奥，辨其异同，阐明古说，品物咸章，而微言大义，层出不穷，所以为往圣继绝学者，夫子殆无愧焉而已矣。其临证也，观象索本，知几通变，而不执于病之名，不惑于病之因，但按其证，以施药治。以为名与因，臆说也，而证者，实也。随证执匕，药无不知。故其处方也，既简而赅，亦奇亦正；信手拈来，往往出神入化，不可方物，天造地设，匪夷所思。而沉疴废疾，辗转不得其治者，亦十愈八九。呜呼，夫子之学，其来有自，亦必反于古矣。而夫子善刀自藏，未尝持以自炫，夫子真有道之士哉！夫子行其道于沪上也，亦已数十年，而嘿嘿焉未尝与世之人争名利于市朝，一袍一杖，蔼然仁人。然其立论也，则必执其定见，不稍游移，不与流俗苟同，每陈辞慷慨，辄不自知其激也。呜呼！夫子亦豪杰之士哉！非有道豪杰之士，何以能特立独行如是！夫子之书，已公诸于世者若干部，或订本草，或说暑疫，而《医说》裁集杂文数篇耳，金壶之漏墨，直沧海之一粟，虽谓可窥夫子治学之由一二，实未足以尽夫子之道也。回庵先生之书之行也，而汤液之学，得有所本；意者夫子必更有以敷衍之以倡明我皇汉古医术者，势不在远。我侪小子，延跂以俟之，拭目以待之。世之人有诵夫子之言者，则亦必延跂以俟之，拭目以待之也。夫子呼小子而言曰："汝其为序，序医说。"小子不敏，复不敢辞，于是谨识夫子治学之要旨，以及发扬我道者之大义，以示天下具眼之士有志夫治古学而复谋进以内和于近世新医者冠诸端。

受业海门沈旦拜序

华阳医说　卷一

华阳刘　复民叔甫著

上海弟子卞嵩京校订

◎ 医药论故

曩者，嵩京闻诸大师伯干臣先生言："夫子幼病瘵，至九岁始与四师叔季伟就郭氏私塾发蒙，太老师问所志，夫子对曰'愿如二师伯吾鸣学医。'郭师即授以'人之初，性本善，性相近，习相远'与'医之始，本岐黄，灵枢作，素问详'两书同读。自是而后，朝于医，夕于医，不务功名，不学干禄，年未弱冠，名已鹊起，壮岁离蜀，远游名山大川，侨沪行医，求诊者日必百数十人。"公元一九五六年，夫子六旬大庆，尝自题其肖像云："郎曹十载负青春，蜀道崎岖奔战尘，沧海几经身尚在，天教老作太平人。"皖儒汪主恩先生撰联贺云："大匠门小阳春称上寿""五千载七亿众颂中医"。灌云邱梦麟先生填临江仙词贺云："镇日门庭踵接，回春病起膏肓。江东万户颂声扬，杏林飞燕紫，橘井挹泉香。良医良相原无二，奇才岂独擅岐黄。鲁楼著述未容藏。茫茫千载下，重见活人方。"嵩京列名师门将近七载，下智钝根，难言成就，窃念中国先医，神农尝药、黄帝亦尝药，伊尹制方、扁鹊亦制方，源远流长，代有发明，国家兴隆，人口繁殖。若中世纪以前希腊、罗马哲理医学，固远不如中医实事求是、有系统、有组织也，及后文艺复兴转向科学，而希腊、罗马之哲医黯然而亡。若我中医能巍然存在于东亚，不因科学潮流而动摇，且为世界医学之砥柱，此嵩京深信中医必有其真理，所以自强不息、钻研不已也。一日，夫子语嵩京曰："汝知中医、中药之道乎？中医为中国故医，中药为天生原药。吾侪宜本旧贯，取本草以疏方剂，取方剂以证本草。原药原用，不重化学分析；药贵道地，不尚提取有效成分。例如，水银出于丹沙，熔化还复为丹，乃丹沙'味甘，微寒'，水银'味辛，寒'，丹沙具丹沙之形，水银具水银之形，形味不同，性能大异，性能既异，功用迥别，既不能以丹沙代水银，亦不能以水银代丹沙，此药物之所以贵夫现实也。今且再举化学以为例证，若在水内通过电气即化为氢气、氧气，若再以氢、氧混合，通过电气即还复为水，乃饮水者不曰'我饮氢氧'，而用氢氧者亦不曰'我在用水也'。时至二十世纪科学昌明之今日，冬烘如我者，终日矻矻，尚论故医原药，墨守旧贯，故步自封，非开倒车、逆潮流之甚者欤？殊不知'温故而知新，斯足以言学矣'，新理半由故说引申而出，汝其识之。"嵩京受业虽久，往往于同一病、同一药，投之于甲则奇效，投之于乙则无功；又往往于一人之身，冬患此病、夏亦患此病，乃夏日之药用之于冬而鲜效，冬日之药用之于夏亦少功。既不能以甲例乙，且不能以甲例甲，呜呼！用药治病，诚如此其难乎！在同门中，嵩京最幼，尝随张亦相、周元庆、陈正平、黎晓生、周济士、孟友松、李鼎、蔡岫青、邱介天、叶茂烟、查国科、汪赞美、刘德傅、杨晴碧、张文江、王凯平、詹阳春诸先进钻研切磋，鲜得纲要，乃由大师兄慎言领导吾侪同入师室，请益于夫子。夫子曰："治病之道无他端，在乎选用达药，临机应变，针对着现实之病证而已。善夫，《吕氏春秋》之言曰'若良医，病万变，药亦万变；病变而药不变，向之寿民，今为殇子矣。'居今之世，若欲必求得某一病症即有统治某一病症之专药，不于病情之传变以辨论现实证候之如何处治，而望其克奏定而不移之特效，恐天下后世难得如此便当之治疗者矣。"庚子春正，夫子授书一函，嵩京敬谨受之，夫子曰："此皆往年聚徒讲学信笔写来之文稿，历年增订，遂成今编。编中未分章节，纷纭杂沓，如河流纵横，如山峦起伏，皆仍之。汝宜细读，有不了了处可来问难。学问学问，载学载问，盖所以质疑而解惑也。"嵩京愚笨成性，勉强读完，殊难领会，窃念人一能之己百之，人十能之己当千之，乃回还诵读，茅塞顿开，夫然后知夫子教学之有法也。嵩京谨为记述，用作内容提要，因并录于此。

蜀人刘<u>复</u>，侨居于黄浦江滨，鬻医自给，讲学自修，撰述《华阳医说》于鲁楼之上。曰：中医之兴由来远矣！神农尝药，黄帝制针，时在埃及金字塔朝之前。夫神农年代尚未甲子纪岁，母氏康，尝从先祖母伍老孺人稽考古史，神农在位一百四十年，临魁八十年，承六十年，明四十九年，宜四十五年，来四十八年，里四十二年，榆冈五十五年，凡八代五百一十九年，再合黄帝甲子纪元，共五千一百六十六年。唐代司马贞补撰《史记·三皇本纪》，作神农氏五百三十年，误矣！<u>复</u>谨本慈考，于公元一九五〇年元旦考定神农、黄帝、伊尹、孔子四圣纪年于后。

　　神农纪元，五一六六年。<small>算至公元一九五〇年止，有《神农本草经》传世。</small>

　　黄帝纪元，四六四七年。<small>算至公元一九五〇年止，命大挠始作甲子干支相配，有《黄帝内经》传世。</small>

　　伊尹纪年，三七三三年。<small>从商汤元年起，算至公元一九五〇年止，同学杨君考次《伊尹汤液经》八卷。</small>

　　孔子纪年，二五〇一年。<small>从周灵王二十一年孔子降生起，算至公元一九五〇年止，复尝采集《孔子医言》十卷。</small>

　　谨案《十三经注疏》，第一经《周易正义》第三卷☳☰震下乾上。

　　"九五，无妄之疾，勿药有喜，《象》曰，无妄之药，不可试也。"

　　又案《二十四史》，其第十六史《旧唐书·列传第一百二十一·裴潾传》云：

　　"药石者，前圣以之疗疾，盖非常食之物，况金石皆含酷烈热毒之性，加以烧治，动经岁月，既兼烈火之气，必恐难为防制。"

　　又案《二十二子》末载《黄帝内经》，其《素问·第二十二卷·至真要大论》第七十四云：

　　"夫五味入胃，各归所喜攻。酸先入肝，苦先入心，甘先入脾，辛先入肺，咸先入肾。久而增气，物化之常。气增而久，夭之由也。"<small>按顾观光《内经素问校勘记》云："林校《宣明五气篇》引此文，'攻'作'故'。'故'字，是也。《灵枢·五味》篇云'五味各走其所喜'，正与此同。"</small>

　　又案《汉魏六朝百三名家集》，其续第三卷《荀侍中集》云：

"药者,疗也,所以治疾也,无疾则勿药可也。肉不胜谷气,况于药乎?"按荀悦《申鉴·第三卷·俗嫌篇》,"谷气"作"食气"。食气,是也。《论语》乡党第十"肉虽多,不使胜食气。"

先君惺甫公,讳国材,尝言:

"神农尝药,药食同源。良者为食,毒者为药。食以养生,药以疗疾。曰疗、曰养,盖两事也。《素问》言'有故无殒',《千金》言'无故不宜服药',旨哉言也。"

据上征引经史子集及庭训,知药之于人,所以治病者也。无病之人,不宜服药;有病者乃可用药治之。治而病愈即是药效,药而无效,不必用也;效而不确,亦不必用也。古者炎帝神农氏造耒耜以教耕种,因农事以求民食,尝味草木,辨别良毒,良者供民食,毒者供医事。夫民以食为天者也,养生为重,治病次之,此炎帝之所以称神农而不称神药也。《十三经注疏》,其第四经《周礼注疏·第五卷·天官冢宰》下云:

"医师掌医之政,令聚毒药以共医事。""共"同"供"。

于此可知,由上古至周初,而医政之于医事也仍首重"令聚毒药"四字。按《二十二子》,其第五子《列子·杨朱篇》云:

"太古之事灭矣,孰志之哉?三皇之事,若存若亡;五帝之事,若觉若梦;三王之事,或隐或显,亿不识一。"

今欲以目前当身之事,越近古、中古,以上溯太古之渊源,发掘古义,以利民生,难其至矣乎!《太平御览》七二一引《帝王世纪》炎帝神农氏云:

"尝味草木,宣药疗疾。"

按《二十二子》,其第四子《淮南子》修务训神农尝百草云:

"古者,民茹草饮水,采树木之实,食赢蚘之肉,时多疾病、毒伤之害。于是神农乃始教民播种五谷,相土地,宜燥湿,肥浇高下,尝百草之滋味,水泉之甘苦,令民知所辟就,当此之时,一日而遇七十毒。"

所云神农尝药,尝,犹试也。《十三经注疏》,其第七经《春秋左传注疏·第三十三卷·襄公十八年传》云:

"臣请尝之。"注："尝，试其难易也。"

世传神农以天子之尊，聚诸侯所献药物而尝试之，当此之时，一日而遇有七十种毒药之众，非谓神农中毒在一日之内七十死而七十生也。夫事有定径者，命曰经验；事经身历者，命曰实验。诸侯献药，举经验也；神农尝试诸侯所献之药，即一一而实验之之谓也。特所实验者，为天然生药之原物原用耳。既经实验之后，其具有确实功效者，方著录于简册，结集创始，作方圆于规矩，历百代仍权威，宜尊神农曰"元圣"，称《本草》曰"药经"，非若后世药书之祖述摭拾，仓促成书，春成而夏改者也。按《二十二子》，其第九子《韩非子·五蠹篇》云：

"上古之世，人民少而禽兽众，人民不胜禽兽虫蛇，有圣人作，构木为巢，以避群害，而民悦之，使王天下，号之曰'有巢氏'；民食果蓏蚌蛤，腥臊恶臭而伤害腹胃，民多疾病，有圣人作，钻燧取火，以化腥臊，而民悦之，使王天下，号之曰'燧人氏'。中古之世，天下大水，而鲧禹决渎；近古之世，桀纣暴乱，而汤武征伐。今有构木、钻燧于夏后氏之世者，必为鲧禹笑矣；有决渎于殷周之世者，必为汤武笑矣。"

然则居今之世，学术演进，日新月异，乃不法当今而师往古，不尚新学而崇旧章，其不为新进之士窃笑于古董先生之侧也？得乎！夫中国为世界之古国，中医为世界之古医，古为今用，用则维新。观我汤液学派，取用天然所生之原药，恢复人身自然之体功，原药原用，未尝提炼，且不假剖割，肤革无伤，所以病愈之后如天衣之无缝。此等"临病辨证，凭候论治"之成绩，在世界医学上诚有不能磨灭者在。唯西医学术，古不如今，以其化验确而器材良也；中医学术，古为今镜，以其审药真而处方严也。深望今生来世出高人焉，博古通今，用中兼外，于远东、泰西两大学派为之合其流，成一新中国的新医学，俾贡献于世界医坛，以为提高世界医学之一助，则幸甚矣！昔者，商相伊尹撰用神农本草，绳之以法，制而为方，非此方不能治此病，非此药不能成此方，所投必效，如桴鼓之相应，宜尊伊尹曰"任圣"，称汤液曰"方经"，非若后世方书之模棱两可、胸无成竹、朝此而暮彼者也。自神农药经、伊尹方经，经世而后，古昔哲人所获得之具体的经验,实验不复堆砌旁斜,且化为有系统的知识,舍我农、尹两圣,其孰能之？夫作者之谓"圣",述者之谓"明",首尊农、尹以端趋向,与其下及汉、晋、唐、宋、明、清诸医,沿其支流,孰若上溯"药经""方经",究其本源乎！何轻何重,必有能辨之者矣。新进之士,谓复于神农、伊尹尊崇备至,既有好古之言行,且抱复古之思想,泥古固陋而不知移,将中医不能改进之罪归之于复。殊不知,复之所以必其如此者,实有不得已之苦衷在,即悲观现代医流未能钻研我中医处方疗病,利用天然生药之所以然,而反攻乎异端,援用化学分析之新法潜夺原药原用之旧学,反斥复为保守主义之人,而不知复之治学也,虽尊信往古之圣贤,然亦认后生之可畏。所以,居今之世不独知往古之道,且必察日新之势。谨案《十三经注疏》,其第十经《论语注疏解经·第二卷·为政》第二云:

"子曰:温故而知新,可以为师矣。"

据此知孔子早于春秋时代已认文明逐次进步,所以既监夏殷之二代,更从周代郁郁之文明,然则孔子决非固陋之保守家。复性至愚,乃所愿则学者孔子也,敢不为新时代的进步主义之人乎？近来新进之士极尽訾謷之能事,兹摘录《中医药科学方向》一文于后:

"中医药在现阶段是比现代医药落后,今后有志学医的绝少会走向中医这条路,很多青年中医都已倾向现代医学,只有老年的中医才对中医药的实践锲而不舍,随着时代前进,老中医存在者日少,到那时中医药的研究只剩了历史的文献资料。"

据上所云,是中医药治方法既无益于病人,且有害于学术矣。言念及此,曷胜太息。昨暮从枫林桥中山医院会诊归来,在街头墙上见有"收买古旧书"招贴一纸,其文曰:

"充分利用古旧图书,迎接文化建设高潮;

便利藏家就近出售,特派专人设站收购。

宋元明清各代刻本、抄校本、稿本,以及影印排印本古书,中外文旧书刊,如哲学、文学、艺术、史地、考言、参考用书、成套期刊、报纸。

手续简便,现款收购。

临时收购地点:建国西路茂龄别墅十一号,电话:三七五七三一,收购日期自一月三十日至二月二日共四天,时间:下午二时至五时。

古籍书店上海旧书店收购处:福州路四一五号,电话:二九一九九三。"

据上招贴所云,则学习中医者又安可视古籍旧书为废物,贱而弃之哉?乃新进之士以中医"临病辨证,凭候论治"之故训,为陷于空论,不能征实,必先习西医之解剖以明筋骨、肌肉、神经、血管、脏腑之位置为其基础。在清代嘉道年间,王清任《医林改错》已云:

"著书不明脏腑,岂不是痴人说梦?治病不明脏腑,何异于盲子夜行?"

"其言仿佛是真,其实脏腑未见,以无凭之谈作欺人之事,利己不过虚名,损人却属实祸,窃财犹谓之盗,偷名岂不为贼?"

不然,而欲议升堂入室,是犹航者断港绝潢而求至于海也,亦终其身为门外汉而已矣!遑及其药治之术,何以治人?何以杀人?何以中病?何以不对症也?吁嗟乎兮!此黠者似是而非之说,诬亦甚矣!《二十四史》,其第四史《三国志·魏志·第二十九卷·方伎·华佗传》云:

"若病积在内,针药所不能及,当须刳割者,便饮其麻沸散,须臾,便如醉死无所知,因破取病。"

今且就此针治、药治、割治三家而论之。凡尸体解剖属割治家事,经络孔穴属针灸家事,惟临病辨证、凭候论治则属于药治家事也。针治、药治、割治各有起源,针治起源于探索,药治起源于民食,割治起源于解剖。惟西医之于割治,中医之于药治,为现代医学之两大重心。请举西医由解剖识生理、中医据生理证解剖以为例说。如头脑之于记忆也,由目而入者,记其形色;由耳而入者,记其音声;由鼻舌而入者,则记其臭与味。虽天地之大,尘沙之细,莫不纷记于脑。凡记之专者,忆之不忘,其历历呈现,未尝淆乱者,何哉?盖存记于脑之精光,而非刻志于脑之髓质也。犹诸一室内,悬百灯焉,虽光光交遍,和合似一,而某灯东移,其光即随之以东,某灯西移,其光亦即随之以西,知其不与他光相淆乱也。记忆之道,盖与是同。若必曰刻志于脑髓之质,则有不重复者乎? 既重复矣,有不淆乱者乎? 试观久病临死者,当弥留昏糊之际,呓语喃喃而莫辨其所以,惟其生平存记于脑中之最得意事与最伤心事,聆其反射,略可辨识,余则不知所云,此其故乃脑中精光瞬息外越,随元气而俱脱为最速度之表现耳。新进之士,剖而验之,欲寻求存记之迹象,放而大之,映之若影片,然试问能乎其不能乎? 不知神而明之,存记于光,一旦壅蔽,神即不明,于是乎而癫疾作矣。癫者,巅也,脑为人之巅也,癫疾之显者如忘狂之类,在经方如抵当汤之治忘,在时方如龙虎丸之治狂,皆有特效。

抵当汤《伊尹汤液经》 阳明病,其人喜忘,必有蓄血,所以然者,本有久瘀血,故令喜忘,虽坚大便必黑,属抵当汤证。 方

大黄二两,破六片,苦寒 桃仁二十枚,去皮尖,熬,苦平 虻虫去足翅,熬,苦微寒 水蛭咸苦平,各三十枚,熬

上四味,以水五斗,煮取三升,去滓,温服一升,不下更服。

龙虎丸《存心堂集验方》 治痫病癫,狂癫,百治不瘳。 方

牛黄三两 巴豆三两,熬 丹砂一两,水飞 砒霜三两,白者

上四味,各研细末,始称准,和匀,再研极细,加米粉等分为丸如粟米大,即"龙虎丸"也。瓷瓶收藏,每次四丸,温汤送服,年久者倍之。若拒药不服者,可杂入粉饼内与食。服已须臾,得吐得泻,亦有不吐不泻者。久服勿间,以愈为度。愈后忌食猪鸭二年。孕妇勿服,阳明热狂亦勿与服。

尝谓眩晕之为病,若其中之某一证,与西医高血压所致之脑充血相符者,在中国古医名之为厥逆,在后世时医则以为肝阳,世人皆知。其轻而缓者用菊花,其重而急者用羚羊角,其更重更急者用大黄。审其轻重缓急,服此三级药,治而必效者,盖各有其性能,绝不含混者也。按上品菊花,味苦、平,主"久服利血气";中品羚羊角,味咸、寒,主"去恶血";下品大黄,味苦、寒,主"下瘀血"。所云上、中、下三品者,以上品缓药,菊花可以久服;中品重药,羚羊角或可久服;若下品峻药,则大黄

仅可暂服矣。至于古训众方，未能殚举，是又在医家之勤求博采也。若舍药治而行割治，则脑膜之内，髓质柔滑，试问能乎其不能乎？今日科学家，号称万能，能以生物析为原子，而不能以原子缀成生物。此无他，盖中无性灵以为主脑也。纵能造人，毕具逼肖，亦不过死尸横陈耳，负气含生，试问能乎其不能乎？请再举眼目以为例说。夫目之于视也，开门见山，山自山也，目何由见？缘日光传达地面，山受其光，而反射形色于吾目，由目中凸镜曲折而聚于网膜之上，映为倒影，能使网膜上之紫色素起化学变化，刺激视神经端之圆锥体，视神经传此刺激力于神经中枢，始有见山之感觉焉。即兹眼目之生理，苟失其常而为病也。若新进之士，震于西医器械之精、手术之巧，则眼球构造难施解剖以行割治。割破即瞎，以其瞎也，而装以假眼，可乎？在药治学家，若再遍求其形质以治之，则治凸镜者何药？治曲折者何药？治网膜者何药？治倒影者何药？治紫色素者何药？治化学变化者何药？治刺激力者何药？治视神经者何药？治圆锥体者何药？治神经中枢者又何药？夫目之形质繁复如此，而用药治目者亦必繁复如此，漫无统纪乎？盖不然也，治病必求于本，首辨致病之因以立法，法持其平，勿使之偏；次论传变之证以立方，方定其向，勿使之错。审其为热者，治以寒凉之药，如黄连，味苦、寒，主"热气，目痛眦伤泣出，明目"也；又如秦皮，味苦、微寒，主"除热，目中青翳白膜"也；又如白敛，味苦、平，主"除热，目中赤"也。审其为寒者，治以温热之药，如蓼实，味辛、温，主"明目，温中，耐风寒"也；又如蕤核，味甘、温，主"明目，目赤痛伤泪出"也；又如皂荚，味辛、温，主"风头泪出，利九窍"也。审其为风者，治以发散之药，如防风，味甘、温，主"风邪目盲无所见"也；又如白芷，味辛、温，主"风头侵目泪出"也；又如菊花，味苦、平，主"风头眩肿痛，目欲脱，泪出"也。审其为虚者，治以补益之药，如人参，味甘、微寒，主"补五藏，明目"也；又如玄参，味苦、微寒，主"补肾气，令人目明"也；又如苦参，味苦、寒，主"补中明目止泪"也。审其为实者，治以攻破之药，如蒺藜子，味苦、温，主"恶血，明目"也；又如羚羊角，味咸、寒，亦主"恶血，明目"也；又如蛴螬，味咸、微温，主"恶血血瘀,目中淫肤,青翳白膜"也。审其属于上者,治以上达之药,如细辛,味辛、温,主"明目,利九窍"也;茺蔚子,味辛、微温,主"明目,益精"也;柴胡,味苦、平,亦主"明目,益精"也。审其属于下者,治以下达之药,如礜石,味酸、寒,主"目痛"也;戎盐,味咸、寒,主"明目,目痛"也;空青,味甘、寒,主"盲目,耳聋,明目,利九窍,通血脉"也。宝藏丰富,足供取用,但求针锋相对,则方法简而且易。《内经·素问》不云乎:

"知其要者,一言而终;不知其要,流散无穷。"

则所谓凸镜也、曲折也、网膜也、倒影也、紫色素也、化学变化也、刺激力也、视神经也、圆锥体也、神经中枢也,可以不动手术,实足以复其视觉生理之正常。核其实,无他故,是诸症者,皆不在体而在用,皆在气而不在质耳。若形质败坏,药治无功者,又当求医于割治专家,《魏志·方伎》之言是也。知目之于视也既如此,而耳之于听也、舌之于味也、鼻之于嗅也,亦必如此,推而广之,脏腑、肢体,莫不皆然。是以用药治病者,于解剖所得之形质部位,能求知也固善,识不得也亦可本此以求之。则知神农尝药,著录《本草》,但述证候,不言某药入某脏、某药入某腑、某药走某经、某药走某络,伊尹撰用神农《本草》以为《汤液》,而不宗岐黄家法用五脏六腑以统百病者,知泾渭之有别也。张仲景远宗伊尹,以六经法分司百病,亦不用脏腑统病者。盖仲景受术于同郡张伯祖,伯祖为汤液大师,所授为汤液经法。且伊尹"六经"之"经"字,当作"经过"之"经"字解,不与岐黄家"以脏腑配六经","经"为"经络"之"经"者同法。即如华佗为割治钜子,其于药治也,用六日法,亦不用脏腑统病。按孙思邈《千金备急方·卷九·伤寒例引》:

"华佗曰:夫伤寒始得之,一日在皮,当摩膏火灸之即愈;若不解者,二日在肤,可依法针,服解肌散发汗,汗出即愈;即不解,至三日在肌,复一发汗即愈;若不解者,止勿复发汗也,至四日在胸,宜服藜芦丸,微吐之则愈;若病困,藜芦丸不能吐者,服小豆瓜蒂散,吐之则愈也;视病尚未醒,醒者复一法针之;五日在腹,六日入胃,入胃乃可下之。"

上云一日在皮、二日在肤、三日在肌、四日在胸、五日在腹、六日入胃,所谓皮、肤、肌、胸、腹、胃者,亦不过辨证其为表里、上下、浅深、轻重之种种程序而已,非谓病按日数真个在皮、在肤、在肌、在胸、在腹、在胃也。中医药治所守者如此,余义别详第二册《药割论衡》。然更有进者,则推论之法尚焉。夫宇宙之事,固有人不能见、无从实验而以理推之,乃又确乎不可移者。譬如月也,为地球之卫星,受地心吸力以绕地,并随地以绕日。而吾人所见者,惟东升之月与西没之月而已。东升之前,绕地与否? 固无人能见之;今日东升之月,果仍是昨日西没之月否? 亦无人能征之。然而,月绕地球之事,科学家未有谓"为无征,不信"者,则其故何也? 第犹有说者,月初之朔,亏极而晦;月中之望,盈极而圆;其盈其亏,为地球遮蔽与否? 孰能远游天边,从而实验之者? 月体无发光之本能,恒借日光之反射以为明,孰能亲身登月,眼见其然者? 然而,盈亏晦圆之事,科学家亦未有谓"为无征,不信"者,则其故又何也? 岂不以月之总数惟一,不增不减,不分不合,不从无而为有,不从有而为无,因而推论之,遂得所以然哉。我中医汤液学派之于证候推论也,亦犹是耳。即如寒热之为病,虽上智与下愚,亦知其病之为寒热也。苟以检温表测之,凡在平常体温以上者,即华氏、摄氏、列氏三表互异,而皆能证明其为已发寒热,则一也。医疗之者,置冰其外耶,饮冷其内耶?《内经素问·第二十二卷·至真要大论》云:

"粗工嘻嘻,以为可知,言热未已,寒病复始,同气异形,迷诊乱经。"

试问解除寒热者,有确能治愈之特效药否? 统治寒热者,有独一无二之特效药否? 复敢断言曰:"远东无之,泰西无之,即南极、北极亦无之。"何者? "特效"二字,不得作如是说也。试读《神农本草》三百六十五药,主寒热者,数达百余种之多。新进之士欲作体温高五分用某药,高一度用某药,高度半用某药,高两度用某药,不辨表里、上下、虚实、气血之证候,不别汗、吐、下、利、温中、养阴之治法,不知临机应变,而欲固执一药,冀获刻舟守兔之功,不亦滑天下之稽哉? 设有人焉,病"劳极洒洒如疟状"之阿胶证,乃不用阿胶,而选用具有"寒热"二字之明文者,如干地黄、山茱萸、薯蓣、沙参、甘草辈,虽不中,亦不远;若改用麻黄、柴胡、葱白、桑叶、石膏、蔓荆实辈,虽不死,亦必剧。若以阿胶证之"洒洒如疟状",而径用主"温疟洗洗,发作有时"之白薇,或用主"温疟,寒热洒洒在皮肤中"之当归,或用主"支节中痛,不可持物,洒洒酸消"之磁石,或用主"风寒湿痹,洗洗寒气"之秦皮,或用主"伤寒寒热,温疟洒洒"之牡蛎,一间未达,尚不为害;若误用主"痎疟"之猪苓,主"痰疟"之常山,主"瘀疟"之白敛,主"水疟"之荛花,主"积疟"之巴豆,主"鬼疟"之芫花,主"蛊疟"之蜈蚣,则千里之谬,失之远矣!若再误用主"中风恶风,洗洗出汗"之乌头,则如火益热,如此死者,医杀之也!又若误用主"寒热洗洗,血积癥瘕"之䗪虫,则虚者益虚,如此死者,亦医杀之也!据如上述,而后确知寒热虽一,药则多端。乃新进之士,不达此旨,必欲于千头万绪之寒热,思有以一药统治之者。不知能治此寒热之特效药,未必能奏彼寒热之特效;能治彼寒热之特效药,未必能奏此寒热之特效。必也临其病而辨其证,凭其候而论其治,果能此道矣,则可得而言之曰:"药对证,效立奏;不对证,效难奏;五分对,奏半效;十分对,奏全效。"此为定而不移者。然则汤液家于众多寒热之治法,其把握也,当首重证候推论矣。证者,实之现象,"有诸内,形诸外"也;候者,伺望之谓,即"据现象以察视之"也。推其当然,论其必然,夫然后求其所以然。悟境一开,妙义毕悉,当机立断,毫无异义。时贤吴县徐相任《在医言医》言:

"以不佞之学力,亦云浅陋已甚,然一旦与西医相见,尚不至于劣败。有西医治之不效,而不佞竟能奏功者;有西医以为必死,而服不佞之药得庆更生者。不佞一人之愚,尚不致相形见绌,而况中国之大、人才之众乎?"

优胜劣败,天演公例;劣者淘汰,胜者永存。我远东中医能在二十世纪巍然存在于泰西科学最昌明之今日者,则是中医之智原不在西医下也。余同学杨君茁葊言:

"风性至不纯,有挟拥寒气之风,有挟拥热气之风。而挟拥寒气之风,又不能禁止其不挟热;挟拥热气之风,又不能禁止其不挟湿。且风之自远而至也,沿途征役,蛊毒、鬼疰,悉化驺从。风气中无气不有,故其中人而为病也,有为风寒湿痹者,有为癥瘕坚结者,有为消渴温疟者,有为结胸心悸者,有为呕吐下利者,有为发黄发狂者,有为诸惊,有为诸痫,有为诸痛,有为诸疮,诸般杂症,万不同之证象,皆由风作。故曰:风者,百病之长也。且夫病之起也,每有先中热风而未即病,后中寒风而始并病者;先受水湿而未即病,后因中暍而始并病者。又有因邪气被制伏于一时,未能有所动作,俟得间乃出而跳梁者,如寒热并中之病,热气常为寒所胜伏,未得肆其猖狂,待表解寒去之后,始脱免制克而大显其身手,故病每多于汗、吐、下后,底蕴乃得尽见也。《辨脉法篇》云:'脉阴阳俱紧者,口中出气,唇口干燥,蜷卧足冷,鼻中涕出,舌上胎滑,勿妄治也。到七日以来,其人微发热,手足温者,此为欲解。到八日以上,反大发热者,此为难治。'据是论之,病固有未现前,预难识其变化为何如者也。又有确知其为何病,依法亦当从后治者。十枣汤论云:'表解者,乃可攻之。'承气汤论云:'此表欲解,可攻里也。'盖寒热并中之病,当先治寒,后除其热。此《汤液经》之定法也。"

谨案《汤液》全经,分正病、副病。按中风、伤寒、温病,正病也。有不可发汗证,有可发汗证,有发汗以后证,有不可吐证,有可吐证,有吐后证,有不可下证,有可下证,有发汗吐下后证,此皆正病正治之法也。其余副病,即后世所谓诸般杂病,皆当分伤寒、温病,皆当遵伤寒、温病之"可、不可"诸法以治之。今仅就中风、伤寒、温病而言,中风宜发汗,温病不可发汗,伤寒不可下,此大法也。然则三者所发寒热,不得以一法治之,明矣。兹将三病纲要录后,并各举治例一条。

"太阳病,或已发热,或未发热,必恶寒,体痛,呕逆,脉阴阳俱紧,为中风。"伤寒身体痛,温病身体重,此言"必恶寒,体痛",知风中于人,挟寒致病。试观摇扇招风者,风至而清凉亦至,知风与寒固相因也。〇《汤液经·卷一·太阳病证论》

"太阳病,头痛发热,身体疼,腰痛,骨节疼痛,恶风,'无汗'而喘,属麻黄汤证。"《汤液经·卷二·可发汗中篇》〇中风为表实证,服麻黄发表出汗即解。若不解,当分别风寒、风温治之。

"太阳病，发热，'汗出'而恶风，其脉缓，为伤寒。"^{伤寒本恶寒，因汗出，}

故恶风。○《汤液经·卷一·太阳病证论》

"太阳病，头痛发热，'汗出'恶风，若恶寒，属桂枝汤证。"^{《汤液经·卷}

二·可发汗上篇》○若寒入少阴之里，吐、利、四逆，宜用姜、附温中，亦以自汗为主诊。

"太阳病，发热而渴，不恶寒者，为温病。"《汤液经·卷一·太阳病证论》

"阳明病，其脉浮紧，咽干口苦，腹满而喘，发热'汗出'，而不恶寒，反偏恶热，其身体重，发其汗即燥，心愦愦而反谵语，加温针必怵惕，又烦躁不得眠，下之即胃中空虚，客气动膈，心中懊憹，舌上胎者，属栀子汤证。"《汤液经·卷二·不可发汗上篇上》○若温入阳明之里，谵语，潮热，宜用硝黄攻下，亦必以自汗为主诊。

　　夫风之中于人也，全仗吹力，风之吹力不能径入藏府，只能及于外表，故名表病为中风，盖纪实也。及其传于里也，为由经气输入，亦由经气输出，皆非出自吹力，既已失去吹力，则亦失去风性，故不能仍谓之风。直本其寒温之气，名之伤寒、温病，亦纪实而已，非故以表里强分之也。中风为表实证，以其恶寒、无汗、脉浮故也；有汗为表虚证，伤寒、温病是也。中风、伤寒、温病，三者热型不同，虽检温计能量各型寒热之高度，而不能分析各型寒热之性质，更不能决定各型寒热之治法，则其有助于诊断也盖亦鲜矣。王叔和撰次《伤寒论》时，将中风、伤寒两名互易，反以"汗出脉缓者为中风"，此误也。复曾将此说与杨君讨论，杨君惧改经之罪名，因仍之，特附志于此。乃新进之士，未尝学习伊尹撰用《神农本草》以为《汤液》之圆机活法，剽袭口语，怙其私臆，独昧证候，推论固执，成药套方，以为甲病必有甲病之特效药，乙病必有乙病之特效药，丙病必有丙病之特效药，丁病必有丁病之特效药。复有喻焉，昔有独坐暖室者，闭其门，塞其牖，见大狗、小狗之不能出入也，因命匠人凿两洞于门下，使大狗由大洞出入，使小狗由小洞出入，自以为法至良，意至美矣。乃两狗之出入也，不合主人之心，初见大狗由大洞出，而小狗即随之，亦从大洞出。及其入也，见大狗仍由大洞进，而小狗亦随大狗进大洞。于是乎，始恍然悟小洞之为虚设也，而悔焉。苟明乎此，则知一药备数特效,数药合一特效,绝非仅持分子式或一主成分,所可尽其性能者也。新进之士,常讥中医不知病原,只以风、寒、温诸名含糊其词。泰西医学自十七世纪初葛利莱发明显微镜后,不但组织学、细胞学赖以建立,而十九世纪的病原微生物学尤为开辟史无前例的伟大成就,如无显微镜,即无从发见微生物之形态,即不能建立病原微生物学。若中医,但凭肉眼五官之所及,而能知病原之为微生物乎?复哂之曰:知之久矣!按微生物分二类,曰细菌,曰原虫。细菌为下等植物,原虫为下等动物,体极微小,人目不易见,非藉高度之显微镜不易窥其形态者。人皆以为,发病之因不杀之,不足以愈病,理固然矣,乃中医之治病也,未尝言及杀之之道,而亦皆愈者,何哉?是当求之于《神农本草》矣!谨案神农为内圣外王之古儒,《本草》为格物致知之药经。其著录也,先之以性味,味有五,曰酸,曰苦,曰甘,曰辛,曰咸。据味以求性,性亦有五,曰平,曰温,曰微温,曰寒,曰微寒。约五性以言之,仅寒、温、平三者而已,以之治病,病无不愈。执果以求因,固未尝杀细菌、原虫,而细菌、原虫亦随病愈而消灭。此无他,细菌、原虫之繁殖,必赖适宜之温度。是以用寒性药以治热病,则凡丛生于高温度者,必随温度降低而消灭;若用温性药以治寒病,则凡滋长于低温度者,亦必随温度升高而消灭。犹之乎春夏秋冬,生长收藏也。不见夫飞蝗之为灾乎,弥漫天际,稻被其虐,稻尽而他从,虽百方制之,欲其中止而不可得,及其衰也,不过三数日间,戛然遂灭,知非雨旸寒暖,曷克臻此?然则用药治病,其消灭细菌、原虫之道,从可知矣。例如,伤寒之病原为细菌,疟疾之病原为原虫,苟伤寒、温疟寒热而有合于神农药经中之麻黄证、巴豆证者,服麻黄、巴豆而皆愈,寒热不再发,则伤寒解矣,温疟平矣。伤寒、温疟既已全愈,则细菌、原虫亦必随之而消灭。然则麻黄与巴豆,非以一药而两擅其消灭细菌、原虫之能力者欤?余同学杨君茁葊言:

"考中国医药书之最古者,莫前于《神农本草》,而《神农本草》之药味不过三百余名。就中言蛊、毒、鬼、疰者,几位百名之多。蛊即微生虫,疰即病细菌,不过中西语别,名词各异。又中国医药,历汉晋后,尽失其传，古人述语多为后人误解，至今遂莫识中语之'蛊'即西语之'微生虫'，西语之'病菌'，中国古代固名之为'鬼疰'也。中国自上古燧人氏，始名物虫鸟兽，轩辕氏正名百物以来，凡百名物莫不有字。'蛊''疰'二字，即为微生虫与病细菌专造之字。《说文》诂'皿'为饮食之用器，而'蛊'字即从'虫'、从'皿'。西人言传染病人饮食后，其用器上积无数微生虫，他人用之即受传染。又今人言蛮荒中置传染病毒于饮食器上，以食异乡人，名曰'放蛊'，异乡人食之即受传染。夫礼失求诸野，诂亡征诸谚。'放蛊'一语，其'蛊'字本义之存于俚语者乎？'蛊'为微生虫专造之字，'蛊毒''鬼疰'二语，在《神农本草》中联文叠见者数十处。'蛊毒'既为微生虫之毒，则'鬼疰'亦必为微生虫同类而含传染性之致病物。谨案六书合体之字，皆有其义。'疰'之从'主'，盖亦必取其义者。《说文》'主'下云：'镫中火，主也，象形，从丶，丶亦声'（强按：镫同灯）。据此，则'主'又从'丶'，取会意兼声。而《说文》诂'丶'为'有所绝止，丶而识之'，此则言'丶'为一点，在其'绝止处'以一点识记之也。'丶'为一点，'主'字从'丶'，即象镫中火一点形。而'主'下云：'镫中火，主'者，盖又直以'主'作'丶'字解矣。又《说文》'金'下云：'从土，今声，左右注，象金，在土中形'，'左右注'即'金'字左右之'丶'，不曰'左右丶'，而曰'左右注'者，是又直以'注'字作'丶'字解矣。'主''注'二字，均可作'点'解者。'主'从'丶'，'注'从'主'，其义直从'丶'受，而水之注下，其滴悉成点形，故'注'字即从'水'、从'主'。又案从'主'之字，多有作'点'解者，如'住'之从'主'，言人立于一定之点也；'驻'之从'主'，言马立于一定之点也；'桩'从'主'，言木立于一定之点也。推此以言，则'疰'之从'主'，盖亦必取'点'义，而病状之象一点者，厥为病细菌，菌必生于阴气，故又谓之为'鬼疰'。"

征之于实，得两义焉。其一曰："蛊""疰"二物，皆具形体者也，若芜荑、厚朴所言"三虫"则较大，若天冬、蚯蚓所言"伏尸"则较小，若葛根、贯众所言"诸毒"则皆为"蛊"之毒，若桃枭、代赭所言"诸鬼"则皆为"疰"之鬼质。《说文》云："鬼，阴气"也，言其为群阴之气交感以生，非谓"鬼神"之鬼也。若赤箭、麝香所言"恶气"，百合、龙眼所言"邪气"，丹雄鸡、羚羊角所言"不详"，则又"毒素"鬼质散漫，浸淫以成者。惟"恶气"则厉，"邪气"次之，"不详"则较平耳。其二曰："蛊""痓"二物，皆具寿命者也，如龙骨主"老魅"，蜈蚣主"老精"，此言"蛊""痓"寿命之长者。又如蓝实主"蛊蚑"，升麻主"殃鬼"，此言"蛊""痓"寿命之少者。是故"蚑""殃"幼稚，杀之不难；"精魅""老寿"，杀之匪易。抑更有说焉，如蜜主"解毒，除众病，和百药"，徐长卿主"鬼物百精，蛊毒，疫疾，邪恶气"，雄黄主"杀精物，恶鬼，百虫毒"，鬼臼主"杀蛊毒，鬼痓精物，辟恶气不详，逐邪气，解百毒"，升麻主"解百毒，杀百精，老物殃鬼，辟温疫"。夫数字之多者曰百，言百毒、百精，为类非一种、状非一形，是以知一病有一病之"蛊毒""鬼痓"，即一病有一病之细菌、原虫。然则，治之之道，绝非一药所能统治者矣。考《本草》主治之例，凡病之属"毒气"者，则曰"解"；属"恶气"者，则曰"逐"；属"邪气"者，则曰"除"；属"不详"者，则曰"辟"；属"动植诸物"者，则曰"杀"。盖凡动、植诸物，皆具有寿命，可生死，必杀之而后毒除，如乌头主"杀禽兽"，芫花主"杀虫鱼"，犀角主"杀钩吻，鸩羽，蛇毒"。则是《本草》凡于"蛊毒""鬼痓"，皆曰"杀"者，正犹西说凡属动物性者名原虫，属植物性者名细菌，而皆以杀之为尽治疗之能事也。又细菌、原虫亦有性善不为人患，且有益于人者，故科学研究家初名微生物学，必具毒性，能致人于病者，乃得而名之曰"病原微生物学"。又同一"蛊毒""鬼痓"，而性质特殊，有宜用凉药杀之者，有宜用热药杀之者，有用温凉合参以杀之者，亦不可不知。又当蛊痓盛时，须用汗、吐、下、利诸法以驱逐之者，若值血弱气尽，又须温中、养阴以镇压之者，更不可不知。近儒章太炎氏亦尝发古说细菌之凡，其言曰：

"伤寒、中风、温病诸名，以恶寒、恶风、恶热命之，此论其因是仲景所守也。今远西论热病者，辄以细菌为本因。按《素问》言'人清净则腠理闭拒，虽有大风苛毒，勿能害。'依《说文》'苛'为小草，'毒'为害人之草。小草害人者，非细菌云何？宋玉《风赋》以为庶人之雌风，'动沙堁,吹死灰,骇浑浊,扬腐余''故其风中人,驱温致湿,生病造热,中唇为疹,得目为蔑'。是则风非能病人,由风之所挟者以病人,浑浊、腐余是即细菌,沙堁、死灰即细菌所依,风则为传播之以达人体,义至明白矣!而仲景亦不言,盖迩之不言病起于风,寒热远之,又不言病起于苛毒、腐余,独据脉证以施治,疗依其术,即投杯而卧者,何也?病因之说不必同,其为客邪则同。仲景之法,自四逆、白通诸方急救心脏而外,大抵以汗、吐、下、利小便为主。医者以疗病为任者也,得其疗术,即病因可以弗论,疗病者以病所为依据者也,得其病所,则治不至于逆,随所在而导之,可矣。"

按杨、章两氏,俱为现代经学大师,而又精通医药者,故其立论也,精辟绝伦,阐发古微。唯西医重细菌,及其成功也,为血清疗法。与我中医撰用天然所生之原药,利其寒、温、平之性,汗、吐、下、利之能,以奏消灭病原微生物之功者。固道不同,不相为谋矣。新进之士,见《神农药经》多载"鬼魅精物",遂认为迷信之书,不足为训。殊不知古书多喻言,若蛇身牛首,若炼石补天,皆以为神话传说。近来学者且有否认伏羲、神农、女娲其人者。复也不才,浅学寡识,曾于曩岁读史时撰有《蛇身牛首解》及《炼石补天解》两文录后:

"夫龙为牛首蛇身,龙者君象,伏羲、神农为当世之人君。然则谓伏羲为蛇身,神农为牛首者,即谓羲、农为龙,亦即谓羲、农为人之君也,何有乎人而牛首蛇身焉者哉?"以上《蛇身牛首解》

"共工强霸,头触不周,山崩,天柱折,地维缺。女娲乃炼五色石以补天,此喻言也。天柱,即天纲,所谓'君为臣纲,父为子纲,夫为妻纲'之三纲也;地维,即五行,在人为五常,五常者,'仁、义、礼、智、信'也。共工乱德败纪,侮乱天常,女娲乃修饬纲纪,以立人道,以正国纪。故当时用'炼石补天'之语以譬喻之,非真炼五色石以补此穹窿之天也。"以上《炼石补天解》

至于"姜嫄践迹""后羿射日",皆当作如是读。然则《神农经》中著录"久服"者达百余品之多,切勿视作神仙家言。夫"久服"云者,盖为议病用药，"药与病宜者"而言之耳，即病不愈宜再作服，再不愈更作服，若久不愈连服之。若干剂连服不已，谓之"久服"。若病已愈，即止后服，非谓"无病者，亦必终身服食之"也。《二十二子》第八子《墨子》，其《贵义》篇云：

"上比之农，下比之药。"

农作之谷所以养生，谷为中和之品，固可终身久服。医聚之药，性味偏驳，偏则不中，驳则不和，绝无久服之理。若《本草》屡言"久服轻身不老"者，正谓不愈而连服，病去而轻身不老也。轻身云者，"因病无力，身体若重"之谓也；不老云者，"因病虚羸，容颜若老"之谓也。后来道家玄流，依托《本草》"久服"二字，恣言"神仙服饵"，甚至"炼秋石红铅"，不见其益，徒受其害，是岂《本草》之过哉？东汉时王充，博通众流百家之言，著《论衡》八十五篇，其《道虚》篇已云：

"夫服食药物，轻身益气，颇有其验。若夫延年度世，世无其效。百药愈病，病愈而气复，气复而身轻矣。凡人秉性，身本自轻，气本自长。中于风湿，百病伤之，故身重气劣也。服食良药，身气复故，非本气少身重，得药而气乃长，身更轻也。"又"吞药养性，能令人无病，不能寿之为仙。"

徐灵胎《医学源流论·卷上·用药如用兵论》云：

"圣人之所以全民生也，五谷为养，五果为助，五畜为益，五菜为充。而毒药则以之攻邪，故虽甘草、人参，误用致害，皆毒药之类也。古人好服食者，必生奇疾，犹之好战胜者必有奇殃。是故兵之设也以除暴，不得已而后兴；药之设也以攻疾，亦不得已而后用，其道同也。"

金元间道士长春真人丘处机亦不同意"久服延年"之术。兹录其两事于后：

"历代方士皆谓有'不死药'以惑时君，既而炼药不成，或劝服药反速其死者，多矣！金末道士丘处机，应蒙古国主聘问：'有好长生之药么？'对曰：'有卫生之道，无长生之药。'可谓杰然不群者矣。"《古今图书集成·博物汇编·艺术典》五二九引西轩客谈

"太祖诏求处机往见，拳拳以止杀为劝。处机每言'欲一天下者，必在乎不嗜杀人'。及问'为治之方'，则对以'敬天爱民为本'。问'长生久视之道'，则告以'清心寡欲为要'。太祖深契其言。"《二十四史》明·宋濂撰《元史》二百十卷《列传·第八十九》

古籍难读，必求甚解，否则于"鬼疰""蛊毒""轻身不老"，若索解纰缪，未有不以词害意，以文废书者矣。

爰就新时代的科学家们提取药物的所谓"有效成分"一项，用往古故说以详论之。例如《神农本草经》下品果部第二种：

"杏核仁，味甘、温，主咳逆上气，雷鸣，喉痹，下气，产乳，金创，寒心奔豚。生晋山川谷。"

按杏仁入药，神农本以"甘味"著录，而今药铺配方皆以"味苦"者应市。清初康熙朝御制佩文斋《广群芳谱》第五十四卷果谱一：

"巴旦杏，一名八擔杏，出回回地，今关西诸处皆有。叶差小，实小而肉薄，核如梅，皮薄而仁清，甘鲜者尤脆美，称果之佳者。"

据此知杏仁以清甘者良，且知时至清代初期，已以回回地及关西诸处所产为道地。犹之附子在神农旧注"生犍为山谷及广汉"，今则以产于江油、彰明者为道地也。清季光绪朝美人洪士提反精通中文，在我国烟台撰《万国药方》八册，其第三卷第八十三页：

"杏仁，又名杏核仁，此药中国各处有之，内函油质，与洋杏仁油相似。""洋杏仁，西名阿门子，此药分甜、苦二种，惟苦者内有毒，不可过服。""洋甜杏仁，西名约旦阿门子，此药出西班牙等处，状如土杏仁，而甜美殊胜。""洋苦杏仁，西名苦阿门子，此药出亚非利加之摩勒哥地，状如土杏仁，味苦而力较胜。""洋杏仁油，此油从苦杏仁或甜杏仁榨出者，苦者虽毒，经榨则不毒矣。""炼苦杏仁油，此油已将仁内之轻炭淡酸炼出，故无毒。"

夫洪士提反者，西半球之美利坚人也，其地远隔海洋，颠倒昼夜，为舜迹禹踪未届之域，能言杏仁有甜、苦二种，苦有毒，甜无毒。由是而知，我《神农古本草经》专以"味甘、温"三字著录者，正与今科学家言若符

节。后生可畏,焉知今科学不能证古也？时贤浙人黄君岳渊与其长子德邻合著《花经》一巨册,其下编第一章第一节:

"杏,原产于蒙古,现今各省均有栽培。杏虽不甚畏寒,但以和暖之处为宜,故黄河及长江流域为栽培之适地。"

时贤粤人陈仁山《药物出产辨》第十页:

"北杏产自直隶、烟台、牛庄,山东均有出,山西、陕西、湖北、河南、襄樊亦有,三伏后五月新。"又"药无古今,地道有变。昔时此地出产最良,今则不良,或无出产者,有之;此地向无出产,今则有出产且最良者,有之。故此编所注出产与古书常有不同。"《凡例·第一条》

据知,益知处方用药必贵道地者,盖准诸天时早晚之候,人事种溉之方,地力彼此之殊,物性良楛之异,此中医之所以必重原药,而原药又必重夫道地也。兹观《神农》于杏仁条下,既以"下气"二字著录,则凡于咳逆上气之证,宜为定而不移之主药矣。乃伊尹《汤液经·卷二·可发汗证》第八中篇云:

"太阳病,头痛发热,身体疼,腰痛,骨节疼痛,恶风,无汗而喘,属麻黄汤证。"

观伊尹在太阳病喘时即撰用杏仁,于麻黄汤中而又不以之为主药者,非以其所具之有效成分为里药而非表药欤？表药主表证,表证用表药。《神农·中品·草部》第七种:

"麻黄,味苦、温,主中风伤寒,头痛,温疟,发表出汗,去邪热气,止咳逆上气,除寒热,破癥坚积聚。"

据此"发表出汗"四字,知麻黄确为主治表证之表药。据其所主之"上气"二字,知为无汗所致之喘。无汗者当发其汗,此麻黄之所以为发表专药,而麻黄汤之所以为发表专方。故必用麻黄题汤方之名,盖显示麻黄为麻黄汤之主药,杏仁仅为其辅佐者耳。即如《汤液经·卷二·发汗以后证》第九上篇云:

"发汗后,不可更行桂枝汤。汗出而喘,无大热,可以麻黄杏子甘草石膏汤。"

观其于发汗以后,虽汗续出而喘仍在者,仍可用麻黄、杏仁,麻黄居前为主药,杏仁居次为辅佐,故方名麻黄杏子甘草石膏汤。是杏仁不得为一方之主药,固不止在麻黄汤内而已也,即在桂枝汤方亦仅居辅佐地位。《汤液经·卷三·发汗吐下后证》第十三上篇上云:

"太阳病,先发其汗不解,而下之,其脉浮者,不愈。浮为在外,而反下之,故令不愈。今脉浮,故在外,当解其外则愈,属桂枝汤。"

上言下后未喘,邪未内陷者,故仍用桂枝汤原方。又云:

"太阳病,下之微喘者,表未解故也,属桂枝加厚朴杏子汤证。"

上言下后微喘,表仍未解者,属桂枝汤加厚朴杏子证。其加厚朴者,所以辅佐桂枝之解表,犹诸麻黄汤用桂枝之"利关节"者,所以辅佐麻黄之发表也。又云:

"桂枝加厚朴杏子汤方　于桂枝汤方内,加厚朴二两、杏仁五十个(去皮尖),余依前法。"

上言桂枝汤加厚朴、杏子之程序。又云:

"大下以后,不可更行桂枝汤。汗出而喘,无大热,可与麻黄杏子甘草石膏汤。"

上言大下以后,邪陷已深者,故不用桂枝,而用麻黄,且不加厚朴也。《神农·中品·木部》第八种:

"厚朴,味苦、温,主中风伤寒头痛,寒热,惊悸,气血痹,死肌,去三虫。"

据厚朴所主之"中风伤寒头痛,寒热"八字,知厚朴为里中之表药,故其所主为邪陷于里、复使之达表者,正以辅佐桂枝解表之不及也。若杏仁为主"下气"者,故其所具之有效成分为里药。其为用也,仅得为桂枝、厚朴之辅佐,犹诸麻黄汤用杏仁"下气"以辅佐麻黄、桂枝者,同一义也。试绎其方名,本曰"桂枝加厚朴杏子汤",而不曰"桂枝加杏子厚朴汤",明其厚朴在前为桂枝之辅佐,杏仁在后则又桂枝、厚朴之辅佐也。桂枝汤方后亦云:

"喘家,作桂枝汤,加厚朴、杏子佳。"

兹再证以《汤液经·卷二·病可发汗证》第八中篇所载之小青龙汤证两条：

"太阳病，表不解，心下有水气，干呕，发热而咳，或渴，或利，或噎，或小便不利、少腹满，或微喘，属小青龙汤。

小青龙汤方　麻黄去节，三两　芍药　细辛　干姜　甘草　桂枝各三两　五味子　半夏洗，各半升

上八味，以水一斗，先煮麻黄，减二升，去上沫，内诸药，煮取三升，去滓，温服一升。渴则去半夏，加栝楼根三两；微利者，去麻黄，加荛花一鸡子大，熬令赤色；噎者，去麻黄，加附子一枚（炮）；小便不利、少腹满，去麻黄，加茯苓四两；喘者，去麻黄，加杏仁半升（去皮尖）。"伊尹经文

"伤寒，心下有水气，咳而微喘，发热不渴，服汤已而渴者，此寒去为欲解，属小青龙汤证。"仲景广论

曰"表不解"，所以必用麻黄之发表；曰"心下有水气，干呕，发热而咳"，以其但咳而不喘，所以不用杏仁之下气。及读至方后加减法，"喘者，去麻黄，加杏仁"，乃知喘深于咳，咳浅于喘，深则偏里，浅则偏表。偏里之喘，故可去麻黄；偏表之咳，故不用杏仁也。谨案伊尹《汤液》经文，"咳"为小青龙汤所主之必有证，故正文作"发热而咳"，方内有麻黄、桂枝、细辛、干姜、五味、半夏，皆主咳逆者，已能胜其主治之任矣；"喘"为小青龙汤所主之或有证，所以正方不用杏仁，杏仁所主者在正文作"或微喘"三字，读仲景广论可以证明之。乃方后加减法于"喘者"上应有之"微"字，为旧来传写时误移在"利者"之上。因正文作"或利"二字，不言"微"，乃加减法多一"微"字；正文明言"微喘"，乃加减法少一"微"字，是以知"微"之一字，必其为误移者焉。不然，则微利者而敢妄用荛花乎？《神农·下品·草部上》第二十八种：

"荛花，味苦、寒，主伤寒温疟，下十二水，破积聚大坚癥瘕，荡涤肠胃中留癖饮食，寒热邪气，利水道。"

夫微利而用荛花，是何异割鸡者之用牛刀也？读《汤液经·卷四·下利中篇》用大承气汤攻少阴病下利清水证，又《结胸痞下篇》用十

枣汤攻太阳病下利呕逆证，可以知虽已下利者，亦可攻之。则兹莞花上所主之"利"字上，不当有"微"字也，可以必其然矣。若喘不微而甚者，又非杏仁所能胜任。非特此也，若石钟乳、太一余粮、白芝、菖蒲、五味、牡桂、海蛤、瓜蒂、干姜、当归、紫菀、款冬花、淮木、竹叶、乌头、钩吻、射干、狼毒、荩草、莞花，凡此诸药，在《神农经》中皆以"咳逆上气"四字著录，各有其性能，各有其专长，或需杏仁辅佐，或不需杏仁辅佐，又当视其兼证如何。然则杏仁之为药也，独行则势弱，佐使则有功，故其所具之有效成分不得为一方之主药也明矣！新进之士研究处方用药者，其不以复言为诬乎？按《万国药方·第一卷·药名总论》药精类：

"草木药品各种内函药精，或只一样，或有数样不等，其功力皆在精内，一经提出，更易奏效。大抵此精多属底类，与酸类能化合成盐类。书内凡属底类之精，其名俱加精字以别之；若不属底类，则不加矣。""底类即反酸类。""精，宜读'衲'，即精之意。"

殊不知中医处方，利用天然所生之原药，即如杏仁之性能为"下气"二字，其主治"咳逆上气"也，仅其一端耳。兹假定其有效成分分甲、乙、丙、丁四项，而尤以甲项为主成分，所谓"药精"也。于是化学制药者仅提取其甲项，实验之后颇能下气，于是乎而大呼特呼，曰："杏仁之主成分在甲，已被我提取殆尽矣，其剩余之乙、丙、丁三项，概不足用，弃之可也。"及检《本草》始知，杏仁所主者，尚有"雷鸣喉痹，产乳金创，寒心奔豚"等证，仅服其提取所谓有效成分之杏仁甲而功效不彰，以其缺少杏仁乙、杏仁丙、杏仁丁故也。必将甲、乙、丙、丁四项合而用之，乃得而言"我用的是杏仁"也。或有用糖醋脆皮鱼以宴客者，客嗜之，悦其鲜美适口，因问于主人曰："尊府烹饪必有秘法，果操何术以成此至味耶？"主人曰："无他，特入镇江滴醋耳。"客即索饮一杯，乃大失所望，久之憬然曰："我知之矣，糖醋脆皮鱼之鲜美适口者，其在醋欤其不在醋欤？独饮醋焉，固未尝有至味也。且鱼皮之脆，有焦黑、有嫩黄，糖醋之入，有先后、有多寡，是以知至味之有道也。"然则化学制药之士，提取其所谓主成分，号称为有效者，犹客之饮醋乎？固不得谓醋味不美，亦不得谓醋味之即美也。然则专用主成分者，莫若用全成分之为愈乎！且分析一药为数成分，再合数成分为一药，即不易如原药之原效者，正以其失却天然生性之故耳。室人曾氏福臻言：

"化学制药为西医设，天然生药供中医用。"

词近旨远，洵知言哉！根据《中医药科学方向·吸取生药中有效成分的方法》：

"植物含多种化学成分，其中最有药作用、最影响人体生理病理机能的是生物碱和配糖体。生物碱一般的化学特性，在游离状态时不溶于水，溶于有机溶液。要生物碱溶于水，须要在提出时加酸根配糖体，在水煎过程中容易分解失效。这两件事和中医的习用经验有抵触。中药不论单味和复方，除一部分丸散和酒剂外，都是煮沸煎服，对生物碱的析出和配糖体的分解都发生问题，即是一个不易析出，一个易遭破坏。在药化学家说来，中医用中药，往往是用的糟粕，把药的精华抛弃，买椟还珠，非常不合算也，是不科学。"

泰西药治多用成品，问成品何以成成品？而用药之医师不知也，能知之者其为药剂师乎？及问药剂师，亦云不知，能知之者其为化学师乎？化学分析止能知生药之成分，未必知成分之效用。且变质变性，与中国医药固有之本草经方多所牴牾。如近年由海上学府传出之远志化痰、车前祛痰、附子强心、麻黄利尿，市医于处方时多采用。于是不由伤中所致之痰嗽亦用远志、不由湿热所致之痰嗽亦用车前，至于由温病所致之心脏衰弱亦用附子，由阴虚所致之小便癃闭亦用麻黄。不察事实，妄行使用，势必轻者重、重者殆！以复所经见者盖亦屡矣，此之谓"知药而不知医"也。具如上说，是则天然生药，在二十世纪之今日，实有发扬光大之价值。而运用天然生药之学术，尤须努力于温故知新也。凡欲研究中国古医学者，必根据天然生成之现实原药以为研究基础。深明夫一药有一药之性能，即一药有一药之专长，本此专长以求其治病之功用；有一药兼备数功用者，则《神农本草经》之述药用是也；亦有数药合一功用者，则伊尹《汤液经》之制方剂是也。凡为学者，必先学神农所述之药用,而后知方剂之必如是其组织;继学伊尹所制之方剂,而后知本草之必如是其运用。方剂有源,药用有流。由是而后,益知中医运用天然生药,为有系统的学术焉。所谓分子式、所谓示性式、所谓构造式者,殊不足以实验我中国数千年来医学药术之经验也,而况不够全面,不够正确,自谓其所提取者为"有效成分"乎?时贤安徽宿松人汪君主恩,字惠尔,《医论》云:

"中国药物之为外人所研究者,为数不少。其著名如当归之Eumenol,大黄之Chrysophonieacid emodin及Rhein,马钱子之Strychinin,黄芩之Scutellarin,黄连之Berberine,麻黄之Ephedyine等。然其功用与中国方书所载有相合者,有不相合者,大有研究之余地。据药物学者薛愚说:'中药在我国有数千年的历史,它的疗效是根据临床实践而证明者。''过去研究中药的,首先是化学研究,是倒行逆施,走错了道路。''草药的成分是复杂的,往往经过化学处理而起了变化和破坏,致有效成分提不出,而提出的东西是无效。'噫!药化学者已作此言,可谓观过知仁矣!"

据汪君言,知由化学所制之药品,其性能所具之功用,其偏毒所擅之专长,皆已一一蜕变,必审而定之,乃可使用。若贸贸然据之以言中医运用中药所处之方,欲求其一一符合,不纂难乎?苟再欲据之以论中医一贯使用神农以来天然所生之原药原效,求其尽美尽善,诚有如"蜀道难,难于上青天"。盖道既不同,势难与谋也。奈何新进之士力倡中药西化,而中医同道仍复人云亦云,误矣!爱人曾氏福臻言:

"凡药用植物以化学方法提取主成分,乃是创验药物新的作用,不为证实原药全成分旧的经验。所以,中国故医实验中药,宜仍旧贯,勿好新奇。"

时贤汪君主恩《医论》云:

"中国药物出产丰富,即如麻黄,品质好、效力宏,为世界各国所采用。而美洲麻黄不含麻黄素,欧洲麻黄效力低劣,足见药物产地确与品种有关,所以药店市招必自称其拣选道地药材也。"

今且再举麻黄，仍用往古故说以详论其本然之性。考《神农本草经》称麻黄"发表出汗"，伊尹《汤液经》即撰用之作麻黄汤，以为发表出汗之专剂。《汤液经·卷二·病可发汗证》第八中篇云：

"太阳病，头痛发热，身体疼，腰痛，骨节疼痛，恶风，无汗而喘，属麻黄汤证。"

"阳明病，脉浮，无汗，其人必喘，发其汗则愈，属麻黄汤证。"

张仲景《广汤液论》本之作：

"伤寒脉浮紧，不发其汗，因衄，属麻黄汤证。"《汤液经·卷五·衄第二十四》〇衄，俗作衊，《说文》：衄，鼻出血也，从血，丑声。

王叔和撰次《伤寒论》又本之作：

"脉浮而紧，浮则为风，紧则为寒，风则伤卫，寒则伤荣，荣卫俱病，骨节烦疼，可发其汗，宜麻黄汤。"《汤液经·卷二·可发汗中篇》

余如治"项背强几几"之葛根汤《汤液经·卷六·刚痉柔痉项背强痛》，治"不出汗而烦躁"之大青龙汤《汤液经·卷二·可发汗中篇》，治"心下有水气"之小青龙汤同上，治"瘀热在里，身体必黄"之麻黄连翘赤小豆汤《汤液经·卷五·发黄上篇》，治"少阴病，始得之，反发热，脉反沉"之麻黄细辛附子汤《汤液经·卷二·可发汗中篇》，治"咽喉不利，唾脓血"之麻黄升麻汤《汤液经·卷六·咽痛上篇》，治"风水恶风，一身悉肿"之越婢汤《汤液经·卷六·风水皮水篇》。以上所举者，为用麻黄之主要方剂，各有其法度，各有其桴应之治验，轻重缓急，井井有条。是岂仅用一物麻黄制剂漫治诸病形如单方者所可等量齐观哉？夫"发表出汗"四字，为麻黄本然之性能，用之得宜，则立奏奇功，不得其宜，则祸亦立至。宜与不宜，为我国古医学临病辨证、凭候论治之法则，此等学说为近百年来新进之士所未了了者。东邻日本，自明治维新以来，认为中国药物是全世界唯一宝藏，凡生药学家、药理学家、化学家、临床医家，共同研究，不遗余力。至一八八五年，为逊清光绪十一年，有长井长义者，始从中国麻黄中提出植物碱质安飞特灵Ephedrine，曾托高桥顺太郎、三浦井之助诸大家试验药效，只知其有散瞳作用，未甚重视也。所谓散瞳者，即中医汗多亡阳之一证候。按伊尹

《汤液经·卷二·病可发汗证》第八,其中篇载大青龙汤证两条方用,重用麻黄至六两之多,其云:

"太阳中风,脉浮紧,发热恶寒,身体疼痛,不汗出而烦躁,头痛,属大青龙汤。脉微弱,汗出恶风,不可服之,服之则厥,筋惕肉瞤,此为逆也。

麻黄去节,六两　桂枝二两　甘草二两,炙　杏仁四十枚,去皮尖、两仁者　生姜三两,切　大枣十枚,擘　石膏如鸡子大,碎,绵裹

上七味,以水九升,煮麻黄,减二升,去上沫,内诸药,煮取三升,去滓,温服一升,取微似汗。汗出多者,温粉粉之。一服汗者,勿再服。若复服,汗出多亡阳,逆虚恶风,躁不得眠。"伊尹经文

"伤寒脉浮缓,其身不疼,但重,乍有轻时,无少阴证者,大青龙汤发之。"仲景广论

复临床屡见发汗过多亡阳逆虚者,瞳孔必大,此以日本发现麻黄植物碱质之后,始得证实《汤液经》所云"汗出多亡阳"之说为不诬也。后经欧美人士屡证明其作用,声价日高,盖已渐得具体之成绩。至一九二三年为民国十二年,经我国药学家陈克恢氏重新研究麻黄化学成分及药理作用,发现麻黄碱有弛纵支气管平滑肌、解除痉挛之特效,于是世界各国遂一致公认麻黄碱极类阿忒罗品 Atropin,推为治疗支气管喘息之主要药。至一九二九年为民国十八年,人工合成之麻黄素问市发售。自是而后,始能证实《本草经》所云"止咳逆上气"之说为不诬也。向使日本长井长义当发见麻黄碱之初,与高桥顺太郎、三浦井之助试验药效之时,苟能根据我国古医书籍,按图索骥,驾轻就熟,则麻黄功用必早显扬于世界医坛,何至历四十四年以后乃始风行于全世界乎!此皆明治维新之初,废止汉医,有以致之也。至于中医运用天然生药之麻黄,应如何发汗而不致汗多亡阳,又如何平喘而不致心力衰竭,斯则中医之药书、方书俱在,深望新进之士能好古、能敏求。不然,麻黄平喘仅为其全部主治之一环节,若"中风"、若"伤寒"、若"头痛"、若"温疟"、若"去邪热气"、若"除寒热结"、若"破癥坚积聚"种种治效,又不知要等到何年何月,始能得到化学实验之证实。一物麻黄之用,尚如此其难,

而况中国药物千百倍于麻黄者乎！又喘有多种，治法不同，切勿专用麻黄一药以统治之。否则，耳食之徒固执化学制药之麻黄素，认为唯一治喘之特效药，凡遇喘症，恣意用之，必然得失参半。得者可无论矣，而失者则不堪设想也。是与俗用单方何异？虽服之中病而亦多有获愈者，然执死方治以活病，强病就药，人命其何堪哉？虽近年来已有学者倡言麻黄仅为治支气管喘息之专药，不知凡患支气管喘息者亦未必尽宜麻黄素，何者？以该素早已失却麻黄所具"发表出汗"之原有性能。时至今日，首当发扬中医临病辨证、凭候论治之活法，不可拘执麻黄素一药为已尽治喘之能事，须于寒热、虚实、缓急、浅深三致意焉。夫刻舟求剑者，舟行而剑未移，不可得剑；执药治病者，病变而药仍旧，讵可就痊？按《古今医书集成·博物汇编·艺术典》第五百二十一卷引宋·刘昌诗《庐浦笔记》云：

"先君尝施喘药，盖用麻黄三两，不去根节，汤浴过，诃子二两，去核用肉，二味为粗末。每服三大匕，水二盏，煎减一半，入腊茶一钱，再煎作八分，热服，无不验者。后于彭子寿侍郎传一方，用新罗参一两作细末，以生鸡子青和为丸如梧子大，阴干，每服百粒，温腊茶清下，一服立止。尝见知临江叶守端卿，言其祖石林病此，专服大黄而愈。其尊人亦苦此疾，乃纯用附子。至某则非麻黄不可，则又观其所禀如何。且自谓其女幼年已喘，传至四世而用药皆不同。"

即如以麻黄为主药之小青龙汤，而习用其方之最早者，莫如《金匮》。按《金匮玉函要略方论·卷中·痰饮咳嗽病脉证并治》第十二，录其以小青龙汤为首之主方及其加减附方，共计六首于后：

"咳逆，倚息不得卧，小青龙汤主之。

〇小青龙汤方 麻黄去节，三两 芍药三两 五味子半升 干姜三两 甘草三两 细辛三两 桂枝三两，去皮 半夏半升，汤洗

上八味，以水一斗，先煮麻黄，减二升，去上沫，内诸药，煮取三升，去滓，温服一升。"主条

"青龙汤下已，多唾，口燥，寸脉沉尺脉微，手足厥逆，气从小腹上冲

胸咽，手足痹，其面翕热如醉状，因复下流阴股，小便难，时复冒者，与茯苓桂枝五味甘草汤治其气冲。

〇桂苓五味甘草汤方　茯苓四两　桂枝四两,去皮　甘草炙,三两　五味子半升

上四味，以水八升，煮取三升，去滓，分温三服。"附条一

"冲气即低，而反更咳，胸满者，用桂苓五味甘草汤去桂加干姜、细辛，以治其咳满。

〇苓甘五味姜辛汤方　茯苓四两　甘草　干姜　细辛各三两　五味子半升

上五味，以水八升，煮取三升，去滓，温服半升，日三服。"附条二

"咳满即止，而更复渴，冲气复发者，以细辛、干姜为热药也。服之当遂渴，而渴反止者，为支饮也。支饮者法当冒，冒者必呕，呕者复内半夏以去其水。

〇桂苓五味甘草去桂加干姜细辛半夏汤方　茯苓四两　甘草　细辛　干姜各二两　五味子　半夏各半升

上六味，以水八升，煮取三升，去滓，温服半升，日三服。"附条三

"水去呕止，其人形肿者，加杏仁主之。其证应内麻黄，以其人遂痹，故不内之。若逆而内之者，必厥。所以然者，以其人血虚，麻黄发其阳故也。

〇苓甘五味加姜辛半夏杏仁汤方　茯苓四两　甘草三两　五味子半升　干姜三两　细辛三两　半夏半升　杏仁半升,去皮尖

上七味，以水一斗，煮取三升，去滓，温服半升，日三服。"附条四

"若面热如醉，此为胃热上冲熏其面，加大黄以利之。

〇苓甘五味加姜辛半杏大黄汤方　茯苓四两　甘草三两　五味子半升　干姜三两　细辛三两　半夏半升　杏仁半升　大黄三两

上八味，以水一斗，煮取三升，去滓，温服半升，日三服。"附条五

上录《金匮要略》小青龙汤，治痰饮咳嗽一主条、五附条。此一主条者，以小青龙汤为主方，而小青龙汤又以麻黄为主药。按主条证治为

"咳逆，倚息不得卧"七字，夫咳而曰逆，谓气逆而不顺也；咳逆而曰倚息，谓气上而难下，必倚而能息，为咳逆上气之甚而喘促之急者也；咳逆倚息而曰不得卧，则急之又急矣。乃其所附五条，随证施治，不但未用小青龙汤之主药麻黄，而且罢免小青龙汤之方名。观其第四附条且云"水去呕止，其人形肿者，加杏仁主之。其证应内麻黄。"而亦不纳，并说明不纳之理由，曰"以其人血虚，麻黄发其阳故也。"此"阳"字指"表"而言，盖麻黄为发表出汗之专药。既于第一附条已云"青龙汤下已"，是其早已服过小青龙汤之麻黄，然则表已解者，固不得再用麻黄以发其阳也。明乎此，则其余四附条皆用小青龙汤加减，或平其冲，或去其水，或温其中，或清其热，并皆舍去小青龙汤之主药麻黄而不用，所以宁可罢免小青龙汤之方名，而另易其名曰"桂苓五味甘草汤"，曰"苓甘五味姜辛汤"，曰"桂苓五味甘草去桂加干姜细辛半夏汤"，曰"苓甘五味加姜辛半夏杏仁汤"，曰"苓甘五味加姜辛半杏大黄汤"。据如上述，则麻黄一物，不得认为统治一切"咳逆上气"之专药矣。此则现代麻黄素治咳嗽、哮喘之所以有效、有不效，又安能漫云其为特效药哉？自复侨居上海以来，屡用砒剂而屡奏奇效。近如本虹口命相家之长子梁步孔，经常哮喘，常服麻黄素有效，荏苒于今，年届弱冠，状如幼童，其父忧其久而夭也，求治于复。复为之平旦诊脉者三，皆细欲绝，见其痰嗽，咳逆倚息不得卧，亟亟乎不可终日，爰处上下两信丸方，经常服之，今且不再发矣！

上下两信丸_{存心堂集验方} 治哮喘痼疾，喉中有呀呷音，虽胸凸背驼，亦良验。此药无毒，可以久服，病愈不发为止。

○上方　白砒_{五钱，煅至无烟为止，不可久煅}　西藏青果_{六两}　甘草_{四两}

上三味，共研细末，用薄米糊为丸如芥子大，瓷瓶密藏，勿使泄气。每日上午九时服十丸，凉开水送下。未满六岁者服六丸，未满两岁者服两丸。

○下方　红砒_{五钱，煅至无烟为止，不可久煅}　杭州白芍_{六两}　甘草_{四两}

上三味，共研细末，用薄米糊为丸如芥子大，瓷瓶密藏，勿使泄气。每日下午三时服十丸，凉开水送下。未满六岁者服六丸，未满两岁者服两丸。

〇上下方　夜晚九时,取上下方各五丸,凉开水送下。幼孩服如前法。

以上三次服药后,并高枕仰卧,勿多语。

<u>复</u>更用砒霜治中风痰闭屡验,知哮喘既可用砒以逐痰,而中风亦可用砒以逐痰,医不执方,合宜而用,方出《太平圣惠方·第二十卷·治卒中风诸方》十道。

"治卒中风,昏愦若醉,痰涎壅盛,四支不收方。

上用砒霜如绿豆大,细研,以新汲水调下,少用热水,得大吐即愈,如未吐再服。"

寻此以求之,盖病非一证,必辨其证而后可论病之如何治;方非一药,必议其药而后可论方之如何处。乃后代医家不重临病辨证、凭候论治之师传,区区于笔砚之间,舞文弄墨,数黑论黄,徒事夸辨,虚誉欺人,坐议立谈,无人可及。甲说是寒,而乙则尚论为热,丙说是虚,而丁则尚论为实,门户之见如水与火。《钦定四库全书提要·医家类·序》云:

"儒之门户分于宋,医之门户分于金元。观元好问《伤寒会要·序》,知河间之学与易水之学争;观戴良作朱震亨传,知丹溪之学与宣和局方之学争也。然儒有定理,而医无定法,病情万变,难守一宗。"

<u>复</u>也不才,当博览群书时,见习温病者几无病不温,见习伤寒者几无病不寒,见习瘟疫者几无病不疫,见习痧胀者几无病不痧,见习瘀血者几无病不瘀,真理既没,以臆为医,呜呼！群言淆乱于今日,而不折衷于往古之圣哲乎？此复所以仰望于元圣神农、任圣伊尹以溯其源,然后及于《金匮》《肘后》《千金》《外台》《圣惠局方》《圣济》《普济》以洪其流,再读金元明清诸医籍,斯可以决其某也善某也不善,某也恶某也不恶,是非既判,医道乃明。兹谨就伊尹方经最初浅之太阳病桂枝证误治后,凭证加减,录其简而明者于后,以示临病辨证、凭候论治之有法,可以遵道而行也。

"太阳病,头痛发热,汗出恶风,若恶寒,属桂枝汤证。"《卷二·病可发汗

"太阳病三日,已发汗、吐、下、温针而不解者,此为坏病,桂枝汤复不中与也。观其脉证,知犯何逆,随证而治之。"《卷三·发汗吐下后证第十三·发汗吐下后中篇上》

"太阳病,先发其汗,不解而下之,其脉浮者不愈。浮为在外,而反下之,故令不愈。今脉浮,故在外,当解其外则愈,属桂枝汤证。"《卷三·发汗吐下后证第十三·发汗吐下后上篇上》

"太阳病,下之,气上撞,可与桂枝汤;不撞,不可与之。"《卷五·气上撞第二十一》

"太阳病,下之微喘者,表未解故也,属桂枝加厚朴杏子汤证。"《卷三·发汗吐下后证第十三·发汗吐下后上篇上》

"太阳病,下之,其脉促胸满者,属桂枝去芍药汤。若微寒,属桂枝去芍药加附子汤。"《卷三·发汗吐下后证第十三·发汗吐下后中篇上》

"太阳病,发其汗,遂漏而不止,其人恶风,小便难,四肢微急,难以屈伸,属桂枝加附子汤。"《卷二·发汗以后证第九·发汗后中篇》

"太阳病,医反下之,因腹满时痛,为属太阴,属桂枝加芍药汤;大实痛,桂枝加大黄汤。"《卷四·腹痛第十五》

"太阳病,以火熏之,不得汗,其人必躁,到经不解,必有清血,名为火邪。火邪者,桂枝去芍药加蜀漆龙骨牡蛎救逆汤主之。"《卷五·火邪清血第二十》

"太阳病,发热恶寒,热多寒少,脉微弱,则亡阳也,不可复发其汗,宜桂枝二麻黄一汤。"《卷二·病可发汗证第八·可发汗中篇》

"太阳病,得之八九日,如疟状,发热而恶寒,热多寒少,其人不呕,清便续自下,一日再三发,其脉微而恶寒,此为阴阳俱虚,不可复发汗也。面色反有热者,为未欲解,以其不能得汗出,身必当痒,宜桂枝麻黄各半汤。"《卷五·如疟第二十五》

"服桂枝汤,大汗出,若脉但洪大,与桂枝汤;若形如疟,一日再三发,汗出便解,属桂枝二越婢一汤。"同上

"太阳病,外证未除,而数下之,遂挟热而利不止,心下痞坚,表里不解,属桂枝人参汤。"《卷四·结胸痞第十四·结胸痞下篇下》

上胪举伊尹方经十三条。其第一条,为太阳病桂枝汤之主证。第二条,述误治后已成坏病,法当随证救逆。第三条,明误治后桂枝证续在者,仍与桂枝汤。第四条,误治后气上撞,用桂枝汤原方,本《神农药经》"牡桂,主上气",治结气也。第五条,加厚朴杏子治微喘,本《神农药经》"厚朴,主中风伤寒,寒热气痹"及"杏核仁,主下气",治上气也。第六条,去芍药苦平,即所以增姜味之辛温,本《神农药经》"姜,主温中",治胸满也;若微寒,加附子(微寒不是恶寒,盖谓形寒,即微厥之谓也),本《神农药经》"附子,主温中",中温则厥愈矣。第七条,加附子治四肢微急、难以屈伸,本《神农药经》"附子,主踒躄拘挛也"。第八条,加芍药治腹满时痛,加大黄治大实痛,本《神农药经》"芍药,主邪气腹痛""大黄,主留饮宿食"也。第九条,加蜀漆、龙骨、牡蛎治火邪,本《神农药经》"蜀漆,主腹中癥坚""龙骨,主泄利脓血""牡蛎,主惊恚怒气"也。第十、十一、十二,三条,皆为桂枝汤原方与另一方合并,主治如疟状者,本《神农药经》"麻黄,主温疟,除寒热"也。第十三条,于桂枝汤内取桂枝、甘草二味,与人参汤全方合并,主治挟热而利不止、心下痞坚者,读"挟热"二字,知其重里不重表也。据此,伊尹撰用神农《本草》以为《汤液》,其加减处无一药之虚设,非此药不能治此病,犹之算学三加二之必等于五,以故辨证用药,所投必效也。若代以别药而又差不多者,如不用桂枝而代以羌活,或不用羌活而代以防风,其代以羌活者,犹诸三加二之等于四加一,或三加二之等于一加四也;其代以防风者,犹诸三加二之等于六减一,或三加二之等于七减二。则由加而减,每况愈下矣!虽非错误,然究不如三加二等五之准确耳。若其所代之药与原药偏差太甚,则犹三加二者不曰等于五,而曰等于四、等于六,非错误之甚焉者乎!经方用药,中正准确;时方比拟,相差太远。此伊尹《汤液》之所以为方经也。新进之士,以中医为中国之土医,不出于泰西之科学,其治病而愈也,不能无疑。乃黠者更造作飞扬谤讪之语,詹詹不已,甚至有如余云岫所云：

"诡遇之获也，多言之中也，博者之孤注也，贪天之功以为己力也。其所以治疗有效者，则数千年以人命为尝试，积之既久，幸中而偶合者也。"

噫！是何言哉！讵知中医之所重者，以望、闻、问、切为临病辨证、凭候论治之依据，观象索本，知几通变，不执于病之名，不惑于病之因，但按其证以施药治。盖名与因，臆说也。而证者，实也。据实以求之，审其证之宜用汗法否？宜用吐法否？宜用下法否？宜用利法否？宜用温中法否？宜用养阴药否？虽沉疴废疾，苟能得其治宜者，诚足以起一生于九死。执果以求因，而因可求矣；依法以立名，而名可立矣。故我中医药治，原不重乎名与因也。所以然者，名有已定者，有未定者；因亦有已明者，有未明者。犹诸算学之有已知数及未知数也，例如 3+2=5 与 3+X=5，值数既同，则其为已知数也可，其为未知数也可。所以，药治之医，不必定病名，不必识病因，仅立运用六法之通名，曰太阳病，曰阳明病，曰少阳病，曰太阴病，曰少阴病，曰厥阴病，所谓三阴三阳六经病名也。按晋初皇甫谧，字士安，其《甲乙经·序》云：

"伊尹以亚圣之才，撰用神农《本草》以为《汤液》。"据《孟子》，亚圣当作任圣。林亿《伤寒论·序》引作元圣，非。按《说文》"元，始也"，元圣应属神农。

"仲景论广伊尹《汤液》为数十卷。"林亿《序》引作"十数卷"。

"近代太医令王叔和撰次仲景选论甚精。"林亿《序》"选论"引作"遗论"。

余同学杨君苗菴，成都人，原字回庵，名思复，号履周。于一九四五年九月九日上午九时日本正式签字投降之时起，废去市民证上被"昭和十七年"五字所污之"回庵"旧称，更名师尹绍伊，号苗菴，其考：

"仲景书，读之触目即见其有显然不同之处，即一以'六经之名'作条论之题首，一以'伤寒'二字作条论之题首。再读之又得其有显然不同之处，即凡以'六经名'题首者，悉为书中主条；凡以'伤寒'二字题首者，悉属篇中广论。而仲景即自谓其所作为'论伤寒卒病'。于是知，以'伤寒'二字题首者，为仲景所广；以'六经名'题首者，为任圣之经。标帜分明，不相混淆，孰经孰传，读者自明，于是知士安之言，果不虚妄。"

叔和原非仲景嫡系传授，宜其不识仲景论广《汤液》时，所以取流行时谚之"伤寒"二字，用作广论题首之意。《二十四史》，其第三史《后汉书·四十二卷·崔骃列传》，其孙寔撰《政论》有曰：

"夫熊经鸟伸，虽延历之术，非伤寒之理；呼吸吐纳，虽度纪之道，非续骨之膏。"

所云"伤寒"，言内科也；所云"续骨"，言外科也。据此足知，"伤寒"为汉代内科之代词，盛行于时，传至两晋隋唐，余风未息，试读：

"贵胜雅言，总名伤寒。"葛氏《肘后备急方·卷二·治伤寒时气温病方》第十三

"云伤寒，雅士之辞。"孙氏《千金方·卷九·伤寒方》上引小品方

"方家呼为伤寒。"王氏《外台秘要方·卷三·天引》二十一引许仁则

"伤寒之病，但人有自触冒寒毒之气生病者，此则不染著他人。若因岁时不和，温凉失节，人感其乖戾之气而发病者，此则多相染易。"巢氏
《诸病源候总论·卷八·伤寒病诸候下》

然则仲景自序其广《汤液论》，一则曰"死亡者三分有二，伤寒十居其七"，再则曰"为《伤寒卒病论》合十六卷"。原文"卒病"作"卒"，不作"杂"。知其取用"伤寒"二字作为广论条文之题首者，不仅言"伤寒"一病已也明矣。纵观《伤寒论》中所有用"伤寒"二字题首之条文，凡次于太阳病题首之后者，宜作太阳病解；凡次于阳明病题首之后者，宜作阳明病解；凡次于少阳病题首之后者，宜作少阳病解；凡次于太阴病题首之后者，宜作太阴病解；凡次于少阴病题首之后者，宜作少阴病解；凡次于厥阴病题首之后者，宜作厥阴病解。质言之，凡题首用"伤寒"二字者，径作"张仲景曰"四字读之亦可也。谓不然者，则凡用"伤寒"二字题首之条论，言中风者多矣，言温病者亦多矣，例如：

"太阳中风，脉浮紧，发热恶寒，身体疼痛，不汗出而烦躁，头痛，属大青龙汤。"经文

"伤寒，脉浮缓，其身不疼，但重，乍有轻时，无少阴证者，大青龙汤

发之。"广论〇以上并出《汤液经·卷二·可发汗证第八·可发汗中篇》

上条次于"太阳中风"之后，知其题首所用"伤寒"二字必当作"太阳中风"四字解之，是所论者为"中风病"，而非伤寒病也。又如：

"阳明病，发热汗多者，急下之，属大柴胡汤。"经文

"伤寒六七日，目中不了了，睛不和，无表里证，大便难，微热者，此为实，急下之，属大柴胡汤、承气汤证。"广论〇以上并出《汤液经·卷三·病可下证第十二·可下下篇》

上条次于"阳明病，发热汗多者"之后，知其题首所用"伤寒"二字必当作"阳明病，发热汗多者"八字解之，是所论者为"温病"，而非伤寒病也。又如：

"阳明病，胃中虚冷，其人不能食，饮水即哕，若脉浮迟，表热里寒，下利清谷，四逆汤主之。"经文

"伤寒大吐、大下之，极虚复极汗出，其人外气怫郁，复与之水以发其汗，因得哕，所以然者，胃中虚冷故也。"广论〇以上并出《汤液经·卷四·呕吐哕第十六·呕吐哕下篇》

上条次于"阳明病，胃中虚冷"之后，知其题首所用"伤寒"二字必当做"阳明病，胃中虚冷"七字解之，是则此条所用之"伤寒"题首，斯诚名副其实，以其所论者为"伤寒病"故也。叔和撰次，不求仲景论广伊尹《汤液》之所本，徒见集中多用"伤寒"二字题首之条论，遂废《广汤液论》之旧名，而易以《伤寒论》之今名，开后人固执《伤寒论》为论伤寒病之专书，始作俑者，能无咎乎？柯韵伯《伤寒论翼·序》云：

"原夫仲景之六经，为百病立法，不专伤寒一科。伤寒、杂病，治无二理，咸归六经之节制。六经各有伤寒，非伤寒中独有六经也。治伤寒者，但拘伤寒，不究其中有杂病之理。治杂病者，以《伤寒论》为无关于杂病，而置之不问，将参赞化育之书，悉归狐疑之域，愚甚为斯道忧之。"

柯氏识超千古，发前人所未发宜。陈修园在《医学三字经》称曰：

"数子者，各一长；揆诸古，亦荒唐；长沙室，尚彷徨；惟韵伯，能宪章。"

惜其囿于旧闻，未能上达，盖不由"论广汤液"四字以仰溯渊源，功亏一篑，惜哉！兹欲明辨任圣伊尹撰用元圣神农所创作之《本草经》以为《汤液》也。首立六经而具六法。六经者，曰太阳，曰阳明，曰少阳，曰太阴，曰少阴，曰厥阴；六法者，曰汗，曰吐，曰下，曰利，曰温中，曰养阴。再立三纲而具八目。三纲者，曰中风，曰伤寒，曰温病；八目者，曰表，曰里，曰上，曰下，曰虚，曰实，曰气，曰血。其用六经以统百病也，即三纲以论百病之性；其用六法以治百病也，即八目以论六法之宜。辨病证之经过，凭现实以用药，但按其证以施药治，在止于至善而已矣！仁者见仁，智者见智，各有造诣，智、愚、贤、不肖，不能强其同焉。然必本此六经三纲八目，以决定其汗、吐、下、利、温中、养阴之六法如何适用，用得其适，则现实之症状可以解除。医者，力求解除症状，则所患之病自然可愈，不断治疗则所病之根自然可绝，此《汤液经》学所以为药治学派之正宗，亦即世界医学之崇高境界。医之为医，端在兹也。孰谓中国医学传自农尹者，而得蒙诸玄学色彩也哉？吾侪怀此至宝，幸勿自暴自弃焉。夫农、尹两圣，用药之法维行，曰：其在表者，汗之；其在里者，上则吐之，下则下之；其在半表半里者，利之；阳虚者，温之；阴虚者，养之。准此六法，参差互用，各尽其生药原有之天然性能。例如，麻黄、生姜、香豉，其性能为发表出汗；瓜蒂、常山、藜芦，其性能为令人呕吐；大黄、巴豆、甘遂，其性能为攻下大便；茯苓、芍药、滑石，其性能为通利小便；附子、干姜、吴茱萸，其性能为温中；麦门冬、干地黄、阿胶，其性能为养阴。此六大法门者，为运用其定而不移之性能。俾遂其辨证施治之特效，无论中西医家用之，中西人士服之，汗之者无不汗，汗其特效也；吐之者无不吐，吐其特效也；下之者无不下，下其特效也；利之者无不利，利其特效也；温之者无不受其温，温其特效也；养阴者无不受其养，养其特效也。医者须先辨其证之可否汗、可否吐、可否下、可否利、可否温中、可否养阴，临机处方。审其属于可以汗者而即汗之，更须辨认其为发中风汗之麻黄证，发伤寒汗之生姜证，发温病汗之香豉证也；审其属于可以吐者而即吐之，更须辨认其为治心下停水之瓜蒂证，治胸中痰结之常山证,治膈上风涎之藜芦证也;审其可以下者而即下之,更须辨认其为主热实之大黄证,主寒实之巴豆证,主水实之甘遂证也;审其属于可以利者而即利之,更须辨认其为属气分之茯苓证,属血分之芍药证,属聚积之滑石证也;审其属于可以温中者而即温之,更须辨认其为脉沉微之附子证,脉不沉之干姜证,脉反浮之吴茱萸证也;审其属于可以养阴者而即养之,更须辨认其为宜生津之麦门冬证,宜滋液之干地黄证,宜补血之阿胶证也。以上为中医运用中药之六大法门,为治百病而设,不专指一病而言,特专病又当加强辨证细则而已。

兹举现代最流行于全世界之诸癌病以为例说。凡治癌病,宜运用六法处方之外,当再区分为五个方式,一曰结气,治之以散,海藻、白敛、南星、夏枯之属是也;二曰血瘕,治之以破,附子、桃仁、丹参、鼠妇之属是也;三曰恶肉,治之以蚀,鳖甲、蔺茹、巴豆、地榆之属是也;四曰绝伤,治之以续,地黄、干漆、槐角、白胶之属是也;五曰死肌,治之以逐,白及、络石、地胆、铁落之属是也。灵活运用,实为中医药治之优点。谓不然者,即新出版之医学书籍而读之,常见有某病原因不明,某病原因未详;又见有某病无特效药,惟有注意其营养;某病无特殊治疗,惟有对症处置,即良其饮、善其食、热者冰、寒者暖、虚者输血、实者切除也。在此情况之下,若不发扬中医广泛运用天然性能之生药,安能应变于无穷? 势不至触壁而踣不止也。试再就中药西化以为例说,检化学实验之中药,举其成分已经确实检明及其化学式亦已定者,如黄芩成分含有黄碱苷,旋复花成分亦含有黄碱苷,银杏成分亦含有黄碱苷,乃黄芩之特效为通利小便、主半表半里之温病,旋复花之特效为下气除水、主五藏间寒热,与银杏之特效为缩小便、主定喘嗽、止白浊者,恰相对峙。在我中医治病运用天然生药之特效,固不必问其所含成分之如何,而惟实用经验之是求,经验既确,实用自效,运用既当,药效自特。例如,同含挥发油者有肉桂、龙脑、郁金等,乃其功效大相悬绝,固不得以其提取同样之挥发油即认为肉桂、龙脑、郁金等起作用者不过挥发油耳;或以所含之主成分既同,诸药可以互代,苟有肉桂可以代龙脑、郁金,苟有郁金可以代肉桂、龙脑,苟有龙脑可以代郁金、肉桂? 殊不知,肉桂、龙脑、郁金等各具专长,各有特效,以肉桂助阳,龙脑开窍,郁金逐恶血也。又如,同含脂肪油者有芦荟、蒌仁、蓖麻等,乃其功用亦不相同,亦不得因其提取同样之脂肪油,即认为芦荟、蒌仁、蓖麻等之起作用者不过脂肪油耳;或以所含之主成分既已一致,则保留一药可也,其余诸药不必全备,苟有蒌仁不必再备芦荟、蓖麻,苟有蓖麻不必再备蒌仁、芦荟,苟有芦荟不必再备蓖麻、蒌仁? 殊不知,蒌仁、芦荟、蓖麻等亦各具专长,各有特效,以蒌仁涤痰,芦荟杀虫,蓖麻泻积滞也。据上两例已可知其一般成分虽同,其所兼含个别成分必不同,唯其大同而小异。则一物之内有单行者,有相须者,有相使者,有相畏者,有相恶者,有相反者,有相杀者,自然俱存于一药之内,犹之一药之外配合他药成为方剂者。然所以药性不同如其形,俨若人心不同如其面。兹节录《中药科学方向·中药表演作用和主成分的不符》,籍证复说不是空论。

"中医对中药的运用不限定在提出来的化学主成分,而是在某一程度的全成分。极大多数中药是植物,今天的化学对复杂性的有机植物尚难洞彻隐微。而且就现在分析所知成分的提出完全决定于溶液,水溶液、酒精溶液、醚溶液、氯仿溶液、油溶液等所提出的化学成分可以各不相同。例如生药中认为最有药治的生物碱,它的一般特性是溶于有机溶液,而不溶于水。每一种生药所包含的主成分往往不只一种,多者有几十种,例如鸦片的生物碱就有近三十种。每一种主成分又不一定都有药治作用,例如中药细辛、升麻、芍药的生物碱。在同一植物里有效的主成分,它们间的关系也不一致,有的相互利用,如鸦片里的生物碱,毛地黄中的配糖体;有的相互克制,如毛地黄毒和毛地黄皂素;有的作用各不相关,例如金鸡纳皮中的奎宁和奎尼丁,前者治疟,后者对心肌。又有同一类型的生物碱,先提出的没有药作用,后提出的才有,如麦角常山等。所以,从某一种生药提出来的化学主成分不一定有药效作用,即使有也不一定可以代表它的全部作用;反过来说,提不出主成分,或提出而无用的,也不能贸然肯定没有用。"

由是而推知，附子为药焉，在中医列入温中部门，以为回阳救绝者也，在畴昔西药典则以为附子碱仅为麻痹心脏之剧药，可以置人于死者，甚且禁止使用，今始渐知为用小量可致兴奋。复亦愚而好自用，曾于一九五四年四月六日赴本市新成区凤阳路西祥康里九十二号，治粤人郑廷章君巅痛眩晕，不能起立，飘飘然如神魂离体游荡太空，腹痛涌吐，脉微欲绝，四肢麻木，身为振振摇。处三建玄武汤，方内用附子半斤、天雄四两、乌头二两为主，一剂甫毕，居然转危为安。又尝用《千金》鲁王酒治六旬老翁，病风毒瘫痪三十年，手足蝉曳，皮肤变异，不知痛痒，久卧床枕。方内亦以附子、天雄、乌头为主，服至二百余日而竟痊愈。据此知中医之治病用药，一遵师授之心法，当然以天然所生之原药为合宜。谓不然者，则中医不用麻黄汤，而采用麻黄素或加麻黄素于麻黄汤中而用之；又中医不用当归补血汤，而采用当归素或加当归素于当归补血汤中而用之，人皆知其不可也。所以然者，中医处方运用原药以求原效，不得与泰西提炼所谓"药精"者并为一谈。苟不察事实，据以行使，轻焉者其误固小，重焉者则其危，殆不忍尽言矣。再如西医不用麻黄素，而采用麻黄汤，则麻黄汤中多出桂枝、杏仁、甘草三味；又西医不用当归素，而采用当归补血汤，则当归补血汤中多出倍重于当归之黄芪一味。业西医者亦未必引为同调也，缘化学家用两种以上之物质互相结合而别生一种异性的物质，即此异性物质不与原有两种物质同性，例如：

一九三〇年，日本久保田与中岛两氏，从益母草戊醇提出液中得出结晶碱，名为 Leonurine $C_{13}H_{19}O_4N_4$。

一九三四年，我国许植方氏，于益母草种子中提出另一生物碱，名为 Leonurinine $C_{10}H_{14}O_2N_2$。

一九四〇年，汤汉与徐植琬两氏，从赤化益母草中提出另一种生物碱，名为 Leonurinine $C_6H_{12}O_3N_2$。

然则由化学所提出之异性物质，既不能与生药炮制未尝变性者同日而语，更难与处数药之复方原效仍旧者一视同仁。所以然者，天然生药之性能与化学制药之疗效各自有其优点，既不可等量齐观，更难与相提并论。在中医既不可能将化学制药投入煎剂,在西医亦不可能将天然生药随便使用。惟我中医学家、中药学家,正宜注视其化学实验,取以证实我本草经方数千年来成果之一隅,斯诚有助于中医中药者矣!

当公元一九〇三年，为逊清光绪二十九年七月间，由钦命管理大学堂事务大臣吏部尚书张，批准存案之江苏无锡人丁福保仲祜所著之《丁氏医学问答》。又一九〇九年为宣统元年五月间，由钦命二品顶戴赏戴花翎江苏分巡苏松太兵备道蔡，给示保护版权之丁福保陆续编纂之《丁氏医学丛书》，风行全国，一时学者咸宗之。其丛书中有《化学实验新本草》者，初名《二十世纪新本草》，于中国旧有本草极丑诋之能事，其自序有云：

"纵观诸书之论药性，半由臆说附会，瑕疵百端。或以色味配五行。或谓同类而补益，如肾虚则食猪肾，肺病则食猪肺等。或取腐败秽物揭为特效之品，如童便、人中黄、紫河车等，既乖消化之生理，尤牾于万汇化分之性。他若石膏、珠粉，古来视为重要之剂，征诸实验，其纰缪更堪发噱也。"

慨自复诞生之次年戊戌，光绪帝锐意变法，当时维新之士几欲尽废数千年来传统之国学。迨至宣统二年，召集资政院议员时，颇有人主张废除中医者。民国成立又不将中医列入学校系统，民国三年教育总长汪大燮主张中医西化，不用中药。民六以还，有浙江镇海人余岩字云岫者，中心无主，乡慕西风，逞其聪明博辩，攻击中医，不遗余力。长篇短文，布在社会，积年累月，咿轧不休。强划新旧之界，以新为时尚，无一恶之短；以旧为陈腐，无一善之长。固执中医不合科学，认为中医一无可取，诚有如蒲松龄《聊斋志异·叶生篇》所云：

"频居康了之中，则须发之条条可丑；一落孙山之外，则文章之处处皆疵。"

自是而后，国人多有受其蛊惑者矣。《国策·第三卷·秦武王谓甘茂篇》云：

"昔者曾子处费，费人有与曾子同名族者而杀人。人告曾子母曰：'曾参杀人'，曾子之母曰：'吾子不杀人'，织自若。有顷焉，人又告曰：'曾参杀人'，其母尚织自若也。顷之，一人又告知之曰：'曾参杀人'，其母惧，投杼逾墙而走。夫以曾参之贤，与母之信也，而三人疑之，则慈母不能信也。"

贤如曾母且难自信其子之不杀人,而况中医界浅学者流?信心未固,动摇不定,因而不自信。其所学之中医,舍己而耘人者多矣,甚且自惭形秽,耻挂中医之招牌,耻处中医之药方。甚矣哉,邪说诬民有如此者!曩读余氏与恽铁樵论《群经见智录》书,恽氏覆书云:

"云岫先生台鉴,大教极渊博,可佩。此非吾两人之私语,行当公布之,俾世人知鄙说之谬。然尊函所谓'六不安',弟亦自有说,且俟所辑《伤寒》毕后,再当求教。总之,中医若废,亦须经一番讨论也。"

夫以恽氏为中医界知名之士,且作如是说宜,余氏之言行骄横肆无忌惮也!至民国十八年二月二十四日,卫生部召开中央卫生委员会于南京,余氏竟提出《废止旧医以扫除医事卫生之障碍案》一案,诚不知其所谓中医之为何以为医事卫生之障碍,必扫除之而后甘心也。当时决议通过,卫生部亦批准实施,在数日之内激起全国人民抗议,据理力争,至三月十七日,中央批准撤销,医药两界遂定"三·一七"为国医节。

附录

废止旧医以扫除医事卫生之障碍案

第一次中央卫生委员会议中字第十四号议案

理由

窃以个体医学,其对象在于个人,其目的在于治病,而治病之必要条件在于认识病体。况在今日,治疗医学进而为预防医学,个体医学进而为社会医学,个人对象进而为群众对象。今日之卫生行政,乃纯粹以科学新医为基础,而加以近代政治之意义者也。今旧医所用者,阴阳、五行、六气、藏府、经脉,皆凭空结撰,全非事实,此宜废止一也。其临证独持桡动脉,妄分一部分之血管为寸、关、尺三部以支配藏府,穿凿附会,自欺欺人,其源出于纬候之学,与天文分野,同一无稽,此宜废止二也。根本不明诊断,无法举凡调查死因、勘定病类、预防疫疠,无一能胜其任,强种优生之道更无闻焉。是其对民族、民生之根本大计,完全不能为行政上之利用,此宜废止三也。人类文化之演进,此绝地天通为最大关键,考之历史,彰彰可按。所谓绝地天通者,抗天德而崇人事,黜虚玄而尚实际也。政府方以破除迷信、废毁偶像以谋民众思想之科学化,而旧医乃日持巫祝,谶纬之道以惑民众;政府方以清洁消毒训道社会,使人知微虫、细菌为疾病之原,而旧医乃日持其"冬伤于寒,春必病温;夏伤于暑,秋为痎疟"等说以教病家提倡地天通,阻遏科学化,此宜废止四也。要而言之,旧医一日不除,民众思想一日不变;新医事业一日不向上,卫生行政一日不能进展。本委员十余年来研究我国医学革命,对于旧医底蕴知之甚悉,驳之甚详,为民族进化计,为民生改善计,不可不取断然手段,此乃国家大计,非区区主奴之见也,其斡旋枢纽全在今日,乞大方注意为幸。

办法

第一条　处置现有旧医

现有旧医为数甚多,个人生计、社会习惯均宜顾虑,废止政府不可过骤,爰拟渐进方法六项如下:

一、由卫生部施行旧医登记,给予执照,许其营业。

二、政府设立医事卫生训练处,凡登记之旧医必须受训练处之补充教育,授以卫生行政上必要之知识,训练终结后给以证书,得永远享受营业之权利,至训练证书发给终了之年,嗣后无此项证书者即应停其营业。

三、旧医登记法限至民国十九年底为止。

四、旧医之补充教育限五年为止,在民国二十二年取消之,是为训练证书登记终了之年,以后不再训练。

五、旧医研究会等任其自由集会,并宜由政府奖励,惟此系纯粹学术研究性质，其会员不得藉此营业。

六、自民国十八年为止，旧医满五十岁以上且在国内营业至二十年以上者，得以免受补充教育，给特种营业执照，但不准诊治法定传染病及发给死亡诊断书等，且此项特种营业执照其有效期间以整十五年为限，满期即不能适用。

第二条　取缔反对宣传

眼红耳热动曰火旺，烦躁易怒辄称肝气，严格言之都属反动。然变易习俗，改革思想，操之不能过激，宜先择其大者入手，谨举三项于下，宜明令禁止以正言论而端趋向。

一、禁止登载介绍旧医。

二、检查新闻杂志，禁止非科学医学之宣传。

三、禁止旧医学校。

综余氏一生，无非劫中医之资，毁中医之门，夺中医之席，以遂其鸠占鹊巢之野心。废止中医，独留西医；废止中药，专用西药。复尝稽其著作，盖亦曾治儒门经学者，何以独昧仁人之言"万物并育而不相害，道并行而不相背"乎？譬诸一国之内，授民以时，阳历、阴历、两历同用，既无碍于国政，且有助于农耕。今我贤明政府竭力提倡中医，且令西医学习中医，此种措施足使世界医学为之改观。虽余氏具有研究国产药物之诚意，要为化学制药而努力，实无助于中医运用天然生药之处方，且深昧夫我中医运用中药之道，及其处方之何以必效、治病之何以必愈也。兹节录余氏《医述·卷二》两则于后，以识其非。其《研究国产药物刍议》云：

"今人但以旧医亦能用药疗病，遂谓其说不可废，又安知其所持阴阳五行之论、经脉营卫之道、五运六气之学，并其所论药物之性能、疾病之本体，悉穿凿附会，而失其本真乎？今日吾人之所欲研究者，即此药物主治之本真。诚以国产药物虽经数千年之沿革，只仍人类本能所发明之旧贯，有经验而无研究，故其理不明，欲凭二千年来经验之事实本乎科学方法,进而行实验工夫以阐明其作用所在,一切玄言空论,屏弃不道。"

依余氏言,是以天然生药为经验的本乎,科学方法为实验的经验,为人类本能所发明之旧贯,实验为化学分析所研究之异质,是其欲以化学制药代替天然生药,昭昭然欲于废止中医之外,兼欲废止中药矣。消灭国学,其居心尚堪问乎?殊不知,中医治病以天然生药为坚甲利兵,更有运用之妙,升降之机,节度精当,岂所谓"玄言空论"四字所能诬者?余氏亦承认中医有二千年来经验之事实乎,乃其毕生主张行使中药作用之实验,屏弃中药运用之理论,所以终其身不能处中药之方以治病,甚至于甘草性能之本真而不知,其云:

"如甘草之为物,仲景《伤寒论》一百一十三方中,用之者六十有八。就外西观之,似乎为用颇广,其实不能治病,亦不能害人,到处多可用之,不过如西药之调味剂、滑粘剂耳,无研究之价值也。"《余氏医述·第二卷·研究国产药物刍议》

"如仲景《伤寒论》里面一百一十三个方子,却过半都是用甘草,看去好像甘草这味药用处极大,但仔细想起来就此可以晓得甘草是没有一种特别的作用,无论用在什么地方都不要紧,大约就是西医的矫正药、滑粘药之类,这种药物可以不必苦苦的去研究了。"《同卷·科学的国产药物研究之第一步》

人皆望余氏有所成就,乃其研究如此,其粗枝大叶能不令人灰心乎?复有辩论,另具别编。又其《科学的国产药物研究之第一步》云:

"我们现在的研究方法,自然是要循着科学的系统,用科学的方法来证明药物的作用,——照他们最新药物学研究的法儿,然后研究出来的成绩方在靠得住。"

依余氏言,若当饮食之前,亦必先用最新科学方法研究出吃饭所以使人饱的本真,然后吃饭对于吃饭的成绩方才靠得住;必先阐明其作用之所在,其为长气乎、长血乎?不然,即仍人类本能所发明之旧贯,为有经验而无研究者矣。殊不知,藜藿膏粱皆能吃饱,而藜藿之人未必夭,膏粱之人未必寿也。又若当男女之间，亦必先用最新科学方法研究出媾精所以使人孕的本真，然后媾精对于媾精的成绩方才靠得住，亦必阐明其作用之所在，其为种男乎、种女乎？不然，亦仍人类本能所发明之旧贯，为有经验而无研究者矣。殊不知，尧舜桀纣皆能媾精，尧舜之子未必贤，桀纣之子未必恶也。谨案《十三经》第六经《礼记注疏·第二十二卷·礼运》第九云：

"饮食男女，人之大欲存焉。"

《大戴记·本命篇》云：

"形于一谓之性。"

《孟子·告子篇》云：

"食、色，性也。"

《荀子·性恶篇》云：

"不可学、不可事而在人者，谓之性；可学而能、可事而成之在人者，谓之伪。是性、伪之分也。"

夫食之与色，不学而能，不事而成，所谓性也，非伪也。固未有先学吮舐而后乳者也，亦未有先学养子而后嫁者也。有之，在饮食方面则食医尚矣，在男女方面则胎教尚矣。推之于治病之药也，何独不然？凡药各有本性，性各有本能，不待矫揉而后成，亦不待矫揉而后用。是以伊尹之撰用《神农本草》以为《汤液》也，为仍旧贯，即原药原用以遂其原性原能而奏原效，此之谓发皇中药者也。若必矫揉而后成者，便非天然生成之原药，多有失去其本性所具之本能。若依据西医之法运用之以处中医之方，是何异持方枘欲内圆凿，其能入乎？此之谓破坏中药者也。例如，麻黄素治气喘虽有效，但早已失却味苦、温之本性及其发表出汗之本能，岂必如是方才算得用科学方法研究出来的药物主治之本真，为靠得住的成绩乎？是可哂也！据此以言之，益知余氏所持研究国产药物之方法，不过"化学实验"四字而已，岂有他哉？在兹丁氏所译著之《化学实验新本草》，其意亦在用科学的方法来证明药物的作用，乃又不遵中医运用中药之道而行，与余氏所主张者同出一辙，盖皆昧于以天然生成之原药原用实为中医数千年来一贯之学术。今也,复欲昌明中国固有医学,不得不辞而辟之,呜呼!丁氏、余氏之说不息,中医、中药之道不著!予岂好辩者,不得已也。姑举《化学实验新本草》强壮剂所载人参、阿胶、鹿茸以例,其云:

"研究真正人参之阶梯,先研究竹叶人参,发现一种糖原质为'ザボニこ'之属,在药学上无甚趣味,汉医家所述人参功用之广大无边,非不惊愕,然自今日之学者观之,似非重要之药也。"

"阿胶,专主补益,可疗虚烦,在泰西往时亦供治疗之用,然从今日学术之程度,则凡胶质不可为药剂,不过为一种营养品而已,其营养之价值仅可代蛋白质之半。"

"鹿茸,为峻补之药,因其中含阿摩尼亚,峻补之功力不在鹿茸,而在阿摩尼亚,西国近年不用鹿茸,专用阿摩尼亚,以其功力同而价甚廉。"

若然,则径服阿摩尼亚可也,不必服鹿茸;径服蛋白质可也,不必服阿胶;径服糖原质可也,不必服人参。试问,其服糖原质者,究能如人参之原效否耶? 服蛋白质者,究能如阿胶之原效否耶? 服阿摩尼亚者,究能如鹿茸之原效否耶? 且凡天生之原药,一经药化工作者提取所谓有效成分,其功用纵与本草所载相合,亦貌合而神离。若不与本草相合者,则于处方疗疾时诚难乎其为用也。然则,彼管窥蠡测之化学实验者,于中医原有之本草经方一般竟是毁镜取铜、焚柴取炭。纵言之,破坏有余,而建设不足也! 再纵言之,舍破坏而谈建设,亦仅能证实我本草经方之部分,而不能掌握本草经方之全面,且不能随心所欲、取舍在我,更谈不到运用之妙存乎一心也。世有能集合多数所提取之有效成分,因病制宜、因证施治,如桂枝汤所孳生之诸加减方者乎? 若桂枝加桂汤《汤液经·卷五·火邪清血篇》、桂枝去桂加茯苓白术汤《汤液经·卷四·结胸篇上篇》,此以桂枝汤内已有之桂枝而为增加或为减去者也。又若桂枝加芍药汤《汤液经·卷四·腹痛篇》、桂枝加芍药生姜人参汤《汤液经·卷二·发汗后上篇》、桂枝去芍药汤《汤液经·卷三·发汗吐下后中篇》、桂枝去芍药加附子汤同上,此以桂枝汤已有之芍药而为增加或为减去者也。又若桂枝加附子汤《汤液经·卷二·发汗后中篇》、桂枝加葛根汤《汤液经·卷六·刚痉柔痉项强篇》、桂枝加黄芪汤《汤液经·卷六·风水皮水黄汗篇》、桂枝加大黄汤《汤液经·卷四·腹痛篇》、桂枝加厚朴杏子汤《汤液经·卷三·发汗吐下后上篇》，此以桂枝汤原方不为增减而另加别药者也。又若桂枝麻黄各半汤《汤液经·卷五·如疟篇》、桂枝二越婢一汤同上、桂枝二麻黄一汤《汤液经·卷二·可发汗中篇》，此以桂枝汤原方减其分量而另合别方者也。又若当归四逆汤《汤液经·卷二·可发汗上篇》、小青龙汤《汤液经·卷二·可发汗中篇》、小建中汤《汤液经·卷四·腹痛篇》、葛根汤《汤液经·卷四·下利篇》、炙甘草汤《汤液经·卷五·心下悸篇》，此以桂枝汤原方小变其制而不用桂枝方名者也。具如上述，则药化工作者能将此区区一个桂枝汤所孳生之加减诸方，分别提取其有效成分，以适应此纷繁病证者乎？再能于此治疗纷繁病证之诸方各具其所提取之有效成分，以为此纷繁病证之个别的特效药者乎？复固不敏而敢蠡测，其时间距离固不甚近，斯则非科学之拙于化验，乃中医的蕴藏浩瀚，而药化学家估计太低、认识不足故也，足则能之矣。

兹再举《化学实验新本草》强壮剂所载之当归条云：

"当归者，能领诸血各归其所当归之经，故名，即补血之圣药也。然其作用甚可疑，毫无确实之根据，其成分尚未明了。"

丁氏之说既如此，余氏乃云："欲凭二千年来经验之事实，本乎科学方法，进而行实验功夫，以阐明其作用所在。"所谓"作用所在"者，其如丁氏已云"其作用甚可疑"之六字何？余氏又云："用科学的方法来证明药物的作用，然后研究出来的成绩方才靠得住。"所谓"靠得住"者，其如丁氏已云"其成分尚未明了"之七字何？夫当归之为药也，在化学实验尚未明了其成分，当其毫无确实根据以前，何以用之者必获其应有之药效？此为自古迄今常有之事实。试问，其作用何以可疑？宜其所谓《化学实验新本草》者，传至今日才十数年耳，早已等于刘歆覆酱瓿、陆机盖酒瓮之物。此无他，以其仅为时代之产品，事过境迁，已不复适用于今日。瞻我神农《本草》、伊尹《汤液》，具原则性、无时代性，传至今日，历久不磨，且而复旦，亘古常明。夫治学本所以致用，未可以为陈旧经籍而蔑视之也。昔上海闸北天通菴路止园西首有景和医科大学在焉，校长朱少坡、校务长祝味菊聘复担任正科一年级药物学教授，即以此《化学实验新本草》为授课教材，未及即辞去，时民国十六年三月也。门人贾松甫曰：夫子辞教，不为中医培植人才耶？曰：噫！是何言欤？《十三经》末载《孟子注疏》十四卷，其《离娄章》孟子曰：

"教者，必以正。"《孙疏》：教之者，必以正道而教之。

教材不正，难言培植。以西说说中医，以中学学西化，似紫似朱，非驴非马，教授难于教，学生难于学。所以然者，新本草难疏古方剂，古方剂难证新本草，方药隔膜，不能引人入胜，皮相而已，人才云乎哉？慨自吾蜀唐容川氏，取西学讲中医，从此以后，蔚为风气。厥后，中医科学化之呼声日高一日，新学之士急起直追。其于泰西医学以为可以迎头赶上，既不辨其何者为好色而好之，又不辨其何者为恶臭而恶之，人云亦云，亦步亦趋，于是迷其故步，数典忘祖。不主温故知新，而乃舍故从新；不主用中兼外，而乃废中媚外。动摇中国文化，毁灭中医基础，邪思横议，喧宾夺主，流风渐播。才十数年耳，学校教授莫不依据泰西医学，取为教材，编为讲义，于是乎，高呼口号曰：改进矣，革新矣，迎合潮流矣，自命为新中医矣！一再蜕变，自谓适志欤，而不自知我之为中医也。昔有差役某，押解一和尚至远方，携有钉鞋一双，雨伞一柄，包裹一事。其人善忘，常顾此失彼，乃于首途之日起频频检点，钉鞋也、雨伞也、包裹也、和尚也、我也，背诵如流，始免遗漏。一日住店中，和尚沽酒将差役灌醉，潜取剃刀，尽剃其发，并以僧服与之互易，私出店门而遁焉。迨至天明，差役起床，照例检点，呼钉鞋曰有，呼雨伞曰有，呼包裹曰有，呼和尚无以应，乃举手扪秃顶，低头见僧服，于是哦哦然，遂自认为和尚，而自言自语曰："有有有"。但四者俱在，独不见我，乃遍处寻觅，急呼店主东而问曰："我在何处？我在何处？你知我于何时遁去否？"此与提倡改革中医者而不自知其同化于西医，且不知中医之为我也，则何以异于押解和尚之差役哉？于是有舍己耘人者，放弃其已学之中医而改习西医，复假西医之学说以返攻中医，居然有自命为中医之叛徒者矣！更有甚者,喜新厌旧,力倡废止中医,作拔根绝种之计。虽笃旧之士,期期以为不可而卒,莫能辨其所以,辄欲以厌闻之陈言,已破之谬义,与旗帜鲜明、声势赫越之新说较其短长,其不见笑于大方之家者几希。须知,中医自有其特立独到之学,始能供学者之研究;自有其却病延年之术,始能得病家之信仰。谓不然者,即西医之诊断,处中医之药方,果能把握其疗效否乎? 若多年老疟,久服特效药如奎宁、阿的平、白乐君、扑疟母星等而不瘥者,复尝处三甲麻黄汤,方用:

牡蛎一两,熬　鳖甲一两,炙　龟板一两,炙　麻黄三钱,去节,先煎,去上沫　桂枝三钱　白薇五钱　砂仁三钱,碎,后下　生半夏四钱,洗　甘草二钱　生姜三钱　大枣十枚,擘

上十一味,清水煎服,滓再煎。

又若严重糖尿,注射特效药胰岛素,并施用饮食管制,久而不能根治,因之成为终身痼疾,终身饮食管制,终身注射胰岛素,仅能带病延年,而不能尽其天年者,复尝处参芪薯蓣汤,方用:

潞党参二两　生黄芪二两　山药二两　云母石二两　磁石二两　五味子一两　葡萄干一两　白石英一两　苞米须一两　虫草三钱　红枣五枚,擘　桂圆五枚,去壳

上十二味,清水煎服,滓再煎。

又若高血压久病,乃至脑充血、脑溢血,惊呼而厥,昏仆,不知人事,脉实,便秘者,复尝处凌霄抵当汤,方用:

云母石一两　生石膏一两　寒水石一两　生地五钱　蚯蚓五钱　苞米须一两　水芹菜一两　郁金四钱　水蛭二钱,熬　虻虫二钱,熬　桃仁三钱,去尖　大黄四钱

上十二味,清水煎服,滓再煎;不下,更作服。

上举方例三则,皆屡用而屡验,案详别编。信笔至此,忆两说焉。其一为药擅两长,未可取此而弃彼。例如,落花生之初出土也,其气味与晒得半干者不同,与晒得全干者亦不同,更与用水煮熟、用火烘脆者皆大异;及尝其榨取之油,几不知其气味之出于落花生也;再将榨取之

油还炸其生而未熟之落花生,其炸脆之味与烘脆之味更大不相同;再将晒干之落花生用水浸胀,其味与初出者迥异;又将已浸胀者研磨成浆,与既已烘脆者研磨为酱,酱之与浆,两味悬绝。夫味既悬绝者,则其功用亦必悬绝,一香燥,一滋润也。姑定脆花生之有效成分为甲,生花生之有效成分为子。则凡久患便溏者,宜常服具有主成分甲之脆花生,细嚼佐餐,别有风味,经常食之而不厌,若久服有效,则可推知其余成分必随甲而变异其性,曰乙、曰丙、曰丁,能随其主成分的甲以遂其止泻之功焉;至于久患便秘者,宜常服具有主成分子之生花生,磨浆煮粥,洁白可爱,色香味俱臻上乘,若久服有效,则可推知其余成分亦必随子而变易其性,曰丑、曰寅、曰卯,能随其主成分的子以遂其通便之功焉。是故一物之内,两擅相反之特长者,不可重其片面之甲、乙、丙、丁,而忽视其另一方面之子、丑、寅、卯;亦不重其片面之子、丑、寅、卯,而忽视其另一方面之甲、乙、丙、丁,是在用者之合宜否也。其二为药擅专长,未可取彼以代此。今照录《潜斋医学丛书》所载之《王氏医案续篇·仁术志·卷三》第四案以为例证:

"章养云室,患感,适遇猝惊,黄、包二医皆主温补,乃至昏谵痉厥,势极危殆,棺衾咸备,无生望矣。所亲陈仰山闻之,谓云:'去秋,顾奏云之恙,仅存一息,得孟英救愈,子盍图之?'章遂求诊于孟英。证交十八日,脉至细数无伦,两手拘挛如角弓之反张,痰升自汗,渴饮苔黄,面赤臀穿,昼夜不能合眼。先与犀、羚、贝、斛、元参、连翘、知母、花粉、胆星、牛黄、鳖甲、珍珠、竹黄、竹叶、竹沥、竹茹为方,三剂两手渐柔,汗亦渐收,又五剂热退痰降,脉较和,而自言自答,日夜不休,乃去羚、斛、珠、黄,加西洋参、生地、大块朱砂两许服之,聒絮不减,或疑为癫,似有摇晃之意。孟英恐其再误,嘱邀许芷卿商之。芷卿极言治法之丝丝入扣,复于方中加青黛、龙牡,服二剂,乃喋喋不已。孟英苦思数四,径于前方加木通一钱,投匕即效。次日,病者自云:'前此小溲业已通畅,不甚觉热,昨药服后,似有一团热气从心头直趋于下,由溺而泄。'从此神气安谧,粥食渐加,两腿能动,大解亦坚。忽咽肿大痛,水饮不下,孟英曰:'余火上炎也'，仍与前方，更吹锡类散而安。惟臀疮未敛，腿痛不已，乃下焦气血伤残，改用参、芪、归、芍、生地、合欢、山药、麦冬、牛膝、石斛、木瓜、桑枝、藕肉。数服痛止餐加，又与峻补生肌而愈。"

观孟英处治章病，自始至末，丝丝入扣，诚佳案也，惟于手柔、热退、汗收、痰降之际，自言自答，屡治不瘥，最后仅加木通一钱，居然投匕即效者，岂木通之优于犀、羚、珠、黄，优于参、地、朱砂，优于青黛、龙牡哉？然尚有说者，请以譬喻。客有饕者，好食而不知其味之所以异，将谓生姜之辛犹诸肉桂之辛也，又将姜桂之辛犹诸红椒、花椒、胡椒之辛也。复蜀都人也，在我蜀菜中有名姜汁鸡、桂味鸡、红油鸡、椒麻鸡、胡香鸡者，若分别而尝味之，必如易牙而后能知其各菜所具之至味。虽初食之而唈唈，终必餍饫之，而后置箸。若评定其优劣，固未可以生姜所制之姜汁鸡劣于桂味，又未可以肉桂所制之桂味鸡优于姜汁鸡也，且姜汁、桂味亦难与三椒所制之鸡相提并论。即此三椒之辛亦各擅其至味，不得谓由红椒所制之红油鸡冠于椒麻、胡香之上，亦不得谓由花椒所制之椒麻鸡、由胡椒所制之胡香鸡永殿于红油鸡之下也。何者？嗜欲不同，各投其所好。若合其嗜欲者则好之，不合其嗜欲者则不好也。又乌可以物异而味同，便认兹五物同一辛味，而即指为重复者哉？固未可存其一而废其余也。推之于处方用药，何独不然？病有宜服姜桂者，未必宜于三椒；宜服三椒者，又未必宜于姜桂。以上所举不同品种之五种食物，虽同一辛味而各异其趣者。今再举同一品种之五种药物，亦同一辛味，亦各异其趣。如附子家属是也，一曰附子，二曰乌头，三曰天雄，四曰侧子，五曰漏篮子。

附子，味辛，温。主风寒咳逆邪气，温中，金创，破癥坚积聚血瘕，寒湿踒躄，拘挛膝痛，不能行步。生犍为山谷及广汉，冬月采为附子，春采为乌头。○《神农本草经·下品·草部》第一种

乌头，味辛，温。主中风，恶风洗洗，出汗，除寒湿痹，咳逆上气，破积聚寒热。其汁煎之名射罔，杀禽兽。一名乌喙。生朗陵山谷，正月、二月采，长三寸以上为天雄。○《神农本草经·下品·草部》第二种

天雄，味辛，温。主大风寒湿痹，历节痛，拘挛缓急，破积聚邪气，金创，强筋骨，轻身健行。一名白幕。生少皇山谷，二月采根。○《神农本草经·下品·草部》第三种

侧子，味辛，大热，有大毒。主痈肿，风痹，历节，腰脚疼冷，寒热鼠瘘。又坠胎。《神农》未收品，据《经史证类大观本草》十引《别录》

漏篮子一名木鳖子，木鳖子只是诸喙、附、雄、乌、侧中毗楼者，号曰木鳖子，不入药用，若服之令人丧目。《神农》未收品，据《经史证类大观本草》十引《雷公》

顾其名，思其义，必其附母环生之子，乃可得而名之曰附子也。按附子条下注"冬月采为附子，春采为乌头"。夫附子成熟于秋而必采之于冬者，待其形全气足乃合于用，以有八角者为良也。至春，由少而壮名为乌头，乌头为母，而更环生附子也。岁岁如此，生生不息。又按乌头条下注"正月、二月采，长三寸以上为天雄"，天雄条下亦注"二月采根"。然则天雄、乌头为同时采取者，乃后世本草谓天雄为八月采，岂天雄较附子为早熟耶？盖附子、乌头以冬春采时为别，而乌头、天雄则又以有无附子为识。乌头体团，有子附生，性雌故也；天雄形长，独生无子，性雄故也。雄者，即得名为天雄，则雌者当为地雌矣。《神农本草》并载无遗，且鼎立而三，不分轩轾，固知附子、天雄、乌头三品为同种而异用者也。据此，则天雄象父，乌头象母，附子象子也。若位偏侧而体较小者，名为蒴子，通称侧子。至于再偏而更小者，则名为鬲子，亦名白附子，俗称漏篮子。三者皆环生于乌头，故附子象长子，侧子象次子，漏篮子象幼子也。或以附子边角之大者为侧子，则甚误矣！古方间有用侧子以治风湿偏痹之证，而漏篮子则用者甚少，以其赋性不厚故也，然用者当以附子为正。按《二十二子》第四子《淮南子》其《缪称训》云：

"物莫无所不用，天雄、乌喙，药之凶毒也，良医以活人。"

乌喙为乌头之别名，《淮南》仅言天雄、乌头为药之凶毒，而未及附子。按后魏张揖于《太和中广十三经》之《尔雅》为《广雅·十卷》云：

"奚毒附子也。"

其毒为何？曰：麻痹是也，其甚者作醉无所觉状，但不致人于死。谨案《十三经》第二经《尚书注疏·第十卷》，其《说命上》第十二云：

"若药弗瞑眩，厥疾弗瘳。"《正义》曰："瞑眩者，令人愤闷之意也"，《方言》云："凡饮药而毒，东齐海岱间或谓之瞑，或谓之眩"，郭璞云："瞑、眩，亦通语也"。然则药之攻病，先使人瞑眩愤乱，病乃得瘳。传言瞑眩极者，言闷极药乃行也。

然必野生者乃得有此毒，若田种者，其力则又远逊矣。方书以田种者名川乌头，野生者名草乌头。即如射网杀禽兽者，亦无非麻痹之力，使之如醉状耳，因而缚之。苟心力有余，必然来苏，迨其醒时则已就擒矣。尝闻范师蕊荪言：

"若先出血而后受其毒者，必死。昔有京骗集团抵某都，租大厦，举动豪华，类显宦侨寓者然。一日，母女游闹市，见街头少年面有菜色者，母谓女曰：'此非汝婿张秀才耶？'女即上前哭曰：'寻得我好苦也，速同我归。'生茫然不知所云，母与婢亦强拉之，路人见状亦极力怂恿重圆，生思衣食维艰，莫若将计就计，遂与之归。月余后，容仪丰满，惟禁其外出，不准与宾客言谈。某午，偕其二媳选购衣料十余件，于每件衣料私剪三寸，次晨赴该店质问何以每件皆不足？店主曰：'岂有此理，本号信用昭著，决无短缩，弄什玄虚，来诬人耶？'太太一怒而归，哭谓女曰：'我今受此大辱，两子又不在家，奈何？'女曰：'可命婿去理处，事急时可用瓷锋划额出血，我们齐来争吵，安有不胜之理？'婿亦韪其言。后果争执动武，婿如法出血，家人群至旋出，预用射网浸制之青纱裹其伤处，曰：'你留在此，我们去去就来'。至则见婿已死，即将该店主扭住，气势汹汹，拉赴衙门。店主惧，愿出一万五千金私了，移尸交款，其事遂寝。后该集团不知所去，事隔十余年，该团某亲为予述如此。"

据复经验所得，凡中川、草乌毒者，瞑眩昏仆大抵二时而极，四时而解，解后惟肢体懈惰而已，无他变也。宋《太平惠民和剂局方·第五卷·痼冷门》第十方：

养肾散　治肾气虚损，腰脚筋骨疼痛，膝胫不能屈伸，久病膝脚缓弱。空心，豆淋酒下。服讫，麻痹少时，须臾疾随药气顿愈。骨中痛，嚼胡桃肉，酒下。甚者三五服。风寒湿悉治之。

全蝎_{半两} 天麻_{三钱，一本作天雄} 苍术_{制，一两} 草乌头_{生，去皮脐} 附子_{炮，各二钱}

上为细末，每服一字，空心，温酒调下。

昔贤多有利用附子家属麻痹之毒以奏奇功者。考《金匮》乌头桂枝汤云："乌头一味，以水二升煎，减半，去滓，以桂枝汤五合解之，令得一升后，初服五合，不知即服三合，又不知复加至五合。其知者，如醉状，得吐者为中病。"所谓"如醉状"者，乃服汤后而麻痹无知也；所谓"中病"者，乃中其毒而上吐下泻也。又大乌头煎云："强人服七合，弱人五合，不差，明日更服，不可一日更服。"所谓"强人七合，弱人五合"者，乃心为五脏六腑之大主，强人心强，可胜乌头麻痹之任，弱人心弱，故须少服二合，亦犹四逆汤之"强人可大附子一枚，干姜三两"也。所谓"不差，明日更服"者，乃一之为甚，不可再也，所以然者，心脏麻痹本可来苏，惟麻痹过久则不易复其运行之常度，故又续申之曰："不可一日更服"。《肘后方》独活酒，附子生用，其方后云："服从一合始，以微痹为度。"《千金方》茱萸散，附子、天雄并用，云："先食，服方寸匕，日三，药入肌肤中淫淫然，三日知，一月瘥。"茵芋酒，附子、乌头、天雄并用，云："初服一合，不知加至二合，宁从少起，日再以微痹为度。"《圣济总录》牛膝饮，附子、乌头、草乌头并用，云："每日早晚，旋温，五分一盏服，渐加至一盏，如觉麻木即减分数，以知为度。"巴戟天散，附子、天雄、乌喙并用，云："每服半钱匕，渐加至一钱匕，温酒调下，日二夜一。未觉身唇口痹热，即渐加至一钱匕，如觉大痹心烦，以少许豉汤解之。"类如斯不胜征引，可知附子家属性皆麻痹，而用之者亦正利用其麻痹之性。惟此麻痹可以除寒湿，可以逐水气，可以救元阳之亡，可以续神机之绝，至可宝也！《神农本草》之所谓"味辛、温"者，即指此麻而言也。辛不必麻，而麻则未有不辛者，如吴茱萸、蜀椒之属是也。凡服丸散酒醴，麻痹瞑眩在所不免。夫五味者，酸、苦、甘、辛、咸也，而麻不当其数，缘麻与辛近，所以麻可属于辛，亦犹淡与甘近而必属之于甘，涩与酸近而必属之于酸耳。李时珍

《本草纲目·第十七卷·草部·草之六毒草类》第十七种附子,引古说云:

"《别录》曰:甘、大热。普曰:神农辛,岐伯、雷公甘、有毒,李当之苦、大温、有大毒。"数子者,立说皆未通《神农药经》之经义者矣。孙星衍《神农本草经》下品第十种附子,引:

"范子记然云:附子出蜀武都中,白色者善。"

附子家属,肉皆洁白,乃四川产品,有黄附片、乌附片、咸附子,皆杂以别药混制,有失附子本然之性能,用者审之。考《汤液经》,方用附子之法有二:一曰"生,去皮,破八片",一曰"炮,去皮,破八片"。生用刚而达表,炮用柔而安里,然其温中则一也。取坚实盈握者,乃可以"去皮,破八片",否则,侧子而已,非附子也。上《仲景广论》于桂枝附子汤别出炮制一法,开后世炮制附子之支派。复久居沪,知于附子家属认识模糊,而炮制附子备极光奴。按《上海市饮片炮制规范》第一百〇九种淡附子:

"处方名称淡附子,通用名称附块、川附块、川附子、淡附块、厚附块、黑附块、乌附块、制附块、制附片、熟附块、熟附子、熟附片、乌头、天雄、淡附片。

切片方法,将原只咸附子用淡水漂淡,春冬天浸三天,夏秋天浸二天,每天换水一次。撩起后,对切开,刮去外皮,再用清水漂,春冬天漂二天,每日换水二次,夏秋天漂一天,每日换水三次。撩起后,每一百斤原咸附子用豆腐十斤煮熟,阴干,拣去豆腐,切片时再用开水略润,用鬓焖透,切片,晒干。

切片规格:横切片,厚市制 1/2 公分,公制 1/6 厘米。

贮藏:放在鬓内。

处方应付单写'附子',付淡附片。"

须知附子家属同具麻痹,治疗功效大有出入。诸子不能代父母,二弟、三弟不能代长兄,是故药之于病也,适应为良。盖药之为物,各具特效,尺有所短,寸有所长,于以知寸长尺短,不容彼此互代焉耳。夫医贵精勤,不厌详密,既不可取此而弃彼,又不可取彼以代此。须知天然生药各具原有之性能,或分或合,各尽其用。凡业中药商者切勿自说自话,自行淘汰。回忆一九五二年四月四日,接奉《上海市卫生工作者协会筹备会》通知,其文云:

"本市国药商业同业公会邀请中医师代表,对国药店所售名目庞杂、效用重复,粳米与糯米,小麦与大麦,亦将嫌其名目庞杂、效用重复耶?不合需要之丸散膏露加以研究精简。兹经反复研究之结果,中国医药有悠久历史,传统经验岂少数人在短期间便能得其结果耶?决定将梧桐泪等十四种伪药,合法合理。及参桂百补丸等三百种无实际需要之丸散膏露,言过其实。自本年四月十五日起,在国药店一律停止销售,从此有方无药也,奈何?中医师在处方内不得列入。命令式,从此以后,中医师用药治病失去自由,势必听命于中药商矣,我为抱病求药者一哭!嘱本会通知中医师知照遵行,遵行,是遵中药商之已定计划而行。希本会中医师会员一律遵照实行为要。

上海市卫生工作者协会筹备会"文中所夹小注系作者所加。

据上通知,理应遵行,惟尚有管见,不得不言者。凡属伪药,固当停止使用,然必将既已停止使用之所谓"伪药"十四种,务必力求发售真药以便治疗而利民病,若因伪而废真,是犹噎而废食也,奚可哉?至于决定停止销售之所谓"无实际需要之丸散膏露"三百种,其间颇多不易仓促配制之备急成药,如金液丹、二气丹、九痛丸、冷哮丸、白痧药等方,多采用硫黄、水银、巴豆、狼毒、附子、砒霜、硼砂、蟾酥、麝香、牛黄、大梅片诸药,其专长在此,其特效亦在此,岂真尽属"无实际需要"者乎?自是而后,所有停止销售之丸散膏露,按名取消。单就上海市北京东路胡庆余堂雪记一家而言,据该店老职工朱永海云:"用车载出,投入苏州河内及用火毁灭者,其数量达三千斤之多,良可惜也!"以上备急成药,虽已决定取消,尚无大碍,若医家储备时犹有药材原料可供配制也。乃"国药商业公会"又发出淘汰药品名单两纸,前者计四百七十六种,后者计一百三十一种,其系言云:

"上列各项饮片,业经本会初步审查完毕,这次为何不依照上次之例,邀请中医代表参加?非所谓独行、独断者耶?惟其中多属冷门,不是热门。且部分含有毒质、《素问》云："辛散、酸收、甘缓、苦坚、咸耎，毒药攻邪。"王注："辟邪安正，惟毒乃能，以其能然，故通谓之毒药。"又《周礼》云："医师掌医之政令，聚毒药以供医事。"郑注："药之为物，恒多毒。"贾疏："直言聚毒药者，以毒为主。"据此，则含毒质者不是部分，又乌可藉毒质为口实哉？**麻醉**，少数。更有多种已失真之药，十四种而已。故拟全部予以淘汰，意欲以部分麻醉、毒质及十四种失真伪药，便欲连累至六百余种之多乎？**请各区同业在各组长领导之下展开讨论，加以研究。如确有必须保留者，希在品名上划一圆圈，在讨论时最好能邀请较大企业单位职工共同参加**，偏不邀请中医师共同参加，何也？**俾资深入。又关于炼制丸散需用毒质、麻醉药品**，在已经决定停止销售之三百种丸散膏露多有之矣，惜哉！**本会当另定办法办理，祈各注意为荷。"**原文中夹附小注系作者所加。

展阅之下，不胜骇异。按《二十四史》第三史《后汉书·第八十三卷·逸民列传》第七十三载：

"韩康，字伯休，一名恬休，京兆霸陵人，家世著姓。常采药名山，卖于长安市口，不二价三十余年。时有女子从康买药，康守价不移，女子怒曰：'公是韩伯休耶，乃不二价乎？'康叹曰：'我本欲避名，今小女子皆知有我焉，何用药为？'乃遁入霸陵山中。"

所谓卖药者，即为人治病，对于医学素有修养，试问现代业中药商者皆能如韩康否？能，则可在品名上划一圆圈，或不划圈；不能，则万勿随意淘汰。自宋迄今，医药分业，明中药功用者为中医师，而非药商职工；运用中药治病者亦为中医师，而非药商职工。乃此次淘汰大量药品，其中多属冷门。冷门者，指生意不好、获利不易之药品而言。冷门药品治冷门疾病，冷门疾病不常有，则冷门药品不常用矣。唐韩退之《进学解》云：

"玉札、丹砂、赤箭、青芝、牛溲、马勃、败鼓之皮，俱收并蓄，待用无遗者，医师之良也。"

今欲淘汰大量冷门药品，但不知能禁人不患不常有之冷门疾病否？窃忖度之，可能是为纯营业观点打算，而不为广大人民服务计也；可能是自甘压缩中药种类，而不为中国医药发扬计也；可能是昧于国计民生,而不知货弃于地良可惜也;可能是业中药者不自信中药,与业中医者不自信中医,其蔽正同,而不知草根树皮为可贵也。观其在讨论中仅邀请较大企业单位职工,是其欲控制医师之用药,诚有如"司马昭之心,路人皆知"者!果若药商控制医师,则俗云"有啥吃啥"矣,非病家之悲音乎?若医师领导药商,则俗云"吃啥有啥"矣,非病家之福音乎?若中医师不了解中药,则于中药商马首是瞻可也;若中药商不唯利是图,则于中医师唯命是听可也。今就其所拟全部淘汰之六百余种,审核其间具有特殊效能者为数綦众。若病人已经针治、灸治、导引治、按摩治、注射治、手术治,日久不瘥者,在我药治之医又乏特殊效能之药,亦必束手无策,听其死亡而已矣,则又何贵乎"国药商业同业公会"之多此一举也!今将当时上海全市各药店任意取消之紊乱情况,聊就我个人处方遭遇拒绝配售所用之药品,录举数例,以志当时业中药商者措施之一斑。

雷允上于一九五二年四月十三日在徐守志药方"水蛭"上盖一章,云:"同业公义取缔不用",在陈善发第一方"两头尖"上盖一章,云:"同业公义取缔不用",第二方盖"无货"二字,仁仁堂用红笔批云:"有货"。

王大吉于一九五二年十一月十五日在钟志方药方"石硫黄"上盖一章,云:"同业公义停售"。

同春堂于一九五二年八月二十七日在陆绮霞药方"芫荑"上盖一"除"字,并用红笔批云:"早已取消不用了"。

舒同寿于一九五二年七月十九日在姚扬药方"菴蕳子"上盖一"除"字,并用墨笔批云:"取消";又于九月十六日在柳德昌药方"巴豆、狼毒"上各盖一"除"字。

虹口种德堂于一九五二年九月十五日在林联聘药方"龙须草"上,又于十一月六日在吴莲庆处方"芫荑"上,又于十二月三十一日在曹序祥药方"五谷虫"上各盖一"取消"二字。

蔡同德堂于一九五二年八月二十六日在张雁平药方"水蓼子"上,又于九月三十日在王德成药方"两头尖"上,又于十月一日在柳德昌药方"甘遂、巴豆"上，又于十二月十五日在仲晓农药方"五谷虫"上各盖一"除"字。

童涵春于一九五二年八月二十六日在陈明药方"水蓼子"上盖一"除"字；又于一九五四年八月六日在卢玉琦药方"龙脑、薄荷"上盖"禁用"二字。

太乙堂于一九五二年九月十二日在徐福林药方"灶心土"上，又于九月十日在腾长生药方"金丝草"上各盖一"除"字。

罗良济于一九五二年四月二十九日在巫传善药方"海带、蜣螂"上，及五月一日在黄端方药方"甘遂、大戟、商陆"上各盖"禁用"二字；又于五月十八日在岑松年药方"狗肾胶"上盖一"无货"二字。

老同寿于一九五二年九月二十四日在罗爱弟药方"昆布、黄药子"上连盖两"除"字。

宏济堂于一九五二年七月二十九日在李秀英药方"龙须草"上盖一"除"字；又于十月二十日在徐生云药方"腊梅花"上盖"自备"二字。

胡庆余堂于一九五二年五月二十日在岑松年药方"山萸干"上，又于九月十八日在柳德昌药方"水蓼子"上，又于十二月十三日在仲晓农药方"五谷虫"上，又于十二月十九日在黄端方"榧子肉、两头尖"上各盖"自备"二字；又于一九五三年一月七日在王笃生药方"蟹爪"上，冯子和药方"半边莲"上，又于二月三日在周长华药方"文旦皮、苞米须"上各盖"无货"二字。

长春堂于一九五二年四月二十六日在高伯厚药方"商陆、大戟"上各盖一"除"字；又于六月七日在王世昌药方"原巴豆"上盖一"除"字，并用墨笔批云"同业公议取消禁用"。

在昔民国十八年，"中央卫生委员会"决议废止中国旧医所主张者，意在"废医存药"四字，今则"国药商业同业公会"并治病有效之中药亦不欲多存矣！长此以往，则本草书中有名未用之目录不将大量增加乎？水蛭、虻虫、甘遂、大戟、商陆、巴豆、狼毒、藜芦等药之疗效不将湮没为历史陈迹乎？方今我贤明政府，搜求遗药，增加品种。中药为天然生成之物，草、木、金、石、禽、兽、虫、鱼，原物原用，物既饶用，又便药农相地种植。药夫入山收采，启无用为有用，开发资源，辅助建设。况我贤明政府实行团结中西医的政策，且欲取材于中医运用之国产药物中提取有效成分，择取其简易明了、便于使用者，以之充实药源，节省外汇，此为业中药商者所当留意、所当存心间。尝读《新中医学杂志》，其一九五三年五月号载云：

"中医治疗的方法，在过去我们认为是笼统的。如桂枝汤，不论患者罹的是肠窒扶斯，或为流行性感冒，或为恶性疟疾，只要有'太阳病，发热恶寒，汗出，脉浮缓'这般症状，发现便可使用桂枝汤。这原是中医疗法的真趣的所在，这也为过去一般所谓'科学人士'所反对的地方。若问这种疗法是否'头痛治头，足痛治足'的办法呢？我们答案是否定的。因为肠窒扶斯、流行性感冒、恶性疟疾的病原体尽管不同，只要我们察觉他的发热、汗出是造温机能和散温机能同时亢进的反应，复因体温与气温之相差而恶寒，复因浅层动脉之充血而浮缓，便是我们使用桂枝汤强有力的条件。因为桂枝含'肉桂醛、樟脑油透、除蛔蒿油素、沉香油透醇、丁香油酚'等，能刺激神经，使其弛缓，减低充血，抑制汗腺，镇静痛楚；白芍含'安息香酸、天冬碱'，在肠里有消毒作用，并能降低体温，为镇痉药、镇痛药，并有帮助组织的吸收作用；生姜含'结晶性的生姜酮'，芳香健胃，增进抵抗力；大枣含'枣酸、柔质蛋白、脂肪、糖'等，为缓和、强壮药；甘草含'甘草糖醛酸、天冬素、蔗糖麴'等，有镇咳驱痰、缓和镇静功效。总合桂枝汤的主要作用，是在增加人体抵抗力的基础上而达到抵抗病毒、解热镇痛的目的，这是帮助生理的自然防御性而为抑制细菌产生毒素的基础方剂。凡急性传染病、流行性感冒等之前驱期太阳病，尤其是体力虚弱的感冒患者更为适宜。"

据如上述，知撰著者尽量吸取科学新说以为释病、释药之依据，其用心不可谓不专，其用力不可谓不勤。所惜者，博而寡要，使读之者顿觉其肤泛不切，犹之乎隔靴搔痒，又搔不着痒处也。夫学问演进，必有源流，故数典者不可忘祖，不求故训者多失古人立言之原意。昔宋儒说经,虽极明顺高妙,终逊汉儒一筹,盖以其不遵故训、不守师学,而以郢书燕说,似是而非解之故也。故虽其所解者,于文极顺,于理极通,苟有违反故训者即不敢轻于信焉,况本草经方?毫厘千里,轻则损人健康,重则关人生死,是不可以无辨。按宋林亿校正《伤寒论·序》云:

"夫《伤寒论》盖祖述大圣人之意,诸家莫其伦拟。故晋皇甫谧序《甲乙针经》云:'伊尹以元圣之才,撰用神农《本草》以为《汤液》;汉张仲景论广《汤液》为十数卷,用之多验。近世太医令王叔和撰次仲景遗论甚精,皆可施用。'是仲景本伊尹之法,伊尹本神农之经,得不谓祖述大圣人之意乎!"

是则欲释伊尹《汤液经》之经方,必以神农《本草》为依据,家法学派,源流一贯,则庶乎其不差矣!谨案伊尹《汤液经·卷二·病可发汗证·第八·上篇》云:

"太阳病,头痛发热,汗出恶风,若恶寒,属桂枝汤证。"

考《神农本草经》,称桂枝"利关节",芍药"利小便",甘草"主寒热邪气",生姜"温中出汗",大枣"主补少气,少津液",伊尹制方,撰用《神农本草》者,止此耳!所谓"太阳病"者,指应发汗之表病而言。

《卷一·太阳病证论》"太阳病,其脉浮。"

《卷三·病不可吐、可吐、吐后证第十》"太阳病,当恶寒而发热。"

《卷四·结胸痞下篇上》"不恶寒,此为表解。"

知恶寒者为表未解,表未解者宜用桂枝汤解表,若不恶寒者不得用桂枝,故曰:"若恶寒,属桂枝汤证"也。所以然者,但发热不恶寒,为温病。温病而服桂枝,则如火益热矣!叔和撰次《伤寒论》时删去"若恶寒"三字,其智者千虑之一失乎!不汗出,不得用芍药,芍药利小便者也。所以然者,无汗则小便多,有汗则小便少,故病汗出者,法当利其小便也。中医为实用的医学,理至简明,法至扼要,知其要者不待烦言而解矣。若用桂枝、芍药、生姜、甘草、大枣诸化学成分,以为说明桂枝汤治疗功用之资料,则无殊御者行舟,虽进退有方,于原野而失诸操纵如意于波涛,用非所学,不得要领,将无所适从矣!新进之士,持论三代两汉使用复方,两晋六朝盛行炮炙,为已进入化学阶段。按制药之法盛行于道家,至三国时有吴人葛玄,传《左慈九丹液仙经》。其孙洪,本其法制炼丹药,著《抱朴子内外篇》凡八卷。至刘宋时雷敩始撰《雷公炮炙论》三卷。自元以来,久无专行之本,惟李时珍《本草纲目》载之差详。李中梓撰《雷公炮制药性解》六卷,易炮炙为炮制。缪希雍《先醒斋广笔记》卷四,撰《炮炙大法》云:

"按雷公炮炙法有十七,曰炮、曰炙、曰燀、曰煿、曰煨、曰炒、曰煅、曰炼、曰制、曰度、曰飞、曰伏、曰镑、曰椴、曰晙、曰曝、曰露是也,用者宜如法各尽其宜。"

若我神农药经、伊尹方经,制药之法最为纯朴,列释如下:

生 干地黄、干姜皆曰"生者尤良"。按"干"与"湿"对,则此"生"字可以训"湿"。湿为鲜药,即谓鲜地黄、鲜姜,亦即后世所谓鲜生地、鲜生姜也。

干 日干曰"曝",火干曰"炙"。

熬 《说文》云"熬,干煎也"。"熬"与"炒"近,炒者历时甚暂;而熬者历时殊久也。

烧 《释名》释"丧制",云"烧燋也"。"烧"与"煅"近,煅者火煅,存性,尚未至于燋也;若烧,则燃透,仅存其形余矣。

炼 "炼"同"铼",《说文》云"炼,铼冶金也"。

炙 《曲礼》云"毋嘬炙",孔颖达《疏》"火灼曰炙",《说文》云"炙,炮肉也,从肉,在火上"。炙也者,取物近火烧之使干耳。所谓"炙甘草、炙厚朴、炙枳实",即"干甘草、干厚朴、干枳实"之互名,非如后世之所谓"炙者,必用蜜炒始得谓之为炙也"。

炮 熬也,烧也,皆与"炮"字有别。"炮"言"炮制",则熬之与烧皆在其中。专言"炮"字,则"炮"字从"包",包亦声。按"包"篆作⊕、⊗在♀中,象人里妊之形。然则《汤液》诸方用附子温中,有生有炮,用法悬绝。此"炮"字为专法,非泛言也。何谓"炮法",按《太平惠民和剂局方·炮制凡例》"凡云炮者、煨者,以整药在于炭火中,或用面里,或以湿纸重裹,炮令药上有裂纹者,如附子、南星、川乌、肉豆蔻之类是也。"上例包括"炮"与"煨"两者而言,"炮"之与"煨"原为两法。若附子炮用,则以整个附子置于炭火中,炮令起裂纹为度,如此制法乃符。"炮"字从"包","包"字从Ɛ,象人里妊之形矣。知此法传至宋代,沿用不已。

洗

炒

末　研细也。

据如上述,距得谓之为化学制药哉?依据《现代化学》:

"科学中分析万物之原质,或融合之使变为他物,谓之化学。"

据此知化学有化分与化合两大类别焉,其云:

"化分 Chemical decomposition,化学名词,一名分解,即以一种物质化为二种以上之异性物质之谓也,其理与化合相反。例如,水内通过电气,则水渐渐化为二种气质,一为氢气,一为氧气。"

"化合 Chemical combination,化学名词,即二种以上之物质互相结合而别生一种异性物质之谓也,此新生之异性物质谓之化合物。例如,氢气与氧气混合,使电气通过其间,则变为水。是化合与混合不同,混合者,两种以上之物质,但相混合而其性质仍不改变也。"

据如上述,试问中药炮炙为化分乎,抑为化合乎?即用另一药物以互制之,如后世之蜜制、酒制、醋制、盐制、乳汁制、童便制、姜汁制、梨制,则制矣其能起分解作用乎?且未尝改变其本然之性能,更说不上化为异性之物质。与水内通过电气化为氢气、氧气者不同,此不过柔其刚、缓其急焉而已矣,固不与化学之化分同法也。又若数药合剂之复方,亦不过混合使用,检其各药性质仍不改变,虽在同剂方中,并未别生一种异性物质。与混合氢、氧使电气通过其间化而为水者不同,此不过各发挥其优胜之性能焉而已矣,固不与化学之化合同法也。爰举类例以明复说之非妄。如附子主寒湿拘挛,而四逆汤证即用之以治四肢拘急,且通脉四逆加猪胆汁汤更进一步以之治四肢拘急不解矣,此两者为治拘挛重症之方。即轻如桂枝汤证,一见四肢微急、难以屈伸,亦即加用附子。知附子一物，不因症之轻重皆得撰而用之，虽与其他众药同煎，未尝改变其性能，或削弱其治效。又如葛根主项背强几几，观其于无汗者用葛根汤，即反汗出者亦用葛根加于桂枝汤内，不因其有汗、无汗，而其主治项背强几几之功效仍蠢然不变，以上为第一例。再绎桂枝汤主表证者，若见四肢微急之症即加附子，见项背强几几之症即加葛根，见微喘之症即加厚朴、杏子，见腹满时痛之症即加芍药，见大实痛之症即加大黄。知凡属桂枝汤证，不因加入针对兼症之药而妨其解表之治功，即加大黄攻里仍不失桂枝汤证之本能，以上为第二例。据上两大类例而敢断言曰：中医复方，不过混合两种以上之物质，但相混合使用而已，而其性质仍不改变。然则，其不属于化学之化合与化分也，审矣。今之号称化学所制之西药，苟不由一种物质分化为二种以上之异性物质者即不得而名之曰化学药品也，苟不由二种以上之物质互相结合而别生一种之异性物质者亦不得而名之曰化学药品也。不然，则丹砂"能化为汞"、消石"炼之如膏"、石胆"能化铁为铜成金银"、空青"山有铜处，铜精熏则生空青"、石硫黄"能化金银铜铁奇物"、雌黄"与雄黄同山生，其阴山有金，金精熏则生雌黄"、曾青"能化金铜"、水银"镕化还复为丹"、磁石"山阴有铁处则生其阳"、铅丹"炼化还成九光"、鸡子"可作虎魄神物"、白颈蚯蚓"仍自化作水"、发髲"仍自还神化"。试于以上所举之神农经注十三例，在分类研究时，则丹砂、水银等可得而名之为人工化学药品乎？空青、雌黄等可得而名之为天然化学药品乎？殊不知，先哲之于药也，固不计人工化学与天然化学，仅于性能上用功夫，即药以辨性，即性以求能，本此性能以致诸用焉而已矣。然则现代化学所制之药，其性质与原药仍不改变，及变而不还者皆得与中古中药之炮制同科。又由化学之化分、化合所新生之异性物质，皆当确定其性能，证实其功效，列入本草，作奇方、小方、急方之用，固未尝不可也。惟撰用之以处偶方、复方、缓方，势必有待于将来之慎密审覈也。尚论至此，有不得不郑重声明者，即复欲倡明中医运用天然生药之学术，不是否定化学提炼之西药，不过中药不须借重泰西化学之分析说明中药药理之所在。西药精到,效验独特,为世界人士所公认。须知中医之于天生原药,西医之于化学制药,各有其运用方法,各有其系统理论,以故远东、泰西早已形成两大学派。惟西医在药治方面,于治某一病时,必求某一病之特效专药,有似乎苟无特效专药,即无特殊疗法也者。若我中医则不然,但依据先圣所立太阳、阳明、少阳、太阴、少阴、厥阴之六经,汗、吐、下、利、温中、养阴之六法,风、寒、温之三纲,表、里、寒、热、虚、实、气、血之八目,是为运用药物之性能,不是固执特效之专药,其理由既已详论于前矣,兹不赘述。若固执其所谓特效药者,用以统治异证异候之一病,不增不减,始终不变,犹诸俗谚"板板六十四"者,斯可得而命之曰"定而不移"也。至于在不同证候之一病,据实逻辑以各求其不同证候之异治,有进有退,灵活掌握,犹诸俗谚"路路八方通"者,斯可得而命之曰"移而能定"也。虽然,定而不移,其失也拘;移而能定,其失也诞。双方各有其缺点,固为事实,至希中医、西医互相学习,早日合流,形成一完善医学。谨案《十三经注疏》,其第三经《毛诗正义·第十一卷·小雅鹤鸣章》:

"它山之石可以为错。"《注》云:"错,石也,可以琢玉",《笺》云:"它山,喻异国",《疏》云:"宝玉,得石错,琢以成器"。

"它山之石可以攻玉。"《注》云:"攻,错也"。

中医可为西医之错,西医可攻中医之玉,愿中医、西医共勉之!

扬液家法，辨证首重立法，立法而后辅证，不问病之名，不问病之因，辨病体之偏过，凭证候以用药，诚千古不刊之言。汤液家法不讲脏腑经络，不讲阴阳五行，此等超脏腑学说实为中医朴素唯物辨证最高理论境界。

1926年，刘师束装东下，先至浦，继之夏口，续之宁，复至沪，侨居黄浦江滨，悬壶沪上凡三十四年。1954年，刘师出席华东暨上海市中医代表会议，又先后应全国血吸虫病九人小组及上海广慈医院（今瑞金医院）、徐汇医院之聘，顾问中医。

刘师长子慎言、长女文灿秉承家学，皆业医。弟子有张亦相、周元庆、陈正平、黎晓生、杨茂如、朱佐才、周济士、孟友松、李鼎、邱介天、叶茂烟、查国科、胡慈园、刘德传、王凯平、詹阳春、卞嵩京等百五十人、近人姜春华、张镜人、韩哲仙等皆受其训益。

刘师著作已公诸于世者有《神农古本草经三品逸文考》《考次伊尹汤液经》《时疫解惑论》《伤寒论蜀乱训解》《素问绎论释难》《鲁楼医案》《华阳医说》等。

华阳医说　卷二

华阳刘　复民叔甫著

上海弟子卞嵩京校订

◎《神农古本草经》序

《神农古本草》三品,品各一卷,合三百六十五药。伊尹撰用《本草》以为《汤液》,仲景论广《汤液》以为《伤寒》。圣作贤述,源远流长。乃汉晋而后,为道家陶弘景所窜乱,陶氏其《神农》之罪人哉!《医官玄稿》论其集注渐成润色,《文献通考》斥其论证多作谬语,盖亦有所见而云然。唐慎微撰《经史证类大观本草》,所据者为陶本,而非古本;李时珍撰《本草纲目》,所据者为唐本而非陶本。至若缪希雍、卢之颐、刘若金、邹润菴辈,徒据唐本以求经文,未免荒陋。而张隐庵、叶天士、陈修园、张山雷辈,未见《大观》,仅据《纲目》,则更失之远矣!惟清儒孙星衍、顾观光两氏辑本,知以《太平御览》为据,较之《纲目》诸本有足多者。今读王壬秋先生校刊本,其题记云:"求之六年,严生始从长安得明翻本,盖古本也。"古本在兹,三品具备,终始贯通,原为完璧,然则题记所称"聊存梁以来之仿佛"一语,虽直指为陶氏以前汉晋世传之古本,可也!尝考医学源流,古分二派:一曰炎帝神农,二曰黄帝轩辕。神农传本草,黄帝传针灸,家法不同,学派遂异。后汉张仲景,农伊家也,所广汤液,为集经方之大成。凡治经方者,以汤液为主;凡治汤液者,以本草为主。而本草致用,又以证候为重,与岐黄家法针灸学派专重藏府经络者不同。是以知《神农古本草》中,凡有固执藏府经络者,皆当属于岐黄。例如:赤芝,味苦,益心气;黑芝,味咸,益肾气;青芝,味酸,补肝气;白芝,味辛,益肺气;黄芝,味甘,益脾气。以五色五味分配五藏,绝非神农家法。观其以紫芝,味甘、温,益精气者,殿于五芝之后,是以紫芝为五芝之大主也。证以五云母,不言各随五色安五藏,更不言云华为五云母之大主,但言安五藏、益子精而已。然则五石脂各随五色补五藏,正与五芝各随五色益五藏,同属岐黄家言。不然,消石,味苦、寒,主五藏积热;石斛,味甘、平,主五藏虚劳,皆以一味而同主五藏者也。即如白芝,味辛益肺气,而沙参则以苦味益肺气也;再如黑芝,味咸益肾气,而玄参则以苦味补肾气也，石南则以辛味养肾气也。考《御览》引《神农本草别经》，有紫、白、青、赤、黄、黑六石英，于赤石英下著录"味苦，补心气"五字；又引石硫黄、青、赤三品，于石硫青下著录"主益肝气，明目"六字，是亦岐黄家五色五味入五藏之说。疑宋初太平兴国时，《神农》异本犹有存者。昔孔子没而微言绝，七十子丧而大义乖，故《春秋》分为五，《诗》分为四。我《神农本草》之有异本，盖犹是耳。又女菀主霍乱，按霍乱原为岐黄病名，非农伊家所宜有也。大枣助十二经，按十二经脉原为针灸所重，非汤液家所宜言也。类如斯例，未可殚举。第此误尚在陶弘景前，大抵出于由岐黄而农伊之王叔和，或由汤液而针灸之皇甫谧，抑早出于吴普、李当之等，均未可知，但绝非华佗所为。以佗尚割治，非汤液之徒也。又古本三卷，初无目录，惟冠有《本说》一卷，后人改称《名例》，或称《序例》，或称《序录》，然试绎其义理，多与《汤液》经法不合。其开宗即以"上药一百二十种，多服久服不伤人"为说。按三品众药，具有"多服""久服"之明文者，都一百五十余，除上品外，中品亦达二十以上，即下品之铅丹、莨菪子、翘根、蜀椒皆与焉。是知可"多服""久服"者，固不仅夫上品也，乃道家影射妄倡神仙服饵之说，不知"顿服而量重者"谓之"多"，"不愈而连服者"谓之"久"，非谓终身服食之也。《本说》又言："上药为君，主养命；中药为臣，主养性；下药为佐使，主治病。""宜用一君二臣三使五佐，又可一君三臣九佐使也。"若然，则《汤液经》之桂枝汤仅用五药，似已违越此君臣佐使之法度矣，况桂枝、甘草、大枣俱上品，芍药、生姜俱中品，方制为三君二臣，更无下品佐使治病之药，似又违越此三品分主之法度矣。再如麻黄汤仅用四药，桂枝、甘草属上品，杏仁属下品，人皆知麻黄发表出汗，为本方治病之主药，乃中品而非下品也，然则所谓下药为佐使主治病者，岂其然乎？揆厥经义，不过三品分卷，而以缓药居上，重药居中，峻药居下。凡药皆毒，毒则疾病可愈，愈则性命可养，非必上品养命、中品养性、下品治病也。《本说》又言："疗寒以热药，疗热以寒药，饮食不消以吐下药。"按陆英，味苦、寒，主膝寒痛；王孙，味苦、平，亦主膝冷痛，非疗寒以寒药欤？麻黄,味苦、温,主温疟;羊踯躅,味辛、温,亦主温疟,非疗热以热药欤? 至于术主消食,水苏主杀谷,孔公蘗主伤食不化,滑石主荡胃中积聚,柴胡主肠胃中结气、饮食积聚,此数者,非吐下药也,与消石、大黄、巴豆、甘遂、葶苈、狼毒等不同,然并能主饮食不化,何也? 盖药各有味,即味以求性;性各有能,即能以求效。故药之治病,不必以理求,但求兹神农尝试之效能耳! 例如,桂枝利关节、芍药利小便、麻黄发表出汗、大黄通利水谷,即此效能以为治病之基本原则,可也。不必于此基本原则之外再求其理,否则,非附会即穿凿矣。至于"阴阳配合,子母兄弟""相须相使,相畏相恶",亦皆徒托空言,难于征实。于以足知,《本说》一卷亦三国、两晋岐黄家言,其不可据为《神农本草》之定例也明矣! 而孙、顾两氏,不知此义,且未见古本,沿袭前人之积误,误以《本说》为辑《神农本草》之大纲,两氏为长于考古之儒,而非医家,是又不必以医义相责也。夫神农为内圣外王之古儒,《本草》为格物致知之药经,与《灵枢》《素问》出于道家玄学者,固道不同不相为谋也。今欲昌明经方,发皇汤液,舍我《神农本草》三品,孰能与于斯? 爰遵古本,付诸剞劂,不改一字,不移一条,悉仍壬秋先生原刊之旧,并取孙、顾辑本,钩考遗文,别附于三品之末,以备文质,学者其能循此以仰朔仲景《伤寒》、伊尹《汤液》之渊源乎! 孔子曰:后生可畏,焉知来者之不如今也。复性至愚,愿与来学共之。

民国三十一年元旦,成都刘复民叔,撰于景伊草堂。

◎ 读《神农古本草经》后记

按本草例，《神农旧经》以朱书，《名医别录》以墨书。魏晋名医，因神农旧条而有增补者，以墨字嵌于朱字之间。王壬秋先生所谓《陶序》已云："朱墨杂书，则其传久矣"，固知朱书、墨书，不自陶氏始也。复意仲景以前为朱书，仲景以后为墨书。朱书为经，经无不正，以古圣人不苟著录也；墨书则不可靠者甚多。乃唐初孙真人去梁不远，于其所集《千金翼方》二至四卷录存《本草》即已不分朱、墨，盖方技者流不知宗经，不重考据，以至于此。兹举经中之具有"堕胎"明文者以为例，按牛膝主逐血气、堕胎也，瞿麦主破胎、堕子也，石蚕主破石淋、堕胎也，地胆主破癥瘕、堕胎也，䶉鼠主堕胎、令人产易也，又《逸文》水银主杀皮肤中虱、堕胎、除热也。是六品者，为堕胎正药。计此之外，皆为误堕，如温病服温药，寒病服寒药，形气偏胜，胎难长养，若药能对证，即无此弊矣。乃墨书于桂、附子、半夏、桃仁，并以"堕胎"著录，后世本之，悬为禁忌。不知《金匮要略·妇人妊娠篇》固已列为常用之药矣！其桂枝汤，用桂枝主"补中"，所以"益六十日之妊娠"也；附子汤，用附子主"温中"，所以治"少腹如扇之胎胀"也；干姜人参半夏丸，用半夏主"下气"，所以治"胎前恶阻之呕吐"也；桂枝茯苓丸，用桃仁主"瘀血"，所以治"胎漏不止之癥痼害"也。据此足征，伊尹撰用《神农本草》，仲景论广伊尹《汤液》，以及王叔和撰次仲景之《伤寒杂病论》《金匮要略方论》，皆以子义重修、楼护诵传、张伯祖集注之神农朱书为本，但朱书亦不尽为神农手订，三代秦汉，皆有附益。经传同归，并作朱字，然绎其文辞，固判然若黑白之不同。迨墨书出，朱书多被移夺，且墨书亦有僭称经文者。后世校刊古本，不识此义，徒据朱、墨杂书，以定其进退。如唐慎微引陶本，升麻主文作墨书，目录亦作墨书，而校者遂退之；《太平御览》九百九十引作朱书，而校者因进之。进退由己，古本为之乱焉！又芎䓖，味辛温，其叶蘪芜，亦味辛温，原为两条，今并为一。证以附子，味辛温，其母乌头，亦味辛温，品名独立，各自为条，则可悟芎藭、蘼芜，同类并一之非也。铁落，味辛平，而铁精则仅言平，与铁之不著性味者，原为一条，今分为三。证以龙骨，味甘平，与其齿之不著味性者，品名相附，并为一条，则可悟铁、铁落、铁精，异用分三之非也。揆诸校者，臆度分并，无非欲强合三百六十五数而已。至于去古浸远，文字脱误，所在皆是。复生亦晚，不能赞一辞，爰取《千金翼方》《太平御览》，及唐慎微《经史证类大观本草》，并孙、顾两氏辑本，以钩考之，核其朱墨，证其同异，以为来学治经者之一助。然《开宝序》云：朱字、墨字，无本得同，旧注、新注，其文互阙。是则本卷所考之《三品逸文》，固不敢自许为翔实也。凡所征引，于孙星衍本曰《孙本》，于顾观光本曰《顾本》，于唐慎微本曰《唐本》，依此为例。余如李时珍、卢不远、张石顽、徐灵胎，以及日本森立之采辑诸本，皆不可靠，概不征引。若近人所编纂之大、小辞典，不但数典忘祖，抑且违反经方，难于撰用，所谓等而下之，不足观也已。

◎《汤液经》经方二十二主方表

太阳						阳明			少阳					少阴							
太阳	太阳阳明	太阳少阴	太阳少阳	太阳阳明	三阳	阳明	太阳阳明		太阳少阳					少阴		太阴		厥阴			
桂枝	麻黄	葛根	小青	柴胡	栀豉	白虎	承气	抵当	茵陈	十枣	白散	瓜蒂	黄芩	连胶	猪苓	四逆	玄武	吴萸	桃花	龙牡救逆	防己地黄
汗							下			吐			利			温					
中风				风温		温病								伤寒							
表						里															

91

◎《汤液经·跋》

杨君绍伊,与余同学于经学大师井研廖先生。杨君原学孔子,兼受古医经。杨君妻死子殀,遂不复家。民国十九年,尽散家财,翌年飘然出游。初之渝,又翌年东之沪,又翌年之宁,二十五年重之沪,遂不复他之。居陋巷,安贫乐道,不求闻达,遁于医而隐焉。近考次《汤液经》,成书八卷,校勘考订,几复古经之旧,精湛妥帖,殆非叔和所及。于是世之治国医者,于方脉有定识,于据注有定本,叔和撰次亦可以废矣。余早岁亦尝治此,衷然成峡,然用力不如杨君勤,既读杨君之书,乃弃己辑,乐就杨君之书稍稍补修之,刊印传诸世。又以余旧制两表附其后,更相发明焉。杨君之学于廖师也,盖私淑颜渊,故初名思复,字回庵,号履周。而颜子固周人,名回,后世尊为复圣者也。日寇陷沪,杨君名籍为昭和年号所污,遂易其名为今名。杨君又著有《论语绎语》二十卷、《语助词覈》二卷《经子杂文》若干篇,其文欺迫清儒,可以承廖师学。呜呼!杨君之得以传其人,岂医籍也哉!杨君诚今之颜回也。戊子冬至,华阳刘复谨跋。

附:刘民叔先生汤液六经方治分合表、表里三病六法表

六经方治分合表

太阳							阳明			少阳				少阴					
桂枝	麻黄	葛根	青龙	栀豉	柴胡	瓜蒂	承气	抵当	陷胸	十枣	黄芩	猪苓	白虎	连胶	猪肤	真武	白通	桃花	吴萸
太阳	太阳阳明				太阳少阳		阳明	太阳阳明		太阳少阳			三阳	少阴		少阴太阴			少阴厥阴

表里三病六法表

表						里													
汗						吐	下				利			养阴		温里			
桂枝	麻黄	葛根	青龙	柴胡	栀豉	瓜蒂	承气	抵当	陷胸	十枣	黄芩	猪苓	白虎	连胶	猪肤	真武	白通	桃花	吴萸
中风						温病										伤寒			

童子塾，即以「人之初，性本善」与「医之始，本歧
黄」两书同时并读。越五年，读书成都府中学堂，嗣
又入四川存古学堂。课余之暇，从外祖康朝庆公学医
不辍。先后从川蜀名医36人，1915年9月应四川全省第
一届中医考试，名列甲等第一，不以是自满，更要深
造，请业于蜀中大儒井研廖季平，得所传。至是，专
以古医学鸣世。廖师，名平，为晚清一代经学大师兼
研医，学问精深渊博，康有为、梁启超辈
皆受其训诂。余杭章太炎亦盛称廖氏之学「确有独到
之处」。并以师礼师之。刘师以廖师治经之法以治
医，学业大进。刘师一生医学思想先后凡三变，盖遵
章黄理日臻完善也。刘师医学先生明清诸家，再宗岐
黄，故其中年著述课论多在《内经》。刘师曰「迨五
十而后，始跳出《内经》圈子，宗湖汉魏以上古医，」
以为「阴阳五行学说实为中医之玄理空论，本非诊治的
术。而神农、伊尹、仲景者为汤液派之大成也。
汤腋救法，辨证首属立法，立法首辨候证，不问病之名，
不问病之因，辨脉审之脉证，凭证候以用药」，诚千古不
刊之言。汤液家法不讲脏腑经络，不讲阴阳五行，北密超
脏腑学说实为中医朴素味畅辩证最有理论发挥。
1926年，刘师束装东下，先至渝，继之宜口，续之宁，复
至沪，侨居美浦江涨。悬壶沪上凡三十四年。1954年，刘
师出席华东暨上海市中医代表会议，又先后应全国血吸虫
病九人小组及上海市广慈医院（今瑞金医院）徐汇医院之
聘。顾问中医。
刘师长子慎言，长文文灿秉承家学，皆业医。弟子有张亦
相，周元庆、陈正平、黎晓生、楼茂如、朱领才、周济
士、孟泰松、邱介天、叶茂炳、查国铨、胡慧园、
刘德传、王讯平、李熙、盛阳春、卜瀚京等百五十人，近人多看
华、张镜人、韩哲仙等皆受其训益。
刘师遗作已公诸于世者有《神农古本草经三品逸文
考》《考次伊尹汤液经》《时疫解惑论》《伤寒论霜证训

附：鲁楼残简

华阳刘民叔夫子撰

受业上海卞嵩京辑

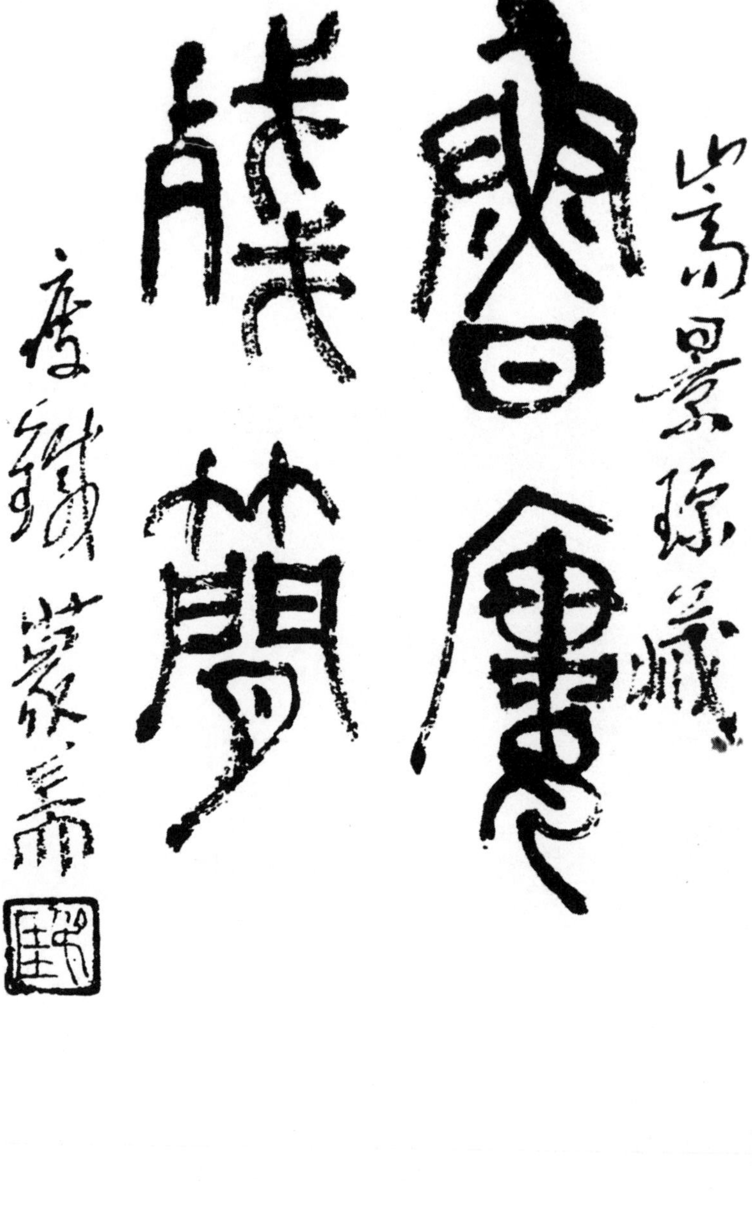

刘民叔先生学术思想撷菁 [①]

海上名医众多,学派繁复,川蜀刘民叔先生一生以发扬古医汤液为己任。刘师秉承家学,博采众长,师从于四川大儒廖季平先生,潜心钻研医学,形成了自己独特的学术思想。吾师卞嵩京乃刘民叔先生关门弟子,卞师少年学医,追随刘师越七载,得其传。笔者有幸忝列刘门再传弟子,现将刘民叔先生学术思想介绍如下。

刘师名复,字民叔,四川成都华阳县人,生于公元 1897 年,即逊清光绪廿三年丁酉十月十五日,殁于公元 1960 年五月七日,享年 64 岁。刘师曾祖怀公业医,祖承先公亦业医,自幼秉承家学,八岁就童子塾,即以"人之初性本善"与"医之始本岐黄"两书同时并读,越五年读书成都府中学堂,课余之暇从外祖康朝庆公学医,嗣又入四川存古学堂,课余研医不辍,先后从川蜀名医 36 人。1915 年九月应四川全省第一届中医考试,名列甲等第一,不以是自满,更事深造,请业于蜀中大儒井研廖季平,得所传,至是专以古医学鸣世。廖氏为近代经学大师,学问精深渊博,世罕其俦,康有为、梁启超辈皆受其训益,余杭章太炎亦盛称廖氏之学"确有独到之处",而医学乃其余绪耳。1926 年,刘师束装东下,先至渝,继之夏口,续之宁,复至沪,侨居黄浦江滨,悬壶沪上凡三十四年。1954 年,刘师出席华东暨上海市中医代表会议,又先后应全国血吸虫病九人小组及上海广慈医院(今瑞金医院)、徐汇医院之聘,顾问中医。

刘师长子慎言、长女文灿秉承家学,皆业医。弟子有张亦相、周元庆、陈正平、黎晓生、杨茂如、朱佐才、周济士、孟友松、李鼎、邱介天、叶茂烟、查国科、胡慈园、刘德傅、王凯平、詹阳春、卞嵩京等百五十人,近

---

① 此文发表于《中华中医药学刊》2011 年 4 月刊。第一作者杨强(1980-),男,河南开封人,博士,现工作于河南省人民医院中医科。第二作者上海中医药大学黄进秋医师。卞嵩京先生为本文指导。

人姜春华、张镜人、韩哲仙等皆受其教益。

刘师著作已公诸于世者有《古医汤液丛书》《蜀医丛书》《鲁楼医学丛书》《神农古本草经三品逸文考》《考次伊尹汤液经》《时疫解惑论》《伤寒论霍乱训解》《素问痿论释难》《鲁楼医案》《华阳医说》及《肿胀编》等。

学 术 思 想

刘师之治学也，凡唐宋以还之书无不读，而独取神农、伊尹、仲景之书，一以古医汤液为正宗。初任教于上海中医专门学校，抗战期间创立中国古医学会，讲学于鲁楼讲台，四方景从而师事者日益众。二十世纪二十年代中期，与中医界前辈谢利恒和老友朱少坡、祝味菊等协办景和医科大学并任教焉，为中医教育事业作出很大贡献。

刘师善用经方，早年常以麻、桂、柴胡、白虎、承气原方治疗时病，晚年善治疑难杂症。刘师辨证以虚实为纲，补虚重在温阳，治实重在攻邪。其处方既简而赅，亦奇亦正，疑难大病往往投以不经见之药，如附子、乌头、砒霜、木鳖、硫黄、巴豆、甘遂、大戟、水蛭、大黄之属，且剂量逾恒，屡起沉疴。刘师治病救人，尽心尽力，凡临一症，负责终始，是以声誉卓然，求诊者日必百数十人。

刘师立论中国古医为六大学派，凡治神农学者曰汤液派，治黄帝学者曰针灸派，治彭祖学者曰导引派，治素女学者曰房中派，治苗父学者曰祝由派，治俞跗学者曰割治派。我中医处方用药者属汤液派，而神农、伊尹、仲景者，为汤液派之大成也。汤液家法辨证首重立法，立法而后候证，故先立风、寒、温三纲，后定汗、吐、下、利、温中、养阴六法，再以表里分配而出六经。简约之亦即"一表二里"，一表在太阳主汗法，二里，实则阳明主下法，虚则少阴主温法。此即汤液辨证之要旨，亦为药治学家之正宗，而脏腑、经络为针灸家之别说，道不同不相为谋也。

论《伤寒论》中风、伤寒二者条文宜互易。以中风为表实证，故当不汗出而恶风，伤寒为表虚证，故当汗出而恶寒，即以麻黄汤为治中风之首方,桂枝汤为治伤寒之首方,补正千年以来历代伤寒注家之阙失。

说中国为世界之古国,中医为世界之古医,神农尝药,黄帝制针,伊尹组方,源远流长,代有发明。若古希腊、古罗马之哲理医学,则远不如中医有系统、有组织也,此等实事求是、格物致知之成绩,在世界医学史上诚有不可磨灭者,且乎巍然独立于东方,为世界医学之瑰宝。

自乾嘉以来,江南医风多崇尚叶、薛、吴、王,用药轻清以灵巧为主,而刘师处方用药,一遵古医经,善用经方之麻、桂、姜、辛,于附子一味尤有独到心得,时人奉之为川派,与当时同在上海开业之四川祝味菊先生并称之为"火神"。刘师,川籍人也,其于附子家属及其临床应用,独具慧眼,以中医处方用药当以天生原药为合宜,取本草以疏方剂,取方剂以证本草,运用原药以求原效,不得与提炼有效成分并为一谈。附子之为药,在中医列入温中门,以为回阳救绝者也,其家属有五,附子、乌头、天雄、侧子、漏篮子,同一辛味而各异其趣。按,附子成熟于秋,而必采之于冬,待其形全气足乃合于用,且以八角者为良。至春由少而壮,名曰乌头,乌头为母,而更环生附子。附子、乌头以冬春采时为别。而乌头、天雄则又以有无附子为识,乌头体圆,有子附生,性雌故也;天雄形长,独生无子,性雄故也。是附子、天雄、乌头三品,为同种而异用者也。若位偏而体小者,名为侧子。至于再偏更小者,名为鬲子,亦名漏篮子。此三者皆环生于乌头,古方有用侧子以治风湿偏痹之证,而漏篮子则用者甚少,以其赋性不厚故也。附子家属,性皆麻痹,用之者亦正利用其麻痹之性,其甚者作醉酒无所知觉,但不致人于死,苟心力有余必然来苏。然必野生者乃有此性,若田种者则又远逊矣。惟此麻痹,可以除寒湿,可以逐水气,可以救元阳之亡,可以续神机之绝。除此而外,附子独具破癥坚积聚血瘕之功效,此为近世本草忽略少察之处,正因附子列《神农本草经》下品,属辛温强有力之品,力能消瘀散血、破癥坚血瘕,刘师选用以之治疗恶性肿瘤之属寒证者,每获良效。

刘师于恶性肿瘤治疗,别具匠心,以肿瘤病亦当辨其表里、虚实、寒热、上下、气血,按汗、吐、下、利、温中、养阴六法,参差互用。特肿瘤专病,又当加强其辨证论治之细则。其分肿瘤为四例,一曰结气,治之以散;二曰血瘕,治之以破;三曰绝伤,治之以续;四曰死肌,治之以逐。临床选用生附子、生半夏、生南星、海藻、白蔹、桃仁、丹参、鼠妇、水蛭、壁虎、地黄、干漆、白胶、白及、络石藤、铁落诸药,灵活运用,诚有减轻病痛,延长生命,进而收治愈之功,为近代中医治疗恶性肿瘤另辟蹊径。

刘师晚年尤擅治卒中大厥、腹水臌胀等疑难诸症。论说腹水肿胀治在少阳,少阳主利法者也,以古时"和""利"两字字形相近,遂误"利"为"和",后世诸家因之,而不知少阳之"和"解当为"利"解也。著有《肿胀编》,立九法十三方。论原巴豆治疗日本血吸虫病晚期腹水,主张原巴豆宜不劈破先煎,待巴豆油自然溶解于水,以之逐水而无呕吐之弊,并附验案于后,全编引经据典,心裁独出。

验 案 举 例

今举刘师二十世纪五十年代医案数例,则或由此可略窥刘师医术之全貌。

1. 梁某某,男。自幼哮喘,发则痰嗽喘逆倚息,岌岌乎不可终日,胸突背驼,虽年届弱冠,犹状如孩童,其父虑其久而夭折不寿,乃求治于刘师。刘师为之平旦诊脉者三,斟酌再四,处上下两信丸与服,方用红砒、白砒为主,顿时震动沪上医药各界,蔡同德、达仁堂两药店拼凑,始为之配全,朝夕服之,一年病情控制,二年三年逐渐发育长大,俨然伟岸一丈夫也,后娶妻生子一如常人。

上下两信丸:治哮喘痼疾,喉中有呀呷音,虽胸凸背驼亦良效。此方无毒,可以久服,病愈不发为止。

上方:白砒 15g(煅至无烟为止,不可久煅),西藏青果 180g,甘草120g。上三味共研极细末,用薄米糊为丸,如芥子大,瓷瓶密藏,勿令泄气。每日上午九时服 10 丸,凉开水送下。未满六岁者服 6 丸,未满两岁者服 2 丸。

下方:红砒 15g(煅至无烟为止,不可久煅),杭白芍 180g,甘草

120g。上三味共研极细末,用薄米糊为丸,如芥子大,瓷瓶密藏,勿令泄气。每日下午三时服 10 丸,凉开水送下。未满六岁者服 6 丸,未满两岁者服 2 丸。

上下方:夜晚九时取上下方各 5 丸,凉开水送下。幼孩服如前法。

以上 3 次服药后,宜高枕仰卧,勿多言语。

刘师曰:砒石大辛大热大毒,专能燥痰,治寒痰坚结不解之哮喘夙疾,以及疟痢诸症,用之得当,确有劫病却痰之效。内服只可极少量合入丹丸,取其久而收功之效也。

刘师更常用砒石治疗中风痰闭证屡验,以哮喘既可用砒以逐痰,而中风痰闭亦可用砒以逐痰,痰去则窍开,神明得复,方出《太平惠民和剂局方》。

2. 沈某某,男,45 岁。久患喘咳,寒痰留滞上焦,气道壅窒,咳逆喘促,倚息不得卧,诊得阳脉浮紧,阴脉弦涩,法当先攻其表,开发上焦。方用:西麻黄 30g,石硫黄 6g,北细辛 15g,桂枝尖 30g,光杏仁 15g,姜半夏 12g,五味子 30g,生甘草 9g。服药 1 剂喘咳减轻,原方去硫黄、杏仁、姜半夏,加生半夏 15g,白附块 15g,干姜 15g。服后咯出浊痰甚多,胸膈廓然得开,病势已减其半,遂专以小青龙汤加射干、杏仁、茯苓等味以助其温宣淡渗,喘逆痰嗽逐渐平复,续与甘药调治,以资益养。

刘师曰:此寒痰胶结之证也,元阳既亏,复感外邪,势难骤解,先用麻桂等开发上焦,复以硫黄温摄下元,是则以缓喘吸而免暴脱之虞,故必坚持标本兼治,亦即整体与局部并顾之法也。

又仲景以姜、辛、味同用以温肺散寒、化痰止咳,如小青龙汤、桂苓五味甘草去桂加姜辛夏汤等。然因《内经》有“五脏五味归属”之说,故创出“一开一收”之说,后世本草因之,咸称五味子“味酸,敛肺止咳”。殊不知五味子煎汤,其汤滑黏,用以滑痰,以达平喘止咳之效,而为仲景所常用,何来酸收?而五行、五味归属五脏原本岐黄家言,近代章太炎尝曰:“五行脏腑配合之说,不可拘滞比类”,章氏又曰:“金元诸家喜以五行笼罩,正与仲景相反”,是五行五脏分配之说盛行于金元以后,而非经方理论,不为汤液家所重也。

3. 丁某某,男。患梅毒性心脏病、肝硬化腹水多年,既苦病痛之缠身,复愁生活之困苦,刘师闻之,每值转方,免费诊病,每方用原巴豆二三两为主,治疗再三,竟得带病延年,今录先生处方一则。

一医附一医院,门诊号 57-10254,诊断为病毒性心脏病、肝硬化腹水。臌胀已成,腹壁青脉怒张,心悸,动辄喘促,面色黧黑,形肉消乏,诊得脉沉弦涩,视其苔黄垢腻。法宜疏理利导。方用:原巴豆 90g,玉米须 30g,老柚皮 30g,半边莲 15g,生锦纹 15g,马蔺子 15g,泽泻 15g,刺蒺藜 15g,枳实 15g,龙胆草 3g,茜草 3g,甘草 3g。服 2 剂,药后症减。

刘师曰:巴豆、大黄,同为峻烈泻下药也,而巴豆辛温,大黄苦寒,巴豆宜于寒凝积聚,大黄用于实热燥结,虽秉性各异,然亦有其共性,以并具斩关夺门,戡乱却病之功,《千金》三物备急丸所以巴豆、大黄同用即此也。两药峻烈泻下,更有破癥瘕积聚之能,盖有形实积必赖此两味始得水瘀并除。汤剂用原巴豆当宜生用,去壳取仁,不可捣碎,先煎一小时,令裂开油出自然化和于水,则不致使人烦乱不安。若用巴豆霜则药效不彰。

又甘遂、大戟亦峻烈逐水药也,气体壮实者宜之,盖皆性猛有毒之品。后世炮制甘遂以面煨或醋制,以减毒性,然毒性既减,药效亦损,故刘师每用生甘遂肥白者研粉,以速药效,每用一二钱,和入汤药吞服。此亦《内经》之"洁净府,去陈莝"之说也。善用者必有奇效。

4. 汪某某,男,38 岁。住广慈医院,诊断为全身性脂膜炎。全身皮下结节,成批发生,大小不等,先则潮红热痛,数周后始退,皮肤塌陷黧黑,伴持续性高热40℃,消乏无力,食欲减退,肌肉关节酸痛,大渴烦躁,脉洪大有力,舌现黯红。刘师仿犀角地黄汤、清营汤、化斑汤法,方用生石膏1500g、犀角9g、生栀子30g、豆豉30g、黄连30g为主,另以元参、丹皮、紫草、连翘、竹叶、黄柏、木通、知母、茅根、洋参、绿豆、草河车等味,随证加减,再以鲜生地250g另泡绞汁冲入,治疗半月,高热控制,皮下结节红肿亦减少,烦渴、饮食都得改善,前后共进生石膏五十余斤。

刘师曰:《伤寒论》《金匮要略》用石膏者共 17 方,其用量颇大,如竹叶石膏汤、白虎汤、白虎加人参汤方用石膏一斤,厚朴麻黄汤、大青龙汤,方用石膏如鸡子大,而木防己汤方用石膏十二枚鸡子大。按,石膏鸡子大一枚,重约半斤,是十二枚鸡子大其重当六斤也。《本经》石膏"味辛,微寒",而后世本草以为"大寒",岂辛药能有大寒者耶? 如属大寒,能有如此重用者耶? 后世因石膏有白虎之称,率皆畏之如虎蝎,如此父子、师徒相传,以为金石之药,不敢轻用,要知《伤寒论》青龙、白虎、朱雀、玄武原东、西、南、北方位四神之名也,特仲景借用之以为方名,便于记忆识别,盖原无深意也。石膏清阳明风火而充津液,解横溢之热邪、三焦大热、皮肤热及一切散漫之热。故缪希雍《本草经疏·石膏》条曰:"起死回生,功同金液。若用之甚少,则难表其功。世医囿解,特表而出之。"清初温病学派余师愚、吴又可、江笔花、吴鞠通皆善用石膏,且剂量之大,动辄数斤,每愈重症。如此良药,而时医莫敢用之,诚可叹也!

5. 孙某某,男。早年投身革命,军旅生涯难免风霜露宿,饥饱劳役,而成阳虚沉寒痼冷夙疾,终年形体不暖,虽值暑天,亦必长袖衣裤,反复泄泻,不能稍食冷食或油腻,外形不减,而神情委顿。刘师为处大剂温中之品,方用:黄附块 250g,辣干姜 120g,瑶肉桂 30g,潞党参 120g,五味子 120g,甘草 120g。煎取浓汤,一次服一碗,一天服三次。前后共服附子达百余斤之多,逐渐康复如常。

刘师曰:古之善用乌附者,当首推张仲景。读仲景书,用乌附者共有 31 方,且用量之大,亦当以仲景为第一。如《金匮要略》大黄附子汤,方用附子 3 枚,其重约半斤;而乌头煎,方用乌头 5 枚,则其重当逾一斤。惟乌头以驱风为胜,附子以温阳为优。乌附同类,而其治各异。即如以轻清为主之叶天士,其《临证指南》书中亦有以附子为主之医案。附子辛温,功能回阳、补火祛寒、逐风驱湿,除用于急救回阳而外,凡阳气不足之虚寒内伤诸症,附子无不适宜。是附子其药,可以助阳除湿,可以温阳逐水,可以通阳止痛,可以挽阳住泻,可以补阳摄阴。以为强心固脱,以治风寒湿痹、萎躄拘挛;以治痰饮喘逆,阳虚水肿;以为温阳通络,行瘀止痛;以住中寒泄泻,完谷不化;以强肾阳衰微,功能减退等,全在用药配伍之恰当。故凡大病久病,病势顽固,而非重剂不达者,当视其心力有余,否则不能当此重任,《伤寒论》四逆汤服法有"强人可大附子一枚"句,能不发人深思也耶!汤剂使用大剂附子宜宽水慢火,先煎三小时,再入他药同煎,可免麻痹之弊。

6. 陈某某,男。体质素弱,复因事繁,乃习气功,欲使强健,然因指导无方,遂致走火,气聚结于脉络,流窜不已,肢体酸麻无力,食少便烂,肌肤甲错,形肉瘦削,四肢厥冷,烦渴引饮,乃上热下寒、上燥下湿之候。宜处温下润燥、利络引气之法。方用:黄附块 60g,白附块 60g,鲜土苓 120g,蕲蛇 9g,淡蝎 9g,僵蚕 9g,蚯蚓 6g,甘草 6g,大豆卷 30g,薏苡 60g,桑枝、槐枝、桃枝、李枝、杏枝、梅枝、柳枝各 3g。服 2 剂。如此常年调治,症状好转。

刘师曰:上燥而热,下湿而寒,此上下气血络脉不能交通之候也。如一味但温,则燥者更燥;一味润燥,则寒者更寒。病有寒热两难分解之势,今方以大剂黄附、白附温经散寒,合诸虫类药物并七枝利络行瘀以引气归经,再互入薏苡、豆卷、土苓诸味,虽曰甘寒,亦利湿柔筋之法,亦即《内经》所谓"天地气交,万物化生"之意,《易》有"地天泰"是也。

(计量单位原为"钱""两""斤",今统一为"克")

目录

谈谈中医怎样运用中药 ①

一、中医所运用的是天然生药

中药是生药,为中医所运用,这是大家都熟悉的。虽然自唐朝以来,多增加了一些炮制方法,如雷公炮制,但仍不失其为生药。而许多炮制方法,则往往是不合理的,并且是损失药物的功效的,其目的每是出于医生的需要(药性平和)和药店的需要(形色美观)。如单一味附子就要浸泡,切薄片成淡附片,这样以致减低生药的性能,损失其治疗效果。解放后,这一点已经得到注意改进——这是旧的炮制方法。

新的方面,则为多数人所建议的,也是现在大家所努力的事。化学分析,提取其有效成分。当然,这不是便当的事,也不是短时期所能实现的事。即使实现了,能否如中医现在所用的生药一样呢? 我想不是一样的。许多中药已经做过化学分析了,而且做的次数也不少,但是所得的结果是不尽相同的。即使化学成分清楚了,其治疗作用则还是另外一回事,还须做动物实验。如果对每味中药都要这样从头做起,来证实其疗效,完全不吸取、不承认中医的已有经验,这样则在我中医治疗工作上不能长期等待,而对研究工作者也可能落个失望,因为所得到的结果,并不如中医所说的那个样子。这种情况是很容易碰到的。虽然也能发现几样特殊的药物,如麻黄碱,能止咳平喘,但不能如生药的麻黄又能发表出汗;又如黄连素,能消炎止泻,但不能如生药的黄连又能清热泻火解毒。所以,麻黄碱也好,黄连素也好,它只是麻黄、黄连很多成分中的一个部分,而不能代表其全部成分。有人就因为麻黄素不发表出汗,因而否认麻黄能发表出汗;因为黄连素不清热解毒,因而否

---

① 一九五四年初秋,刘民叔应邀在上海市卫生工作者协会、上海中医学会联合举办的学术演讲会,主讲《谈谈中医怎样运用中药》,会场假河南路桥北上海商会大礼堂,盛况空前,听讲者逾千。学生卞嵩京记录整理。

107

认黄连能清热解毒。但他也就否认了数千年来的经验事实的存在,所以我们说用新药又是另一回事。提取有效成分并不包括完整的生药,所以在治疗功效上也就有所不同——这是新的提炼方面。

我们所运用的中药,第一不要不合理地炮制,第二也不是提炼新药,而是完整的天然产物——生药。在这样合理的范围内,改变其剂型,便利服用,自然也是可以的,这样其药物的功效才能和古书上所记载的一样。符合中药的种数是最多的,常用药就有四五百种。我们也并不承认孙思邈的"天下物类皆是灵药"的说法,陈藏器《本草拾遗》、李时珍《本草纲目》就记载着许多服饰、器具等奇异药物。但对于果然有用的,即应予以保存,不宜取消,不要嫌它多了。一种药物有一种药物的特性专长,医生就是利用它的特性专长来治病。如果因药性强烈而加以不合理地炮制,或减少其剂量,以至不用它,甚至取消它,那是不对的。我们必须充分利用现有的中药,扩大用药范围,不要相反地把它缩小了。中药是丰富的,古人为我们积累了许多经验,供我们灵活运用,并且可以大大地加以改进和发扬。

二、中医所掌握的是辨证用药

那么,我们中医是怎样来运用中药的呢? 中医所掌握的方法是辨证用药,也就是"临病辨证、凭候论治"八个字。这并不等于、也并不限于西医所说的"对症疗法",而是兼有特效疗法的,也可以说是非特殊的调整机能疗法,而也兼有特殊的去除病原疗法。首先,中医用药,不是机械刻板的,不能拿各种器械检验来作依据的,如体温三十七度五是什么汤? 三十八度是什么药? 三十九度又是什么汤? 又如高血压病,舒张压九十以上用什么药? 一百以上用什么药? 过去有人也曾这样做过,但与治疗的效果根本相反。例如,中医用白头翁汤治疗痢疾,既能去除它的症状,同时也能去除它的病原。在这两者之间,中医原没有明显的区分,不能说另有特效疗法,只能说兼有特效疗法,但又不能说没有特效疗法。在我中医说来,就只知道灵活运用"辨证用药"这四个字,

"有是证，用是药"。中医常说的证候，证候不是指单独的、孤立的症状，而是把它们综合联系起来的，现在有人称它作"症候群"。证，是证据的证，是疾病的证据，是用药的证据。"凭证用药，集药成方"。方，是方法的方，是方向的方，用药有一定的方向，而不是杂凑的。综合辨证用药，不是头痛医头、脚痛医脚的，局限的，单纯落在症状后面的治疗，而是全身的，整体的，也包含有防御未然的治疗，如中医常说的"扶正祛邪"。中医治病是整体的，是多方面的，可以说是符合巴甫洛夫学说精神，也即为过去资本主义医学机械唯物论者所否认、所反对的学术。

我们只能综合来谈谈这个问题，中医过去没有一定的教科书，基本的书籍就是《本草》和《伤寒杂病论》。总的来说，中医辨证是分寒与热两大类型，病分寒热，药分寒热。寒热是人体直觉的感受，整部《伤寒论》就是以"风""寒""温"三纲来测候病症。凡病初起从表传入为"中风"，由表入里症偏于寒者为"伤寒"，偏于热者为"温病"，邪气（疾病）盛者为"实"，正气（体力）衰者为"虚"。对实症之在表者（初期恶寒发热）可用汗法，在半表半里者可用吐法（在上）与利法，在里者可用下法，其主要作用就是发散和排泄、驱除病邪。对虚症之属寒者，可用温中法，属热者可用滋养法，其主要作用是调节机能，增加体力。中医的辨证用药，就是这样辨别它的寒热、表里、虚实，来施用汗、吐、下、利、温热、滋养药品。

这中间当然还可以根据病情需要与药性不同，把它分得更仔细些。如同属发汗，须分其发"中风"汗之麻黄证，发"伤寒"汗之生姜证，发"温病"汗之香豉证；同属泻下，须分其主"热实"之大黄证（味苦、寒），主"寒实"之巴豆证（味辛、温），主"水实"之甘遂证；同属利尿，须分其属"气分"之茯苓证，属"血分"之芍药证，属"积聚"之滑石证（这样分也许还不够明确）；同属涌吐，须分其治"心下停水"之瓜蒂证，治"胸中痰结"之常山证，治"膈上风涎"之藜芦证；同属温药，须分"脉沉微"之附子证，"脉不沉"之干姜证，"脉反浮"之吴茱萸证；同属滋养，须分"生津液"之麦门冬证，宜"滋津液"之干地黄证，宜"养血"之阿胶证。这就是说，必先要了解每种药物的性味功能，方可合对病症，辨证用药。

又如眩晕一症，有合于高血压者，中国古医名之为"气血厥逆"，后世时医则称为"肝阳化风"。其轻而缓的可用菊花来清它，其重而急的可用羚羊角来平它，其更重更急的可用大黄来下它。审察它的轻重缓急，服此三级药(不是三种)而都有效验。盖此三药主治各有它的依据——《神农本草经》："上品菊花，味苦、平，主久服，利血气；中品羚羊角，味咸、寒，主恶血；下品大黄，味苦、寒，主下瘀血。"所谓上、中、下三品者，以缓药居上，重药居中，峻药居下。缓药可以久服，重药或可久服，峻药仅可暂服。又如芝、耳、菌，同属一类，而《本经》列紫芝于上品，桑耳于中品，蘜菌于下品，但此上、中、下三品的分界线，当然也不是十分明显的。

又如肢体浮肿一症，有因于肾脏病或心脏病引起的水肿，或为营养不良引起的水肿，或胸水，或腹水等等。在《神农本草经》有知母、泽兰、海藻、甘遂、大戟、商陆、泽漆、菴藺子、赤小豆、瓜蒂、苦瓠、百合、郁李仁、黄芪等种种证治，固未可只以利尿泻水为了事。

又如饮食不化(广义地说)，其阻在肠胃之内的，为未消化的糟粕，当审察它的上下来施治疗，上宜涌吐，下宜攻下；若阻在肠胃之外的，为未化的津液，则当因其所致的疾病而施药治。《神农本草经》则有瓜蒂、大黄、巴豆、甘遂、葶苈、狼毒、枳实、滑石、柴胡、孔公孽、水苏、橘柚、菀花、硝石、芫荑等，种种证治，固未可只以健胃消食为了事。

又如男子阴痿，若狗茎所主治的"阴痿不起，令强，热大"，而改用主治"水气"的泽漆就不对了；若泽漆主治的"丈夫阴气不足"，而改用主治"伤中"的狗茎就不对了。再以女子阴痛来说，若白鲜所主治的"女子阴中肿痛"，而改用"味辛、温"的卷柏就不对；若卷柏所主治的"女子阴中肿痛"，而改用"味苦、寒"的白鲜就不对。又如暂服猛药同能治"温疟"者，并有麻黄发表和巴豆攻里的不同。可见同治一病，不能拘执一方，限于某药。选药治病，必须病情、药性相合，每一病症，各有其表里、虚实、寒热的证候，则用药各有其汗、吐、下、利、温中、养阴的不同治理。

中医所掌握的方法就是辨证用药，当然这并不妨碍配合实验诊断。但先不要以为旧药不能治疗新病，或新病没有适用的旧药。新病名虽然是过去中医书籍上记载所没有的，而其症状的描述，则过去和现在都是一样的，痛还是痛，胀还是胀，还是这样"有是证，用是药"。所以有许多诊断未明，或认为不治之症，中医治疗照样能获得良好的效果。

三、怎样认识中药

对中医中药的看法是各有不同的，有经验的医生认定中医药是很有价值；彻底讲新医的人，则认为凡是旧的就是落后的，也就是缺少价值的，就应该抛弃它，这是不对的。对于固有的文化遗产——祖国医药，我们应当继承和发扬其好的一面。毛泽东主席说的好："中国医药学是一个伟大的宝库，应当努力发掘加以提高"。有的人认为"中医科学化"太弯曲了，索性"西医化"是了，岂不直截了当？这种直截了当的方法，等于是全面否定了中医药的存在和价值。中医科学化的任务，不能单是靠几位研家、专家，还需要我们广大的临床医生，因为我们是中药的实际使用者，有着很多的治疗经验，是经验就应该为科学实验所证实，而不是被推翻，这一方面是应该着重提出的。

学术是受社会影响的，中医药经历几千年的历史，在汉朝是成功时期，宝贵的经验记载，有《神农本草经》和《伤寒杂病论》两部经典巨著。唐宋两朝，吸收了部分外来医药。金元时期，羼入了许多玄虚迷信，甚至儒释道三教理论，这是由于长时期的封建统治影响所造成的。明清时代，对时行病的治疗有了进一步的发展。因此讲，对于整个中医药理论，我们不要把它局限于古今南北，应当全面地参考，多看一些踏实的记载。如《神农本草经》说药性，原来就没有某药入某脏某腑、走某经某络，这是金元以后的说法。《伤寒论》说病，也没有玄虚的理论（书中已混有《平脉辨证》《胎胪药录》文字，吾川杨绍尹先生曾考次过一部《汤液经》）。后代的医籍更必须这样，多看一些治疗记载，少看一些驳杂空洞的理论注解。朱颜先生说过"中医学术中一部分合于科学的治疗技术,在实践上,为高度整体观念的具体表现,它的对象是病人的全体,而不是疾病本身,它的内容是机能疗法(就是随症疗法和特效疗法的综合体),但是这些治疗技术的效果,在某些限度上讲,只能通过实践去理解,很难单从企图解绎这些实践成效的那些理论去认识。"(《中医学术研究》)中医药是从实践而来,还需要我们继续实践,现在通过有计划的实践,将会把它的意义更加明确起来。

肿胀九例十三方

蜀华阳刘复民叔原著　受业镇海张亦相稼新编辑
受业上海卞嵩京农尹校订
再传门人开封杨强正浩整理

绪　言

　　镇海张生亦相编辑《肿胀方案》既竣,请作绪言,爰为之序曰:夫肿胀之为病,往昔极少。近二十年来,愈传愈烈,其流行处据防治部调查,东起江苏之海安,西至云南之剑川,南起广东之三水,北至安徽之合山,而尤以洞庭、鄱阳、太湖地区为最多,上海市郊病此者亦复不少,约计患者有一千万人,受威胁者有一亿多人,人皆危焉。医则苦其病之顽,治之难也。检查病原,为日本住血吸虫,然亦多有不因之者。预防为主,治疗为辅,允为措置得宜。然病晚期腹水者,垂危求治,临死挣扎,呼救之声,所在皆有。是宜首重预防于初期之初,而亦必重视治疗于晚期之晚也。爰温故学,结合新知,本我临证之经验,撰为治疗之法则,提纲挈领,约为九法十三方,以授张生。曾于一九五六年春正,校印千册,分赠同门。今张生又采集拙治已验诸案,源源本本,有系统可以研究,有事例可以实践。医者勿执于病之名,勿惑于病之因,但按其证以施药治,多有生者。盖谓宜于不同证候之一病,据实辨证,以各求其不同证候之异治。不宜固执一药,号称特效,用之以统治异证异候之一病。缘我中医之药治学家,固以"临病辨证、凭候论治"八字为基础也。张生请即问世,无如浅学浅说,必未尽美尽善,尚希海内外同道君子厘而正之。

公元一九五九年己亥,花朝华阳刘复民叔

时年六十有三,撰于海上鲁楼

肿胀九例十三方

　　腹水肿胀,治在少阳,少阳主利法者也。尝考汤液学,与针灸学不同道,所以立六经统百病亦不同法。岐黄六经总周身之俞穴以行针,农尹六经本草木之性能以处方汤液,与针灸固分道扬镳不相为谋也。夫太阳为表,主汗法;阳明为里,主下法;少阳为半表半里,主利法。利法者,利水道小便之法也。乃后世因"和、利"两字字形相似,遂误"利"为"和",注家因之,以为少阳不可发汗、不可吐、不可下,惟宜和解,而不知"和解"之当为"利解"也。知"和"为"利"字之讹,则"和解"二字不宜为训矣!原夫任圣伊尹①撰用神农所创作之《本草经》以为《汤液》也,立六经:曰太阳、曰阳明、曰少阳、曰太阴、曰少阴、曰厥阴;立六法:曰汗、曰吐、曰下、曰利、曰温中、曰养阴;立三纲:曰风、曰寒、曰温;立八目:曰表、曰里、曰虚、曰实、曰寒、曰热、曰气、曰血。其用六经以统百病也,即三纲以论百病之性;其用六法以治百病也,即八目以论六法之宜。辨病证之经过,凭现实以用药,此为药治之正宗,亦即崇高之境界。医之为学在兹也,非玄也!复生也晚,谨观摩于《神农本草》《伊尹汤液》,成立《肿胀九例十三方》,虽未能尽愈肿胀诸疾,若能依六经六法以主例,按三纲八目以立方,则操纵在我,余例余方,皆可推论,以自求之矣。惟撰述条文应以"少阳病"三字题首,因未备举六经,故仅撰用"腹水病"三字,以冠于条文之首端,盖亦通俗云尔。

第一例　腹水病,腹形虽大,尚未胀满,或面目微肿,脉浮者,属葱白九茎汤证。

葱白九茎汤方一

葱白九茎　生姜皮三钱　水萍三钱　厚朴二钱　蓼实三钱　甜杏仁三钱,去皮尖,两仁者

上六味,清水煎服,滓再煎。

第二例　腹水病,腹大如鼓,按之濡,一身面目浮肿,脉续浮者,属

---

① 《孟子》:"伯夷,圣之清者也;伊尹,圣之任者也;柳下惠,圣之和者也;孔子,圣之时者也。"

五皮郁李仁汤;若关节酸重,属五枝郁李仁汤。

五皮郁李仁汤方二

茯苓皮_{三钱} 生姜皮_{三钱} 冬瓜皮_{三钱} 西瓜翠_{三钱} 金葫芦_{二钱,去子} 郁李仁_{四钱,去壳,碎}

上六味,清水煎服,滓再煎。

五枝郁李仁汤方三

桑枝_{三钱} 柳枝_{三钱} 槐枝_{二钱} 桃枝_{二钱} 桂枝_{二钱} 郁李仁_{四钱,去壳,碎}

上六味,清水煎服,滓再煎。

第三例　腹水病,腹大如鼓,周身洪肿,按之没指,涕唾痰涎,喘而胸满,大小便不利,属黑白牵牛汤证。上急者倍白,下急者倍黑。

黑白牵牛汤方四

黑牵牛_{二钱} 白牵牛_{二钱} 七星乌鲤鱼_{一尾} 泽漆_{三钱} 赤小豆_{五钱} 甜杏仁_{三钱,去皮尖,两仁者} 郁李仁_{四钱,去壳,碎}

上七味,清水煎服,滓再煎,茹素家不用七星乌鲤鱼亦可。

第四例　腹水病,腹大如鼓,按之坚,视其腹静脉曲张,面黧唇黑,舌有紫色者,属莨菪汤证;若便行胀减,减不足言,属莨菪加续随汤证。

莨菪汤方五

莨菪子_{三钱} 海藻_{二钱} 泽兰_{三钱} 马鞭草_{二钱} 蟹爪_{二钱} 醋制大黄_{二钱}

上六味,清水煎服,滓再煎。

莨菪加续随汤方六

续随子_{三钱}

上一味,加入前方,内清水煎服。

第五例　腹水病,腹大如鼓,按之坚,其脉沉绝,属大戟汤证;若脉不沉而浮,慎不可与之,常须识此,勿令误也。

大戟汤方七

大戟_{三钱} 甘遂_{三钱} 商陆_{三钱} 枳实_{三钱} 番泻叶_{三钱}

上五味,清水煎,分温二服,滓再煎。

第六例 腹水病,腹大如鼓,癥瘕坚积,脉双沉而弦,属原巴豆汤证;若舌上苔黄燥而渴者,属原巴豆加大黄汤证。

原巴豆汤方八

原巴豆五钱,去壳,用仁,勿碎 大戟三钱 甘遂三钱 商陆三钱 狼毒三钱 番泻叶五钱

上六味,将原巴豆仁用清水先煎一小时,加入余药再煎,分温二服,滓再煎。

原巴豆加大黄汤方九

生大黄二钱

上一味,加入前方内,用清水将原巴豆、生大黄二味先煎一小时,加入余药再煎,分温二服,滓再煎。

第七例 腹水病,大腹肿胀,身面四肢浮肿,咳逆喘促,倚息不得卧,危急者,属一物葶苈汤证;虚羸者,加大枣十枚。

一物葶苈汤方十

葶苈一两

上一味,多用清水缓煎,去滓再煎,分温二服。病急者,一日服二剂、三剂乃安。

第八例 腹水病,肿胀日久,按之陷而不起,推之如泥,脉虚大者,属一物黄芪汤证;若口中和,小便清长,加肉桂一钱。

一物黄芪汤方十一

生黄芪二两

上一味,清水浓煎,频频饮之,滓再煎。

第九例 腹水病,肿胀日久,肌肉腐败,但欲眠睡,脉沉微者,属附子干姜汤证;脉沉细者,附子人参汤证。

附子干姜汤方十二

附子一枚,炮,去皮,破八片 干姜三钱 茯苓三钱 生白术三钱 生白芍药三钱

上五味,用清水将附子先煎一小时,加入余药再煎,分温二服,滓再煎。

附子人参汤方十三

附子<small>一枚,炮,去皮,破八片</small>　人参<small>三钱</small>　茯苓<small>三钱</small>　生白术<small>三钱</small>　生白芍药<small>三钱</small>

上五味,用清水将附子先煎一小时,加入余药再煎,分温二服,滓再煎。

今就元圣《神农药经》关于主治腹水肿胀,择其具有明文者二十四种录于后,以供医家临证选用,而广复所立《肿胀九例十三方》之不及,所谓无尽之藏在乎学者之自行发掘也。

巴豆　味辛、温,主伤寒温疟寒热,破癥瘕结聚坚积,留饮痰癖,大腹水胀,荡练五藏六府,开通闭塞,利水谷道,去恶肉,除鬼毒蛊疰邪物,杀虫鱼。<small>下品·木部</small>

甘遂　味苦、寒,主大腹疝瘕腹痛,面目浮肿,留饮宿食,破坚癥积聚,利水谷道。<small>下品·草部上〇一本“腹痛”,作“腹满”。</small>

大戟　味苦、寒。主蛊毒十二水,腹满急痛,积聚,中风皮肤疼痛,吐逆。<small>下品·草部上</small>

商陆　味辛、平。主水胀,疝瘕,痹,熨除痈肿,杀鬼精物。<small>下品·草部上</small>

狼毒　味辛、平。主咳逆上气,破积聚,饮食寒热,水气,恶创,鼠瘘,疽蚀,鬼精蛊毒,杀飞鸟走兽。<small>下品·草部下</small>

钩吻　味辛、温。主金创,乳痓,中恶风,咳逆上气,水肿,杀鬼疰蛊毒。<small>下品·草部上</small>

莞花　味苦、寒。主伤寒温疟,下十二水,破积聚,大坚癥瘕,荡涤肠胃中留癖饮食,寒热邪气,利水道。<small>下品·草部上</small>

泽漆　味苦、微寒。主皮肤热,大腹水气,四肢面目浮肿,丈夫阴气不足。<small>下品·草部上</small>

郁李仁　味酸、平。主大腹水肿，面目四肢浮肿，利小便水道。下品·木部

知母　味苦、寒。主消渴，热中，除邪气，支体浮肿，下水，补不足，益气。中品·草部上

海藻　味苦、寒。主瘿瘤气，颈下核，破散结气，痈肿，癥瘕坚气，腹中上下鸣，下十二水肿。中品·草部下

蠡鱼　味甘、寒。主湿痹，面目浮肿，下大水。上品·虫鱼部

菴䕡子　味苦、微寒。主五藏瘀血，腹中水气，胪胀留热，风寒湿痹，身体诸痛，久服轻身延年不老。上品·草部上〇《一切经音义·二十二》引《释名》"腹前曰胪"。

泽兰　味苦、微温。主乳妇内衄，中风余疾，大腹水肿，身面四肢浮肿，骨节中水，金创，痈肿疮脓。中品·草部下〇《经籍籑诂·卷九十》：入声，一"衄，俗作䶊"衄，谓鼻中血出，《素问·金匮真言论》春不鼽衄"。

瓜蒂　味苦、寒。主大水，身面四支浮肿，下水，杀蛊毒，咳逆上气，及诸食果病在胸腹中，皆吐下之。上品·菜部

蓼实　味辛、温。主明目温中，耐风寒，下水气，面目浮肿，痈疡。中品·菜部

赤小豆　味甘、平。主下水，排痈肿脓血。中品·米谷部

百合　味甘、平。主邪气，腹胀心痛，利大小便，补中益气。中品·草部上

苦瓠　味苦、寒。主大水，面目四支浮肿，下水，令人吐。下品·菜部

蜣蜋　味咸、寒。主小儿惊痫瘈疭，腹胀寒热，大人癫疾，狂易，火熬之良。下品·虫鱼部

秦艽　味苦、平。主寒热邪气，寒湿风痹，支节痛，下水，利小便。中品·草部上

水萍　味辛、寒。主暴热身痒，下水肿，胜酒，长须发，主消渴。中品·草部下

羊桃　味苦、寒。主熛热，身暴赤色，风水积聚，恶疡，除小儿热。

柳华　味苦、寒。主风水,黄疸,面热黑。_{下品·木部}

　　上胪举《药经》二十四条,计此之外,尚有主消水之泽泻,主除水之旋覆花、茺蔚子,主逐水之苦参、黄芩、茑尾,主腹满之白薇、卫矛、桔梗、白马眼、大黄、蜂子,主风头眩肿痛之菊花、杜若、莽草、麋脂,主面肿之葱白、蟹,主脚肿之陆英、夏枯草。其余可以引申之,以治肿胀者为数尚不少,如主除寒热结之枳实,主破坚逐邪之葶苈,主肉痹拘急之茛菪子,主痈疽久败疮之黄芪,主痈肿恶疮之菮花、石脂、鹿角、白及、白棘、白敛、虾蟆、蝼蛄、络石、薇衔、瞿麦、土蜂子、天鼠、矢生大豆、桑上寄生等等,可谓开发治肿胀者之宝藏,是在中医师之善用否也。而况尚有神农以后之本草,民间使用之验药乎! 所惜者,关于冷门诸药,药店少有备售,服药之家购置维艰,斯于中医治病时诚为掣肘者也。观诸主治肿胀之药,多属下水气者,知肿之无不由于水,胀之无不起于气也。水不化气,气不行水,斯肿胀于是乎成焉。且诸药主治,有癥坚疝瘕者,留癖饮食者,积聚结气者,恶肉恶疮者,蛊疰虫鱼者,痈肿脓血者,惊痫癫疾者,则今日中医所遇各式各样不同致病之原,诸腹水肿胀者,皆可得此举一反三之治法焉。尝读神农于巴豆、菮花、莽草、蜈蚣诸条,并以"杀虫鱼"三字著录。夫虫而与鱼骈列并举,则知此虫之当包括水虫而非仅言陆虫也。是诸药所杀之水虫,除汉唐间所称之射工、水弩、沙虱、溪毒以外,而今"日本住血吸虫"亦必包括其间。唯此诸药,皆味辛、温者,且巴豆条内,已著录"大腹水胀"四字明文,赫然可据。然则住血吸虫所致之肿胀亦可得而治之,且治之而必效者矣,此《神农本草》之所以为药经也。兹即神农所列肿胀诸药中,所举之泽漆、郁李、巴豆而言之。按三物在《神农药经》皆属下品,在草部,泽漆主大腹水气,在木部,郁李主大腹水肿,巴豆主大腹水胀。初读之,若无大异,细绎之,乃知三物所主,其浅深轻重屹然不同,何者? 泽漆仅言大腹水气而已,未言肿、未言胀也;若郁李,则进一步言大腹水肿矣,但尚未及巴豆所言之大腹水胀也。

夫同一言大腹，而有水气、水肿、水胀之各别，是以知《神农》经文，无一字之苟设，且进而益知，下品峻药中又有缓药、重药、峻药之别焉。新进之士金以《神农本草》经文简略为憾，殊不知其修辞精审，绝非心躁神浮者所能登其堂入其室者也！

附:

刘民叔先生肿胀九例十三方方解

蜀华阳刘复民叔原著　受业上海卞嵩京撰注
再传门人开封杨强整理

第一例　葱白九茎汤方一

属太阳表症,气分,近于《金匮》风水。

第二例　五皮郁李仁汤方二

五枝郁李仁汤方三

属太阳表症,气分,近于《金匮》皮水。

第三例　黑白牵牛汤方四

属少阳半表半里,气分,主消水。

第四例　菴蔄汤方五

属厥阴半表半里之里,血分,内有瘀血,主化瘀逐水。

菴蔄加续随汤方六

续随子即千金子。〇刘师又方,加天仙子三钱。按,天仙子,原名
莨菪子,又名白平子。

第五例　大戟汤方七

属少阳阳明合病,里症,气分。脉沉绝者,指绝沉而无浮象也。按,
伏脉较之沉脉更沉,按之入骨乃见,方为伏脉。〇大戟,属里药而略带
表性,《本经》大戟"主中风,皮肤疼痛",是中风而皮肤有水气疼痛者,
可用大戟。〇枳实、厚朴,属里药而带表性。

第六例　原巴豆汤方八

内有癥瘕积聚,如肝硬化脾肿大之类,舌上胎者,可用巴豆;舌上无
胎者,不可用巴豆。〇治水肿用巴豆,必舌上有胎,而甘遂、大戟同之;
水肿病,舌上无胎者,郁李仁证;舌边紫者,菴蔄子证,泽兰亦附焉。盖
舌上胎者,属有形之实积;舌上无胎,属无形之水气证。〇鳖甲治水肿,

属血积，必脉形属细。

　　　　原巴豆加大黄汤方九

　　两方并主攻下。

第七例　一物葶苈汤方十

　　从《金匮》葶苈大枣泻肺汤变化而得，水气上逆，壅塞肺气，倚息不得卧，用葶苈子以泻之。大枣则须视病体之强弱，酌情加之，此实证之结果。

第八例　一物黄芪汤方十一

　　注意"脉虚大"三字，以肿胀末期，肌肉组织腐败，推之如泥，陷而不起，犹如一大痈疽久败疮（《本经》黄芪条文），此虚证之结果。《金匮》有"黄汗久不愈，必致痈脓"句，可为此条注脚。〇口中和，小便清长，加肉桂一钱。口中和，即口中不和之对辞。不和者，如口苦、多涎、腻痰等。小便清长，口中和，属少阴病下焦虚寒，故加肉桂以温之，俾助黄芪益气行水。

第九例　附子干姜汤方十二

　　　　　附子人参汤方十三

　　附子干姜汤即真武汤，附子人参汤即附子汤，两方并属少阴伤寒。盖肿胀日久，肌肉腐败，但欲眠睡，脉沉微，皆少阴本证。阳气外亡，急当温之，与真武汤温阳利水。而脉沉微，脉沉细，以微为无形之细，细为有形之微，沉细较沉微为浅。微为阳气衰竭，故真武汤姜、附并用；细为阳气尚存，附子汤附子、人参同用。盖不若姜、附之急救回阳也，一如仲景《伤寒》四逆汤法。

中医中药治癌简介 [1]

蜀华阳刘民叔撰　受业上海卞嵩京记录
再传门人开封杨强整理

中医为中国本土医学的简称。

中国古医,约分六大学派:凡治神农学者曰汤液派,治黄帝学者曰针灸派,治彭祖学者曰导引派,治素女学者曰房中派,治苗父学者曰祝由派,治俞跗学者曰割治派。中医用药处方者,属汤液学派,以原药原用为原则,取天然所生之原药,以恢复人体自然之体功,病愈之后如天衣之无缝。此等"临病辨症,凭证论治"之成绩,在世界学术上诚有不可磨灭者在。

中医用药分为六大法门:曰汗、曰吐、曰下、曰利、曰温中、曰养阴。审其病在表者,汗之;其在里者,上则吐之,下则下之;其在半表半里者,利之;阳虚者,温之;阴虚者,养之。准此六法,参差互用,各尽其生药原有之天然性能。例如,麻黄、生姜、香豉,其性能为发表出汗;瓜蒂、常山、藜芦,其性能为令人呕吐;大黄、巴豆、甘遂,其性能为攻下大便;茯苓、芍药、滑石,其性能为通利小便;附子、干姜、吴茱萸,其性能为温中;麦门冬、干地黄、阿胶,其性能为养阴。此六大法门者,为运用其定而不移之性能,俾遂其辨证施治之特效。无论中西医家用之,中西人士服之,汗之者无不汗,汗其特效也;吐之者无不吐,吐其特效也;下之者无不下,下其特效也;利之者无不利,利其特效也;温之者无不受其温,温其特效也;养阴者无不受其养,养其特效也。医者须先辨其证之可否汗、可否吐、可否下、可否利、可否温中、可否养阴。临机处方,审其属于可以汗者而即汗之,更须辨认其为发中风汗之麻黄证,发伤寒汗之生姜证,发温病汗之香豉证也。审其属于可以吐者而即吐之,更须辨认其为

---

[1]　一九五九年于胸科医院演讲。

治心下停水之瓜蒂证,治胸中痰结之常山证,治膈上风涎之藜芦证也。审其属于可以下者而即下之,更须辨认其为主热实之大黄证,主寒实之巴豆证,主水实之甘遂证也。审其属于可以利者而即利之,更须辨认其为属气分之茯苓证,属血分之芍药证,属积聚之滑石证也。审其属于可以温中者而即温之,更须辨认其为脉沉微之附子证,脉不沉之干姜证,脉反浮之吴茱萸证也。审其属于可以养阴者而即养之,更须辨认其为宜生津之麦门冬证,宜滋液之干地黄证,宜补血之阿胶证也。以上为中医运用中药之六大法门,为治百病而设,不专指一病而言,特专病又当加强辨证论治之细则而已。

兹举治癌以为例说,治癌又当分为四例:一曰结气,治之以散,海藻、白敛、南星、夏枯之属是也;二曰血瘕,治之以破,附子、桃仁、丹参、鼠妇之属是也;三曰绝伤,治之以续,地黄、干漆、槐角、白胶之属是也;四曰死肌,治之以逐,白及、络石、地胆、铁落之属是也。灵活运用,实为中医药治之优点。

论新医与旧医 [①]

物必自腐而后虫生,我国固有医学之所以被人蔑视者,此也;当局执政之所以渐议废止者,亦此也。

慨自金元以来,刘河间、张洁古辈,竞创新说,古医传授不绝如缕,虽曰自成一家言,但其流弊所及,尽以为"古方不能治今病"矣。

然今世之所谓中医,大抵按两脉处一方,即自以为已尽中医之能事也。检其处方,无非银翘、桑菊轻描淡写之药;叩其学理,无非叶、薛、吴、王肤廓笼统之言。中医末流,自腐如此,而欲虫之不生也,得乎?

近年来,攻击中医最力者,以浙江镇海余云岫氏为首屈一指,以其初窥中医之堂奥,然核其治学也,驳杂不纯,所以能古而不能知古之真。宜其攻击之处,以伪为的,浮而不实,徒闻咆哮之声而已,乌足以服人也。

夫求知所以致用,幼学所以壮行,必知行合一,斯为美也。知而不行等于不知,行而不知,何异盲行?彼自命为医学革命者,斥中医为"博者之孤注"也,"多言之中"也,"诡遇之获"也,"贪天之功以为己力"也。巧言如簧,智者亦惑。试问,彼革中医之命者,既自命为深通中医矣,何以不能用中医法以治病也?且不能识中医法治病之所以然也。试再问,彼自命为科学医者,既自命为研习科学矣,抑亦知中医法有能合于科学者乎?且有超于科学之上,而为现代科学尚不能证实者乎?吠影吠声,诚无谓也!

人皆以为凡处方用药者,即得名为中医也。其实不然,何者?用药治病为汤液家,仅中国医学之一派耳。考诸古医,约分六家:曰汤液家,神农之学是也;曰针灸家,黄帝之学是也;曰导引家,彭祖之学是也;曰

---

① 民国三十七年十一月二十日晚,刘民叔于神州医学会演讲,题为《论新医与旧医》,会场轰动,到会聆听者众。学生张稼新节录。

房中家,素女之学是也;曰祝由家,苗父之学是也;曰割治家,俞跗之学是也。演而绎之,浩如沧海,人而如蝇,吸之一饱而已;人而如牛,吸之亦一饱而已;海中之水自若也,欲博学之,难精矣哉。

按六家中,导引主养生,高士习之,冀成仙道,则有似乎迷信也。房中主优生,达人习之,冀得哲嗣,则有似乎诲淫也。此两家者,虽亦各具治病之术,然皆非疾医之事,是以习者鲜焉。由鲜而秘,是以知者鲜焉。祝由精诚,习之倍难,犹之佛门密宗,求其万举万灵者,百不得一。所以六家后裔,惟针灸与汤液为能,显用于世耳。

至于割治,宜次于五家之末。盖病之结积在内,针药诸治所不能及者,夫然后借重于割治家,何则?刳断肠胃,涤洗五脏,乃至不得已之治。苟轻动手术,妄行刀割,直草菅人命而已,岂仁术哉!

考古割术不传,即传亦非典籍所能昭示者。虽然,其术不传,而其事实则载诸子史志集,固可考也。岐伯蠲肠,扁鹊易心,仓公理脑,华佗剖腹。降及明季清初,绝学复传洛阳祝巢夫,杭州姚应凤,松江奚凤鸣,邓州陈凤典。群贤崛起,载诸地志,不可谓无其事也。所可惜者,黄帝针术,在唐初《外台》,即已畏其难、避其险而不著录。于以知割术之不彰,亦犹是耳。

慨自西医东移,治病以割治为事,幸而愈者固多,不幸而死者亦复不少。而黠者强划新旧之界,以新为时尚,无一恶之短;以旧为陈腐,无一善之长。不主用中兼外,本己之长,急起直追,而乃甘落人后,甘同人化。庄子有言:"哀莫大于心死",其殆言未出而心先死者欤!

世界文化以远东与泰西为两大渊薮。远东重哲学,哲学唯心,唯心者,妙于运用也;泰西重科学,科学唯物,唯物者,长于求知也。故必先唯物而后乃可升华,以至唯心,惟唯心者驾驭于唯物之上。于医亦然!今夫远东医学以药治见重于世,而其源出于饮食;泰西医学以割治见重于世,而其源出于解剖。在远东药治,则药食同源,为先有效用而后阐明其病机者,故属于哲学,哲学仁矣;在泰西割治,刀剪并用,为先求病灶而后施行其手术者,故属于科学,科学忍矣。虽西药动辄号称特效,而特效未必特效，且病繁药少，施用不备。远东亦言开刀，而开刀必后，施术必慎。此中西医学之各趋极端，而不能强为汇通者也。

至于中医汤液家之用药治病也，莫不各有其特效。如桂枝利关节，芍药利小便，麻黄发表出汗，大黄荡涤肠胃。所谓"阵而后战，兵家之常"也。再就方书所传，知其方，求其问法，持其平，因病之先后以立法，随证之进退以制方，缓急轻重，临机应变，所谓"运用之妙，存乎一心"也。久而易精，轻而易举，信手拈来，都成妙药。此中医药治，既能消疾病于手术之先，复能济割治于不良之后，事实俱在，未易没灭也。

或问中医不重割治乎？曰：非不重也，慎之也。《后汉书·方术传》："若疾发结于内，针药所不能及者，乃令先以酒服麻沸散，既醉无所觉，因刳破腹背，抽割积聚。若在肠胃，则断截湔洗，除去疾秽。既而缝合，傅以神膏，四五日创愈，一月之间皆平复。"绎其"针药所不能及"六字，知其施行割治之术必后，而且慎，非轻举妄动者比也。然则针药为首也，割治犹尾也。首尾相应则利，不相应则害。佛门《大智度论》云："昔者有一蛇，头与尾自净，头语尾曰：'我应为大'，尾语头曰：'我应为大'。头曰：'我有耳能听，有目能视，有口能食，行时在前，故应为大，汝无此术。'尾曰：'我令汝去，故汝得行耳，若我以身绕木三匝，不放汝行，汝其奈何！'于是，尾即绕木三匝，三日不放，头不得求食，饥饿垂毙，乃语尾曰：'汝可放之，听汝为大。'尾闻其言，即时解放，头复语尾曰：'汝既为大，应须前行'，尾即在前，行未经数步，坠入大坑而死。"读此寓言，知"蛇尾自大"之祸，有不可胜言者，是以不废中医之针药，造福人民，无量恒河沙数。

（下缺）

受业上海卞嵩京谨案

此刘师四十年代所作的讲演。惟近三十年，随着科学技术的突飞猛进，西医医学生理、病理、解剖知识日臻完善，检测手段设备齐全，手术器械精良先进，再不如数十年前之粗浅幼稚。但亦有感于人之疾病，亦不尽以一把刀为第一，乃国外医学界遍求各国草药，冀求有助于手术之不足。此大好事也！感不足，方能有进步，科学态度历来如此。原我国医学发展，先自外科割治起，逐而转入内科药治为主。在东汉末年，由华佗为代表的外科割治，与由张仲景为代表的内科药治为一转折点。今世界医药日感割治之不足，亦步我国医学发展之后尘，我故曰："将来之世界医学，亦必以内科药治为主也。"

记诤友张克成君之名言

刘民叔

医不可分中西也,但尚学术之长否;医不可分新旧也,但尚学术之确否。平心而论,各有长确。否则,天演淘汰,势所必然。相形见绌,自有旁人之评议,所谓"当局者迷,旁观者清"也。然亦有"当局者清,而旁观反迷"者,如内子瑞茹之病,幸遇诤友张克成君之名言,而得起一生于九死。兹特记之,以告世之妄谈医有中西新旧之分者。

内子瑞茹,妊娠四月,于端节前二日病感,头痛身热,服辛凉散剂而愈。端节日,余率内子赴友人半淞园之约,是日雨旸无常,潮湿逼人,兼以油腻恣啖,步游过劳,归家后,即身热烦渴,胸结气粗,头痛便秘,张目不眠,固知即前病热之食后劳复也。拟栀豉枳实汤合竹叶石膏汤主治,服后病无增减,但四肢益觉无力,略难动弹。或有以打针、罨冰与内子说者,内子信焉。而人之赞成者亦众,遂决于翌晨,延张君克成诊。届时张君诊毕,曰:"温度在四十一度左右,恐肺已炎极而腐,凶多吉少,非吾西医所能胜任者,且更不必求治于道地洋医。举凡打针、罨冰,必起反应,俱非所宜。盖一国有一国之习惯,一乡有一乡之疗法,此无他,民族之性然也。依此情理,仍以中国医药为宜。"民叔恭聆之余,深佩张君至诚,略无人我之见,不贪私利,不妄图功,求之当世,洵罕其俦也。于是毅然决然,以拟就未服之犀角地黄汤合人参白虎汤、小陷胸汤加桃仁大黄方与服,是晚即便行汗出,热退得眠,后逾两旬乃健,且妊娠于今,甚形发育,虽服重剂,亦未损害,是所谓"有故无殒,亦无殒也。"

内子病热,几达三旬,病剧时,旁人多所主张,七言八语,无所适从,竟以拟就之犀角白虎而不敢用,诚歧途易迷,顾虑难周也。设非张克成君之名言,何能决疑于顷刻?更非张君之淡泊,何能避免打针、罨冰之反应?我故曰:"当局者清,旁观者迷"。唯张君孰能语于斯,余敬张君为诤友,则此身或不失其令名欤。

诊余读书记
刘民叔

地气上为云,天气下为雨,循环之理然也。是以饮入于胃,游溢精气,开发于上,所谓云矣。《经》言:"上焦如雾",又言:"精化为气"者是也。通调水道,下输膀胱,所谓雨矣。《经》言:"下焦如渎",又言:"浊阴出下窍"者是也。固知三焦官能,所以有上、中、下之异也。

营卫之道,纳谷为宝,第水谷滋荣,其道有别也。《经》言:"谷始入于胃,其精微者,先出于胃之两焦,别出两行营卫之道。"盖水受中焦热蒸,开发于上,所谓气矣;熏肤、充身、泽毛,所谓卫矣。《经》言:"卫为水谷之悍气"是也。谷由中焦取汁,变化而赤,所谓血矣;流脉淖筋泽骨,所谓营矣,《经》言:"营为水谷之精气"是也。卫行脉外,故《经》言:"清阳发腠理";营行脉中,故《经》言:"浊阴走五藏"。然则胃中精微之输出者,气则由上焦开发而为卫,血则由中焦循脉而为营,固知中焦之官能,在蒸水化气,消谷化血,而其道别出两行也。

《经》言:"酒者,热谷之液"也,其气悍以清,故后谷而入,先谷而液出焉。夫酒之与谷,其出也先,其行也疾,全在"气悍质清"四字。然则水之与谷,其出也,亦当先于谷矣,特不若酒之迅疾耳。酒性纯阳,较水尤悍。善饮酒者,施溺必多,气化之厉,讵非阳悍之所激乎?固知水谷并居胃中,其精微之输出者,异道异时,卫为悍气而疾出,营为精气而缓出也。

脉有经络,经在内,络在外。气有营卫,营在内,卫在外。饮酒者,其气自内达外,似宜先经而后络,先营而后卫。乃《经》言:"饮酒者,必随卫气,先行皮肤,先充经脉,而后营气乃满,经脉大盛。"固知酒性标悍滑疾,不必由营达卫自经而络也。然则水谷精微之输出,其随营随卫,固必别出两行。而先圣以桂枝汤治风伤卫,麻黄汤治寒伤营,辨证论治,纤毫不紊。盖于药行之道,窥之深,测之切矣。

气化于水，血化于谷，卫在脉外，营在脉中，言其始生之别也。气血交贯，营卫和谐，外泄为汗，内渗为溺，言其生会之妙也。是以《经》言："血之与气，异名同类"焉。

地食人以五味，故五味入口，藏于胃，化其精微，滋养形骸。《经》言："味归形"，又言："形食味"者是也。不及则饥，太过则饱，过犹不及，饥饱皆极伤形。故《经》又言："味伤形"也。形伤则气亦所不免，所以又有"气伤于味"之说。故摄生者，当以节饮食为第一要义。

《经》言："五味入胃，各归所喜。苦先入心，辛先入肺，甘先入脾，酸先入肝，咸先入肾。"然"多食苦，则皮槁而毛拔；多食辛，则筋急而爪枯；多食甘，则骨痛而发落；多食酸，则肉胝䐃而唇揭；多食咸，则脉凝泣而色变"。大抵藏有偏胜，气必偏绝，所谓"久而增气，物化之常，气增而久，夭之由也"。是以戒厚味，尤为摄生之要则。

形不足者，温之以气；精不足者，补之以味，资生之理然也。是以鼻通天，天食人以五气，食入则皮肤充，腠理肥，而形得温矣。然气敛则化为精，《经》言："气归精"，又言："气生形"者是也。口通地，地食人以五味，味入则津液滋，营卫流，而精得补矣。然精生则化为气，《经》言："形归气"，又言："精化气"者是也，精气互生，形精互资。故摄生者，当知节欲养精，寡言养气也。

《列子·汤问》篇："南国之人，祝发而裸；北国之人，鞨巾而裘。"气候不同，喜好亦异。所谓喜好者，济之、养之之谓也。冬裘就暖，以济阴寒；夏葛求凉，以济阳热，济之即所以养之。故《经》言："春夏养阳，秋冬养阴"。若就暖太过，则阴失潜藏；求凉太过，则阳反抑伏。故《经》又言："毋伤岁气，毋伐天和"。盖养身者，宜切佩之。

《经》言："彼春之暖，为夏之暑；彼秋之忿，为冬之怒。"夫暖为暑之渐，暑为暖之极。于秋日忿，于冬日怒，亦渐极之义耳。春为次热，故《经》言"暖"；秋为次寒，故《经》言"清"。是忿怒者，清寒之互文也。故亦可读曰："彼秋之清，为冬之寒。"又寒性凛冽，故称忿怒；热性弛张，可云喜笑。是喜笑者，亦暖暑之互文也。故亦可读曰："彼春之喜，为夏之笑。"

徯后轩读书记

刘民叔

《经》言:"阳明,两阳合明也;厥阴,两阴交尽也。"在阳何不曰厥阳,在阴何不曰阴明?《经》言:"两阴交尽,故曰幽;两阳合明,故曰明。"唯阴斯幽,唯阳乃明。所以,六经从明始,从幽终。

六经层次,阳主表,阴主里。在阳曰三阳、二阳、一阳,在阴曰三阴、二阴、一阴。阴从幽终,一阴故名厥阴;阳从明始,三阳当称阳明,后人以三阳为太阳误也。

《经》言:"愿闻阴阳之三也",岐伯曰:"气有多少异同也。"又言:"阳明多气血,太阴多血气,阳明、太阴为表里。"又言:"阳明为之行气于三阳,太阴为之行气于三阴。"然则脾胃同为多气多血之经,足太阴脾,既称三阴,足阳明胃,当为三阳也奚疑。

《经》言:"三阳为父,三阴为母;二阳为雄,二阴为雌",此以父母雌雄对举,则三阳所指者,为阳明也。盖雌雄既为肾与膀胱,则父母自当属于脾胃耳。脏腑配合,表里交媾,非偶然也。

六经表里,脏腑分配,以三阳为阳明,二阳为太阳。则三阳、三阴者,阳明、太阴也,在足皆为土,在手皆为金;二阳、二阴者,太阳、少阴也,在足皆为水,在手皆为火;一阳、一阴者,少阳、厥阴也,在足皆为木,在手皆为相火。若仍误说,则脏腑参差,而无表里之确配矣。斯诚经义,非索隐也。

十二经脉之运行也,昼夜各五十度。昼行于阳,其行顺也;夜行于阴,其行逆也。顺行者,由手太阴,走手阳明、足阳明、足太阴、手少阴、手太阳、足太阳、足少阴、手厥阴、手少阳、足少阳、足厥阴,终而复始。若逆行,则从足厥阴,逆数到手太阴是也。由此观之,顺行则先阳明,次太阳,终少阳,以至厥阴。逆行则先厥阴,次少阴,终太阴,以至阳明。然则逆行者,厥阴居首为一阴;顺行者,阳明开始为三阳。固知曰明曰厥,互为终始者也。

《经》言:"气之离藏也,卒然如弓弩之发,如水之下岸。"是以经脉之运行也,初行为盛,行末则衰。考经义胃气上注于肺,故阳明、太阴最初行,太阳、少阴为次行,少阳、厥阴为末行。故经义以人迎一盛,病在少阳,二盛在太阳,三盛在阳明。寸口一盛,病在厥阴,二盛在少阴,三盛在太阴。所谓一盛者,微盛也,故一盛乃一阳一阴为病;二盛者,次盛也,故二盛乃二阳二阴为病;三盛者,极盛也,故三盛乃三阳三阴为病。然则必以三阳为阳明,二阳为太阳者,盖有悟于三盛二盛之诊耳。夫人迎寸口之诊法,《千金》以降,识者绝少,又何怪经义之常昧乎!

《经》言:"二阳之病发心脾,有不得隐曲,女子不月。""三阳为病发寒热,下为痈肿,及为痿厥腨痟。""二阳一阴发病,主惊骇背痛,善噫善欠。""三阳三阴发病,为偏枯痿易,四支不举。"细绎其病,二阳三阳当作二盛三盛解,故二阳自是太阳,三阳自是阳明,而古今注家皆望文生义,何也?

《经》言:"三阳在头,三阴在手。"古今注家知在头者为阳明人迎,在手者为太阴寸口,除此之外,皆注三阳为太阳、二阳为阳明,何也?

辨《素问·五藏别论》之"奇恒之府"

刘民叔

◎ 脑、髓、骨、脉,不得与胆、女子胞并列。

◎ 胆即睾丸,与女子胞,同属生殖传种之特殊器官。

◎ 久藏暂泻,为奇恒之腑的正解。

(原文)黄帝问曰:余闻方士,或以脑髓为藏,或以肠胃为藏,或以为府,敢问更相反,皆自谓是,不知其道,愿闻其说。岐伯对曰:脑、髓、骨、脉、胆、女子胞,"脑、髓、骨、脉",四字当删。此六者,"六"字,当作"二"。地气之所生也,皆藏于阴而象于地,故藏而不泻,"不"字,当作"能"。名曰奇恒之府。"府"即"腑"字,"藏"即"脏"字。后人以凡系名词俱加"月"旁,若系动词则不加也。

上经文一节,若综旧注读之,未尝不言之成理,但细绎其义,则可疑处,不一而是。民叔不敢曲讳,具辨于后,敬希同道君子,明以教我。

脑、髓,非腑也。考《灵》《素》两经,惟骨、脉具有腑名。《脉要精微论》曰:"脉者,血之府;骨者,髓之府。"血在脉内,髓在骨内,故脉、骨可得而名腑也。奈何骨为髓腑,髓又与骨同名奇恒之腑耶?《海论》曰:"脑为髓之海。"髓在骨内,脑在头内,同为腑内之物也。《脉要精微论》曰:"头者,精明之府。"脑主精明,故头为脑之腑,奈何以头内之脑,更与脉、骨并名为奇恒之腑耶?若脑与头、髓与骨,当并名奇恒之腑,则置血与脉于何称?此由正名方面以推究者也。

《本藏》篇曰:"五藏者,所以藏精神气血魂魄者也;六府者,所以化水谷而行津液者也。"于脏曰藏,于腑曰行,脏腑之名义既殊,官能之藏行迥别。《五藏别论》曰:"五藏者,藏精气而不写,故满而不能实;六府者,传化物而不藏,故实而不能满。"此五脏六腑之官能,有非皮、肌、脉、筋、骨所可比拟者。若脑、胆、女子胞三者,列于奇恒之腑,较为近理,但胆已属诸六腑,何得提出别论?此又予人以大不可解者。若依胆独藏而不泻,与他腑之传化不同为注解,则又何不直列于六脏之内耶?至于脑居头内,有藏无泻,满而不实,总包万虑,出《礼·大学·疏》。为形之君主,发精之神明。明明为《本神》篇所谓"主藏精"之脏也,何乃反列于奇恒之腑耶?此由官能方面以推究者也。

称脏为腑,称腑为脏,就广义言,本可通用。《灵兰秘典论》曰:"愿闻十二脏之相使贵贱。"《六节藏象论》曰:"凡十一藏取决于胆。"详其义,腑亦可以与脏并称为脏也。但腑者,府也,凡器之能容物居者,皆可名腑。故《脉要精微论》曰:"背者,胸中之府;腰者,肾之府;膝者,筋之府。"是腑者,即器之谓也。《六节藏象论》曰:"脾、胃、大肠、小肠、三焦、膀胱者,仓廪之本,营之居也,名曰器。"脾为脏,脏可名器;胃为腑,腑亦名器。然则脑亦器也,其为脏为腑,非脏非腑,为奇为恒,非奇非恒,本可随意,固不必斤斤焉。列脑于脏、于腑、于奇恒之称,此由器容方面以推究者也。

依上三个推究,则奇恒之腑一条,当有若干怀疑,但奇恒之腑在中医学上确有精义,为不可磨灭者。民叔不敏,谨就管窥,辨证于下:

考之古义,心有二说,主血脉者名心,主神明者亦名心。主血脉者为附肺之心,若主神明之心,实即头内之脑。《脉要精微论》曰:"头为精明之府"是也,故学者于《内经》"心"字,须详上下文义,分别读之。同名异物,不仅"心"之一字也。不然,脑主神明,为人身重大之脏,岐伯圣哲,岂轻遗之耶?秦汉以降,此义湮没。而翻刻《内经》者,多由浅人校对,甚且妄为羼改,所以《五藏别论》篇中,因有或以"脑髓为藏"之问,妄于胆、女子胞之上,加入"脑髓"二字,后之读者,又误脑为附肺主脉之心,而以"脉"字记识于"脑"字之旁;又本"脑为髓海"之说,以"骨"字记识于"髓"字之旁。浅人校刊,竟误将记识之字,混入正文,于是凑成脑、髓、骨、脉、胆、女子胞,六个奇恒之腑,而原文之"此二者"之"二"字,又不得不改为"六"字。一误再误,辗转流传,尚可复识庐山真面目乎?然则其始也,因增"脑髓"二字,其继也,乃连及"骨脉",所以"脑、髓、骨、脉"四字,俱在删除之列。若《内经》原文,只是胆与女子胞二者而已。夫胆为少阳,少阳属肾,胆为外肾之本名,亦曰睾丸,专司生殖传种者;女子胞亦少阳也。在男曰睾,在女为胞,名形虽殊,官能则一。经义欲于十二脏腑之外,发明胆与女子胞,为生殖传种之特殊器官,所以独得名为奇恒之腑。盖心、肝、脾、肺、肾,为藏精之五脏,胆、胃、大肠、小肠、三焦、膀胱,为传化之六腑,睾丸、女子胞,为传种之奇恒之腑,此本篇之所以名为《五藏别论》也。不然,脑为神明之脏,髓、骨、脉三者,何得等量齐观?髓、骨、脉三者,经义从无以为脏腑之说。附肝之胆名胆,睾丸亦名胆。考胆为"中精之腑","十一脏取决于胆",及"少阳属肾"诸说,皆可为胆即睾丸之信征,无征不信。余岂好为謷语哉!良以千百年来,注释者流,莫不望文生义,附会穿凿,只令读者如堕五里雾中。今就经文次第释之,夫既删除脑、髓、骨、脉者,则此"六者"之"六"字,当是"二"字之误也。"地气所生",当是睾、胞,皆在下部之谓也。"藏于阴者",谓睾、胞,皆为专藏阴精之器也。象于地者,谓睾、胞,虽主藏而有泻时,如地生发万物之象也。"藏而不泻","不"字当是"能"字之误,谓睾、胞主泻,而有藏时,不若肠、胃、膀胱之专主于泻也。若仍"不"字,则藏而不泻,直是脏而已矣,又非奇恒之义也。藏而不泻之谓脏,泻而不藏之谓腑,可藏可泻之谓奇恒之腑。所以然者,睾丸为泻精之腑,而又可久藏不泻,一旬不交媾则一旬不泻,一月不交媾则一月不泻。斯泻也,正所谓奇恒之泻,与其他传化诸腑之不能久留者不同。女子胞为藏孕之脏,而又必及时而泻,八月不成熟则八月仍藏,十月不成熟则十月仍藏。斯藏也,正所谓奇恒之藏,与其他藏精诸脏之不能暂泻者不同。故胆、女子胞二者,为奇恒之腑。奇恒者,异于常也,谓间于脏腑之间者也。此为经义,非敢曲解者,用以正校经文。读者将以为恢复本来之面目乎,抑以为僭改尊严之经文乎?知我罪我,静候同道之公论,并希先进之明教。

三 焦 考

刘民叔

三焦之名最古，轩岐以降，仲师之阐发独精，厥后《巢氏病源》《千金》《外台》，虽无所阐发，然大义所在，不舛经旨。无如《难经》《脉经》倡三焦"有名无形"之说，遂启后人蒙昧之由，人各为议，肆口雌黄。惟清代唐容川氏，苦心考证，循名义，究实质，发前人所未发，惜其不明三焦之官能，更误解膀胱之气化。浅识者多为所囿，知其然不知其所以然。噫，良可叹矣！夫考证三焦之问题维何？曰沿革也、名义也、形状也、部位也、官能也。民叔不敏，仅就管窥蠡测，述为考证，用征医林之商榷，俾三焦真义，得以大白于世耳，或工或拙，何暇计及哉！

一、沿革

今欲考证三焦，须先述其沿革。医籍之最古者，《内经》(《灵枢》《素问》)乃周秦诸子托名轩岐之作，其中微言大义，皆三代以前，师师相传之说。凡脏腑、经络、骨骼、俞穴，实由解剖经验得来，至可宝也。故兹考证三焦，惟以《内经》为根据，是亦群言淆乱折衷于圣之意耳。自《难经》背《内经》经义，倡发异说，而《内经》之旨，因以晦焉，其曰：

（一）"心主与三焦，为表里，俱有名而无形。"（二十五难）

（二）"三焦者，水谷之道路。"（三十一难）

（三）"三焦主持诸气，有名而无形。"（三十八难）

（四）"三焦亦是一腑"（三十九难）

综观上列四条，（一）、（三）是说三焦无形，（二）、（四）是说三焦有形。其有形欤？抑无形欤？苟无形也，则"水谷道路"及"亦是一腑"之说，何从着落耶？自相矛盾，不待智者而后知。至晋时王叔和《脉经》，直谓"三焦无状，空有名目。"自《难经》《脉经》之后，《广韵》《集韵》诸书，均宗是说，医派流弊，波及儒林，至可骇也。于后，名贤继起，仅在有形、无形中起疑猜，而论三焦者，遂莫名其妙矣。如徐遁、陈无择俱以

"脐下脂膜为三焦"，袁淳甫、张景岳俱以"人身著内一层，形色最赤者为三焦"，虞天民、滑伯仁俱以"空腔子为三焦"，李东垣分为"手三焦，足三焦"，金一龙分为"前三焦，后三焦"。合上各说观之，则三焦已具有若许之部位、形状矣。而吴鞠通辈，又将"三焦"二字，作人体上、中、下三部之代名词。所以三焦之议论愈多，三焦之真相愈晦。惟清代王清任，据逆酋、犯妇、义冢、残尸，痛斥三焦错误，谓人身中并无三焦一腑，直翻数千年成案，其著《医林改错》，详记珑管、出水道之形状、功用，实即三焦之一部也。惟王氏短于考证，所以如此隔阂，而不觉自作聪明之妄也。迨后，唐容川出，受王氏改革之影响，参西医解剖之实验，证实三焦，大有功于《内经》。所可惜者，不知考求《内经》，以明三焦之官能，更袭谬说，竟将上中二焦之作用，解属膀胱之气化，张冠李戴，附会穿凿，瑜瑕互见，良足为唐氏惜也！虽然，余之考证三焦，谫陋在所不免，还希同道诸公教正之。

二、名义

三焦名义之浸失，由来久矣，论之者不外三说：

（一）训焦为热，取三焦主布阳气之义。

（二）训焦为焦，取万物遇火而焦，大能化物之义。

（三）训焦为赤，凡身中著内之红腔子，皆名为焦，取火色红赤之义。

综上三说观之，皆从三焦主相火之义得来。（一）、（二）主无形说，指火之用也；（三）主有形说，指火之体也。然而皆非也，何也？不求实质命名之义，专务含沙射影之说，欲不蒙昧，其可得乎！揆厥因由，实缘名义未正之故。《鲁论》曰：

"必也名正乎……名不正，则言不顺。"

观名不正之弊，直能致言不顺，是以正名为考证三焦所必要者也。今试一述之，脏腑、骨脉，组织人身之件也，其字必从"冎"者，以"冎"与"肉"通故耳。《正字通》曰：

"'肉'字偏旁，本作'肉'，《石经》改作'月'，中二画连左右，与日月之‘月’异，今俗作‘刖’以别之。”

所以，“肝、肺、膀胱”，其字之必从“刖”旁也。然则“焦”字之必从“刖”旁，由可识矣。尝读《淮南子·天文训》曰：

“是以月虚而鱼脑减，月死而蠃蛖膲。”

注：

“膲，肉不满也。”

是古人用“膲”作“刖”旁之明证也，且注“膲”为“肉不满”之字，则古人知“膲”为轻松之膜（详见形状）。《集韵》曰：

“膲，通作焦。”

则“膲”字损去“肉”旁，殆不知何时起也。唐容川《伤寒补正·凡例》曰：

“焦，古作雥，又作膲。余曾见日本《内经》，凡‘三膲’均书作‘三膲’，盖‘膲’误作‘膲’，亦犹‘膲’省作‘焦’。”

唐氏用“膲”字与“焦”字互勘，确是绝妙比证。而其绎“雥”字之义尤精。其《伤寒补正·少阳篇》曰：

“《内经》‘焦’古作‘雥’，从‘采’，有层析可辨也；从‘韦’，以其皮象韦皮也；从‘焦’，有绉纹如火灼皮也。西医以‘连网’二字形之，古圣以一个‘雥’字，已如绘其形也，后又改作‘膲’字。《集韵》云：‘膲者，人之三焦，通作焦……省文作焦，后人遂不可识。’”

据上所述，知“焦”为“雥”“膲”之再变字，以其笔画过多而损去者也，当与俗写同例。苟不损去“肉”旁，则人皆知肉为有形之物，名从形立，不难得解，何至《难经》《脉经》倡出“有名无形”之邪说，而开后人疑猜之端？此正名之所以为考证三焦所必要者也。夫既知“焦”当作“膲”，为有形之腑矣，何以又名三焦而不单名为焦耶？此其故，盖有在焉。《灵枢·营卫生会》篇曰：

“上焦如雾，中焦如沤，下焦如渎。”

焦既可分为上、中、下矣，又具如雾、如沤、如渎之三能矣，是以名为三焦。而示人以“三”字者，冀后人由“三”字之义，而知三焦确具有三种之官能(另详官能)，不容囫囵读去也。然则肾有二枚，不得名为两肾；肺有五叶，不得名为五肺，良以肾、肺之官能一致，不若三焦之官能各别也。《灵枢·背腧》篇，又有三焦、五焦、七焦等名，其谓：

"背中大腧，在杼骨之端，肺腧在三焦之间，心腧在五焦之间，膈腧在七焦之间，肝腧在九焦之间，脾腧在十一焦之间，肾腧在十四焦之间。"

倪冲之注"焦"为"椎"，于义固通，但于"焦"字之字面，岂不枉弃？须知焦之部位最大，有上、中、下之别，其为腠膜则一也。所以腠膜之在三椎间者，可名三焦；在五椎间者，可名五焦；及在十四椎间者，可名十四焦。非身中有两个三焦，及三焦以外，又有许多焦名之谓也。故注三焦、五焦、七焦、九焦、十一焦、十四焦者，当注为三椎、五椎、七椎、九椎、十一椎、十四椎间之腠膜也，盖取五藏之腧者，不能取于椎骨之上，而必取椎骨间之腠膜也。学者勿泥于许名焦名，而致以文害义焉，斯可矣。

三、形状

三焦者，六腑之一也。"腑"字从"府"，具有府库之意，谓能转输而有用也。《灵枢·经水》篇曰：

"六腑者，受谷而行之，受气而扬之。"

又《灵枢·本藏》篇曰：

"六腑者，所以化水谷而行津液者也。"

故六腑为纳水谷、化精汁、行津液、出糟粕之器官。《素问·六节脏象论》曰：

"脾、胃、大肠、小肠、三焦、膀胱者，仓廪之本，营之居也，名曰器，能化糟粕，转味而出入者也。"

三焦与脾胃并称，自是"有名有形"之器官，所谓"名从形立"，无形安得有名耶？《灵枢·本藏》篇曰：

"密理厚皮者，三焦、膀胱厚；粗理薄皮者，三焦、膀胱薄。疏腠理者，三焦、膀胱缓；皮急而无毫毛者，三焦、膀胱急。毫毛美而粗者，三焦、膀胱直;稀毫毛者,三焦、膀胱结。"

腠理应三焦,毫毛应膀胱,所以察腠理之粗密稀疏,即可知三焦之厚薄直结也。《灵枢·论勇》篇曰:

"勇士者,目深以固,长冲直扬,三焦理横……怯士者,目大而不减,阴阳相失,其焦理纵。"

此又以勇怯之分,辨认焦理之纵横,固知三焦为有形之腑矣。《灵枢·本输》篇曰:

"三焦者,中渎之府也,水道出焉。"

则又知三焦为司水道之器官矣,然则三焦果是人身之何物耶? 王清任《医林改错》曰:

"出水道,形如鱼网,俗名'网油'。"

王氏知网油为人身之出水道,而不知网油即是三焦之一部。《淮南子》注为"肉不满"之字,则油体轻松不实,当是"肉不满"之"膲"。是古人之未治医者,亦知膲之为油膜,而医者昧之,反不知焦之为何物也,不亦陋欤! 王氏又将"鸡冠油"名为气府,殊不知身中所有膏油、脂膜总名三焦,凡膈膜、板油、网油、鸡冠油,皆是一体,所以三焦为脏腑中最大之器官。由上观之,则《难经》《脉经》倡"有名无形"之说,其谬岂不彰彰然哉!

四、部位

三焦之部位最大,外界肌肉,内包脏腑,际上极下,全体共分三部。唐容川《医经精义》曰:

"由肾系下生连网油膜,是为下焦;中生板油,是为中焦;上生膈膜,是为上焦。"

如此分别三焦部位,洵大声疾呼,足以发聋振聩也。能知三焦为连网、板油、膈膜,则《内经》分别三焦部位之真确,可得而知矣。《灵枢·营卫生会》篇曰:

"上焦出胃上口,并咽以上,贯膈而布胸中……中焦亦并胃中,出上焦之后……下焦别回肠,注于膀胱而渗出焉。"《难经·三十一难》曰:

"上焦在心下,下膈,在胃上口……中焦在胃中脘,不上不下……下焦当膀胱上口。"

此《难经》述三焦之部位也,文简义明,与《内经》之旨,毫无违反,特不应倡"无形"之异说耳。唐容川《医经精义》曰:

"两肾之间,有油膜一条,贯于脊骨,是为焦原。从此系发生板油,连胸前之膈,以上循胸中,入心包络,连肺系,上咽,其外出为手、背、胸前之腠理,是为上焦;从板油连及鸡冠油,著于小肠,其外出为腰腹之腠理,是为中焦;从板油连及网油,后连大肠,前连膀胱,中为胞室,其外出为臀、胫、少腹之腠理,是为下焦。"

唐氏所称"焦原",即《难经》两肾中间动气为三焦之本之意。但《难经》所称"动气",是为三焦无形之张本。须知身中,凡有形质之物,俱有动气贯注,苟无动气,直死物耳。唐氏实指两肾间之油膜为焦原,则确指其质矣。动气即由此膜流布三焦,故两肾间动气,为三焦相火之本,非若《难经》以无形动气为无形三焦之本也。至唐氏所述三焦部位,诚为精确,惟以周身腠理,折为三段,亦以上、中、下三焦之名名之,未免有舛经义耳。盖腠理虽为三焦所合,而其功能,则专属上焦,与中、下两焦无涉。唐氏不明三焦之官能,腠理之功用,而致此误也。且腠理为三焦所合,固不得概名为焦也。若腠理果能概名三焦,则心合血脉、肺合皮毛,亦可云血脉即心、皮毛即肺乎?《灵枢·本藏》篇曰:

"三焦、膀胱者,腠理、毫毛其应。"

此是两腑所应,同时并举。三焦应腠理,膀胱应毫毛,不容混也。仲景《金匮要略》曰:

"腠者,是三焦通会真元之处;理者,是皮肤脏腑之文理。"

"腠"与"凑"通,是接凑之意。凡肉间接凑之薄膜,具有文理者,即所谓腠理也。腠理发原于三焦,遍布于皮肤、肌肉、脏腑间,所以仲师以理是"皮肤脏腑之文理"也。腠理色白,体具无数细隙,宛如极细之腌膜,所以仲师以为"三焦通会真元之处"也。其所以通会真元者,则属上焦之开发官能也。(详见官能)

五、官能

膲膜在胃、小肠之外者,名为中焦。水谷下胃时,即由中焦,先将水分吸出。《素问·灵兰秘典论》曰:

"三焦者,决渎之官,水道出焉。"

决,通决也;渎,沟渎也。既具有通决沟渎之官能,所以司人身之水道。官,器官也;能,功能也。膲膜是区分为三,则官能亦当区分为三矣。虽同司决渎水道,其实各焦之官能迥异,不然,身中水液,不将直趋膀胱,而能输津布气于上乎? 吾主是说,非无据者。《灵枢·营卫生会》篇曰:

"上焦如雾,中焦如沤,下焦如渎。"

看雾、沤、渎三字,已将三种官能,明白指出矣。沤,浮沤也,即《楞严经》"如海一沤发"之"沤"字。中焦如沤者,言胃中水分出渍于中焦,受中焦之阳热,蒸化为气,浮游于上焦,有如海水沤发之象,故曰"中焦如沤"也。夫胃中水分,出渍中焦,及中焦蒸水化气之理,《内经》不乏明证。《灵枢·营卫生会》篇曰:

"中焦所受气者……蒸津液。"

蒸,热蒸也。蒸为中焦官能,则蒸水化气时,非如海水沤发乎? 古圣用字,并不虚设,惜后人读书之不留心也。夫水气既经中焦蒸化为气,随即浮游于上焦,后由上焦布散于周身之腠理。《灵枢·决气》篇曰:

"上焦开发,宣五谷味,熏肤,充身,泽毛,若雾露之溉,是谓气。"

水之清于中焦者,受中焦之热,蒸化升于上焦,经上焦之开发,即所谓气也。所谓上焦如雾者,"如雾"二字,非气之形容字乎? 肺位于上,而主呼吸,上焦之气,即随呼吸而开发于腠理,以熏肤、充身、泽毛也。《灵枢·痈疽》篇曰:

"上焦出气,以温分肉,养骨节,通腠理。"

言此上焦之气,宣发出来,通走于腠理,以温分肉、养骨节,即仲师所谓"通会真元"也。于此可知,腠理专属上焦之理矣。三焦为上焦、中焦、下焦之总名,开发布气,本是上焦之官能。而《灵枢·五癃津液别》论曰:

"三焦出气,以温分肉,充皮肤。"

则知此谓"三焦出气",当属上焦之官能,是又经文通用总名,不拘于分名之一证也。

上述胃中水分,出渍中焦,蒸化为气矣。至所余谷食,则王清任《医林改错》曰:

"气府,俗名鸡冠油,如倒提鸡冠花之状。气府乃抱小肠之物,小肠在气府,是横长。小肠外,气府内,乃存元气之所。食由胃入小肠,全仗元气蒸化。"

鸡冠油属中焦之物,胃中谷食消化后,渐移入小肠,受中焦之阳热,蒸化为精微之液,随即吸出,以入于脉,上注于肺,奉心化赤而为血。由此可知,胃为纳食之仓廪,凡受盛化物、输出营养,皆属小肠之官能。故《素问·灵兰秘典论》曰:

"小肠者,受盛之官,化物出焉。"

盖言小肠是受盛胃中消化食物之器官,故名"受盛之官",经中焦之阳热,蒸化为精微之物,随即输出,以入于脉,故曰"化物出焉"。出,是外出于脉,若下出于大肠者,则是糟粕也。按小肠中之化物,其输出之脉道,俱在中焦油膜中。然则消谷化血,亦是中焦之官能矣。《灵枢·决气》篇曰:

"中焦受气取汁,变化而赤,是谓血。"

此言吸取精微,变化而赤,是由中焦之气化也。《灵枢·营卫生会》篇曰:

"中焦所受气者,泌糟粕,蒸津液,化其精微,上注于肺脉,乃化而为血。"

此与前条同义而较详也。《灵枢·痈疽》篇曰:

"中焦出气如露,上注溪谷而渗孙脉,津液和调,变化而赤为血。血和则孙脉先满溢,乃注于络脉,络脉皆盈,乃注于经脉。"

此仍同前两条之义,更详血由孙脉而络脉而经脉之道也。其中焦"出气如露"之"露"字,与"上焦如雾"之"雾"字,其义有气、血之分也;而"露"字与"中焦如沤"之"沤"字,亦有别焉。盖露者,已成之液体也;

沤者,未成之气体也。液则变化而赤为血,血由中焦入脉而归心脏,气由中焦游溢而归上焦。于此可知,中焦具有蒸水化气、消谷化血之两种官能也。虽然,三焦司水道者也,故如沤与如雾、如渎得以并称,良由蒸水化气,为中焦之本能,而消谷化血,当是中焦之兼能,以中焦为血脉之过道故耳。《灵枢·五味》篇曰:

"血脉者,中焦之道也。"

于此当知经义之所在矣,故腐熟水谷者,皆中焦之阳为之也。气根于水,血化于谷,气则升于上焦而布腠理,血则流于脉管而环全身。惟其有气、血之别,所以有"营行脉中,卫行脉外"之异。所谓营者,血也;卫者,气也;脉中者,运血之道也;脉外者,腠理之分也。营卫虽分而有合,合后而又分,非凿然各别者也。上焦之气,由腠理以熏肤、充身、泽毛,故腠理发泄则出汗,是化汗为上焦之官能也。《灵枢·决气》篇曰:

"腠理发泄,汗出溱溱。"

腠理专属上焦之理,已详于前章矣。此言汗出溱溱,为腠理发泄之作用,而腠理发泄之故,则视体温之增减。《灵枢·五癃津液别》论曰:

"天苍衣厚,则腠理开,故汗出。"

观剧于运动者,体温骤加,必溱溱汗出可知也。夫营卫和谐,气血交注,环周一身,循行不息,血中废料,视寒热而施排泄之方法。热则腠理开,气升外溢而汗出;寒则腠理闭,气降内沉而尿多。故天寒则血中废料,经两肾分泌而为尿水,循下焦以渗入膀胱,俨如沟渎之通决也,故曰"下焦如渎"。《灵枢·五癃津液别》论曰:

"天寒则腠理闭,气湿不行,水下流行膀胱,则为溺与气。"

《灵枢·营卫生会》篇曰:

"下焦别回肠,注于膀胱而渗入焉。"

肺处于上而合皮毛,故发汗为上焦之官能。肾处于下而为水脏,故泌尿为下焦之官能。若中焦之官能,则泌糟粕、蒸津液也。且三焦官能之次序,确非由上、及中、达下之顺序,乃先中、次上、而后及下也。然则三焦各具官能之说,洵经义也,岂谬语哉!

附：

正唐氏三焦膀胱官能之误

上海卞嵩京撰注
受业开封杨强整理

唐容川先生，吾蜀之天彭人也，博学多识，所著《中西汇通》诸书，颇有功于医学。惜其于三焦官能，不能上溯轩岐，囿于后世谬说，竟将三焦官能，移作膀胱气化，兹特正之。其《医经精义》三焦条曰：

"人饮之水，由三焦而下膀胱，则决渎通快。"

按唐氏此说，直是不知三焦具有三种不同之官能也，何也？乃以饮入之水，由上中流下，直入膀胱者也。曾不思三焦为最大之府，其官能有若是简单之理乎？且三焦有上、中、下之分，其官能仅"水下膀胱"而已乎？又膀胱条曰：

"人但知膀胱主溺，而不知水入膀胱，化气上行，则为津液，其所胜余质，乃下出而为溺。"

唐氏此说，背谬极矣。前云水由三焦直下膀胱，其误尚小。此云膀胱不但主溺，而且水入膀胱，化气上行。岂非气、尿同处，清浊不分乎？殆不知中焦蒸化，上焦开发，下焦渗尿，及膀胱贮尿之故，所以持论，误上加误也。唐氏又曰：

"胞与膀胱，只隔一间，又全在微丝血管与膀胱相通。凡人呼入之天阳，合心火下至胞中，则蒸动膀胱之水，化而为气，与西法以火煎水取气无异。夫此膀胱之水，既化为气，则透出膀胱，入于胞中，上循脐旁气冲，上膈入肺，而还出于口鼻。上出之气，著漆石则为露珠，在口鼻、脏腑之中，则为津液。且气之出口鼻，其显然者也。又外出于皮毛，以熏肤润肌而为汗，所谓气化则津液能出者，此也。"

唐氏曲为此说，真是心劳日拙，不知三焦官能之真象，以致误解膀胱之气化。须知膀胱为贮蓄尿水之脬囊，贮满时，则由膀胱之下口，经尿道以排泄于体外,此为膀胱之官能也。至谓胞与膀胱,全以微丝血管相通,胞中之阳,蒸动膀胱之水,化而为气等语,全是影响之谈。身中脏腑,何一不通,其所以能通者何,莫非微丝血管乎?微丝血管,具营养作用者也。若唐氏之说为真,则大肠中之粪,亦可蒸化为血乎?总之,不知中焦主蒸水化气、消谷化血之官能,致有此误说耳。揆厥致误之由,则由误解经义之故也。《素问·灵兰秘典论》曰:

"膀胱者,州都之官,津液藏焉,气化则能出矣。"

张隐菴注曰:

"膀胱为水府,乃水液都会之处,故为州都之官。水谷入胃,济泌别汁,循下焦而渗入膀胱,故为津液之所藏。气化,则水液运行而下出矣。"

据此则知,膀胱所藏之津液,即是尿水,并知气化化出,是指尿出。若疑津液二字,不指尿水,何以《灵枢·五癃津液别》论又以汗、溺、泣、唾同名津液耶?所谓气化能出者,盖膀胱之为物也,体为脬囊,可伸可缩。藏尿时则由缩而伸,伸极则胀,必俟气海之气施化,则溲溺注泄,气海之气不及,则闷隐不通矣。详唐氏水化为气,仍可越出膀胱之说,洵不知膀胱之官能,及气化之解释也。或问《五癃津液别》论所谓:

"天寒则腠理闭,气湿不行,水下流于膀胱,则为溺与气。"

"气"字,又当何解?不知上"气"字与"湿"字并提,下"气"字与"溺"字并提,同一例也。盖气湿不行者,因天寒腠理闭,则上焦气津,不行于外,故下流也;其谓为溺与气者,肾所分泌之水,下流于膀胱而为溺,俟气化斯注泄矣。故上"气"字是"上焦出气"之气,下"气"字是"气海施化"之气,义各有在也。

◎《难经》《脉经》倡三焦"有名无形"之说

二十五难:心主与三焦,为表里,俱有名而无形。

三十一难:三焦者,水谷之道路。

三十八难:三焦主持诸气,有名而无形。

三十九难:三焦亦是一腑。

《脉经》:三焦无状,空有名目。

后人如:

徐遁、陈无择,俱以脐下脂膜为三焦;

袁淳甫、张景岳,俱以人身著内一层,形色最赤者为三焦;

虞天民、滑伯仁,俱以空腔子为三焦;

李东垣,分手三焦、足三焦;

金一龙,分前三焦、后三焦。

合上诸说,则三焦已具若许部位、形状,而吴鞠通又将三焦作人体上、中、下三部之代名词。

王清任谓:人身中并无三焦一腑。记珑管、出水道之形状、功用,实即三焦之一部。

《淮南子》曰:膲,肉不满也。

《集韵》曰:"膲",通作"焦"。

唐容川曰:"焦"古作"雥",又作"膲",日本《内经》凡"三膲"均书作"三膲",盖"膲"误作"瞧",亦犹"膲"省作"焦"。

是"焦"为"雥""瞧"之再变字,当与俗写同例。

《灵枢·营卫生会》篇曰:"上焦如雾,中焦如沤,下焦如渎。"

焦既可分为上、中、下,又具如雾、如沤、如渎之三能,故名为三焦,而知三焦确具三种之官能。

三焦者,六腑之一。"腑"字从"府",具府库之意,谓能转输而有用也。

《灵枢·经水》篇曰:"六腑者,受谷而行之,受气而扬之。"

《灵枢·本藏》篇曰:"六腑者,所以化水谷而行津液者也。"

《素问·六节藏象论》曰:"脾、胃、大肠、小肠、三焦、膀胱者,仓廪之本,营之居也,名曰器,能化糟粕,转味而出入者也。"

三焦与脾、胃并称,自是有名有形之器官。

《灵枢·本输》篇曰:"三焦者,中渎之府也,水道出焉。"

则又知三焦,为司水道之器官。

王清任《医林改错》曰："出水道，形如鱼网，俗名'网油'。"

王清任知网油为人身之出水道，而不知网油即是三焦之一部。王氏又将鸡冠油名为气府，殊不知，身中所有膏油、脂膜总名三焦。凡膈膜、板油、网油、鸡冠油，皆是一体，所以三焦为脏腑中最大之器官，三焦之部位最大，外界肌肉，内包脏腑，际上极下，共分三部。

唐容川《医经精义》曰："由肾系下生连网油膜，是为下焦；中生板油，是为中焦；上生膈膜，是为上焦。"

如此分别三焦部位，则《内经》分别三焦部位之真，确可得而知。

《灵枢·营卫生会》篇："上焦出胃上口，并咽以上，贯膈而布胸中……中焦亦并胃中，出上焦之后……下焦别回肠，注于膀胱而渗出焉。"

《难经·三十一难》曰："上焦在心下，下膈，在胃上口……中焦在胃中脘，不上不下……下焦当膀胱上口。"

此《难经》述三焦之部位，与《内经》之旨毫无违反，特不应倡"有名无形"之异说。唐容川《医经精义》曰："两肾之间，有油膜一条，贯于脊骨，是为焦原。从此系发生板油，连胸前之膈，以上循胸中，入心包络，连肺系，上咽，其外出为手、背、胸前之腠理，是为上焦；从板油连及鸡冠油，著于小肠，其外出为腰腹之腠理，是为中焦；从板油连及网油，后连大肠，前连膀胱，中为胞室，其外出为臀、胫、少腹之腠理，是为下焦。"

唐氏所称焦原，即《难经》两肾中间动气为三焦之本之意。又唐氏实指两肾间之油膜为焦原，则确指其质矣。动气即由此膜，流布三焦，故两肾间动气，为三焦相火之本。

唐氏所述三焦部位，诚为精确。惟以周身腠理，折为三段，亦以上、中、下三焦之名名之，未免有舛经义。盖腠理虽为三焦所合，而其功能则专属上焦，且腠理为三焦所合，固不得概名为焦。

《金匮要略》曰："腠者，是三焦通会真元之处；理者，是皮肤脏腑之文理。"

凡肉间接凑之薄膜，具有文理者，即所谓腠理。腠理发原于三焦，遍布于皮肤、肌肉、脏腑间，属上焦之开发官能。

《灵枢·决气》篇曰："上焦开发,宣五谷味,熏肤,充身,泽毛,若雾露之溉,是谓气。"

《灵枢·痈疽》篇曰："上焦出气,以温分肉,养骨节,通腠理。"

《灵枢·五癃津液别》论曰："三焦出气,以温分肉,充皮肤。"

言此上焦之气,开发宣通,走于腠理,以温分肉、养骨节。而三焦出气之三焦,为上、中、下三焦之总名,当属上焦之官能。

《灵枢·营卫生会》篇曰："上焦如雾,中焦如沤,下焦如渎。"

沤,浮沤也。中焦如沤者,言胃中水分,渍出于中焦,受中焦之阳热,蒸化为气,浮游于上焦。"

《灵枢·营卫生会》篇曰："中焦所受气者……蒸津液。"

蒸,热也,蒸为中焦官能。

王清任《医林改错》曰："气府,俗名鸡冠油,如倒提鸡冠花之状,气府乃抱小肠之物,小肠在气府,是横长,小肠外,气府内,乃存元气之所。食由胃入小肠,全仗元气蒸化。"

鸡冠油属中焦,胃中谷食消化后,渐移入小肠。

《素问·灵兰秘典论》曰："小肠者,受盛之官,化物出焉。"

言小肠受盛胃中消化食物,经中焦阳热,蒸化而为精微之物,随即输出,以入于脉。其输出之脉道,俱在中焦油膜中。然则消谷化血,亦是中焦之官能矣。

《灵枢·决气》篇曰："中焦受气取汁,变化而赤,是谓血。"

《灵枢·营卫生会》篇曰："中焦所受气者,泌糟粕,蒸津液,化其精液,上注于肺脉,乃化而为血。"

《灵枢·痈疽》篇曰："中焦出气如露,上注溪谷而渗孙脉,津液和调,变化而赤为血。血和则孙脉先满溢,乃注于络脉,络脉皆盈,乃注于经脉。"

吸取精微,变化而赤,是由中焦之气化也。血由中焦入脉而归心脏,其未成之气,由中焦游溢而归上焦,是中焦具有蒸水化气、消谷化血两种官能。气根于水,血化于谷。气则升于上焦而布腠理,血则流于脉管而环全身。惟其有气、血之别，所以有营行脉中，卫行脉外之异。上焦之气，由腠理以熏肤、充身、泽毛，故腠理发泄出汗，是化汗亦为上焦之官能。

《灵枢·决气》篇曰："腠理发泄，汗出溱溱。"

《灵枢·五癃津液别》论曰："天苍衣厚，则腠理开，故汗出。"论又曰："天寒则腠理闭，气湿不行，水下流行膀胱，则为溺与气。"

腠理开，气升外溢而汗出；腠理闭，气降内沉而尿多。血中废料，经两肾分泌，循下焦以渗入膀胱，俨如沟渎之通决，故曰："下焦如渎"也。

《灵枢·营卫生会》篇曰："下焦别回肠，注于膀胱而渗入焉。"

肺处于上而合皮毛，故发汗为上焦之官能；肾处于下而为水脏，故泌尿为下焦之官能；肠胃居中，职司阳热蒸化，故泌糟粕、蒸津液、消谷化血为中焦之官能。且三焦官能，乃先中、次上，而后及下也。

乙酉寒露，受业上海卞嵩京，再读后小结。

厘正陈修园《医学三字经》

蜀华阳刘复民叔甫著　受业上海卞嵩京农尹修订
再传门人开封杨强正浩整理

医学源流第一

医之始　本岐黄

（原著）黄，黄帝也；岐，岐伯也。君臣问答，以明经络、藏府、运气、治疗之原，所以为医之祖。虽《神农本经》在黄帝之前，而神明用药之理，仍始于《内经》也。

（复按）医学源流，古分两派，一曰炎帝神农，二曰黄帝轩辕。神农传本草，黄帝传针灸，道不同不相为谋也。宋·林亿序《千金方》云："昔神农遍尝百药，以辨五苦、六辛之味，逮伊尹而汤液之剂备。黄帝欲创九针，以治三阴三阳之疾，得岐伯而针艾之法精。"是则，宋时尚知医学之始，本有农伊汤液与岐黄针灸之两大派别也。乃修园以为"虽《神农本经》在黄帝之前，而神明用药之理仍始于《内经》"，轻蔑神农，莫此为甚！此无他，盖不知农、黄两派各有家法故耳。至于集农伊派之大成者为张仲景之《伤寒论》，集岐黄派之大成者为孙思邈之《千金方》。虽《伤寒论》亦用针灸，《千金方》亦载汤液，然各有所重，学者当识其大也。

灵枢作　素问详

（原著）《灵枢》九卷，《素问》九卷，通谓之《内经》。《汉书·艺文志》载《黄帝内经》十八篇是也。医门此书，即业儒之五经也。

（复按）晋皇甫谧《甲乙经》自序云："黄帝咨访岐伯、伯高、少俞之徒，内考五藏六府，外综经络血气色候，参之天地，验之人物，本性命，穷神极变，而针道生焉。其论至妙，雷公受业传之于后"。据此，则《灵枢》《素问》为针灸家之经论，而非汤液家之典谟。修园不知家法，漫谓"医门此书，即业儒之五经"，毋乃太溷乎！夫针灸之法，首重经穴。考经穴之发明，初由静坐，以消息于先，总由探刺以循索于后，理尚玄虚，为形而上之之学。盖岐黄一派,出于道家故也。史称神农尝味草木,宣药疗疾。尝,尝试也;宣,宣布也。先尝试,而后宣布,为重实验而不尚玄理者。凡物必易求效,必准确乃为收录,故无一溢言,无一冗字,仅得三百六十五药,分为上、中、下三品。《大学》云:"致知在格物,格物而后知至。"儒门功夫,神农早发其端矣,此神农之所以为大圣人也。又按《汉书·艺文志》载《黄帝内经》十八卷,《外经》三十七卷;《扁鹊内经》九卷,《外经》十二卷;《白氏内经》三十八卷,《外经》三十六卷,《旁经》二十五卷。按扁鹊为黄帝时之扁鹊,与战国时之扁鹊,同名异人。王壬秋《神农本草·序》云:"汉诏言方术、本草,楼护诵医经、本草、方术数十万言,班固叙言《黄帝内外经》,本草石之寒温,原疾病之深浅。"今所传有《黄帝内经》,乃原疾病之书,则《本草》其《外经》欤?《帝王世纪》云:"黄帝使岐伯,善味草木,典医疗疾,令经方本草之书出焉。"于以是知,《神农本草》传至黄帝,黄帝复使岐伯重为尝味而订正之,《本草》固不出黄帝也。然则出黄帝者曰《内经》,不出黄帝者曰《外经》矣。

难经出　更洋洋

(原著)洋洋,盛大也。《难经》八十一章,多阐发《内经》之旨,以补《内经》所未言,即间有与《内经》不合者,其时去古未远,别有考据也。秦越人号扁鹊,战国人也,著《难经》。

(复按)秦汉医籍,凡用五脏六腑以为百病系统者,皆属岐黄家法。今所存者,为两晋间人博采类纂之《黄帝内经》及《黄帝甲乙经》,仅此两种辑本而已。《曲礼》:"医不三世,不服其药",《孔疏》引旧说云:"三世者,一曰黄帝针灸,二曰神农本草,三曰素女脉诀。"《素女脉诀》,汉以下无传本。然《素问》书中所述脉法,当是上古《素女》之遗诀,而《难经》亦为传述《素女脉诀》之遗法者,故其属于岐黄家法,可以无疑。于此可证,上古止有针药两派之分,不必如《曲礼》三世之疏矣。考《难经》八十一章,可分六篇,一至二十二为论脉,二十三至二十九为论经络,三十至四十七为论脏腑,四十八至六十一为论病,六十二至六十八为论穴道,六十九至八十一为论针法。观其论脉,竟占全书四分之一以上。太史公曰："至今天下言脉者，由扁鹊也。"此《难经》托名扁鹊之所由欤？然则《难经》专为诊脉而作也，明矣。虽三十六难、三十九难"谓肾有两藏也，其左为肾，右为命门"，亦为专诊寸口之两尺而言，以左尺属肾，右尺亦属肾，故用"命门"二字以别之耳。又二十五难、三十八难"心主与三焦，为表里，俱有名而无形"，亦为不便分配寸口部位而言也。吾蜀井研廖季平先生曰："难与问同，初名问，后乃改为难，公谷二传皆当名问，如服问、三年问，凡问皆比例有疑义乃问，故发问不易。何氏解诂于诸问，皆详其理由是也，《素问》所以得名者由此。今于《素问》外，又加八十一问，不应直录经文以为问答。"《难经》所举，多不得肯要，《内经》既有明文，则所疑问当在《内经》之外，答辞亦不能直录经文。此本盖不知著作之体者所为。""书出齐梁，盖在晋人《脉经》之后，与高惕生《脉诀》同出一手。又此书之作，立意在专诊寸口，故除诊法以外，随手杂凑至八十一问，非其命意所在。""《难经》与《脉诀》，世俗虽有流传，老医达人，皆鄙弃不屑道。徐灵胎著专书攻之，颇得尊经之意。"寻此，则修园所谓"洋洋"盛大者何在，阐发经旨者何在？去古未远，别有考据者又何在？尝读《史记·扁鹊传》无著《难经》之说，晋人王叔和《脉经》所引扁鹊诸条，皆不见于《难经》，足知《难经》不出扁鹊。若必以为战国秦越人扁鹊所著，则大误也。

越汉季　有南阳

(原著)张机，字仲景，居南阳，官长沙，汉人也，著《伤寒杂病论》《金匮玉函经》。

(复按)仲景在《后汉书》《三国志》皆无专传，又不散见于郭玉、华佗等传中，惟《晋书·皇甫谧本传》云："华佗存精于独识，仲景垂妙于定方。"考谧，字士安，初师仲景，故其序《甲乙经》云："上古神农，始尝草木而知百药""伊尹以亚圣之才，撰用《神农本草》以为《汤液》""仲景论广伊尹《汤液》为数十卷，用之多验"。惜士安虽知乃师治学之所本，而不能精研乃师之所传，观其改宗岐黄，致力针灸，农伊学派，不绝如缕，读《千金方》"江南诸师秘仲景要方不传"可知也。仲景名羡，叔和名熙。唐甘伯宗撰《名医录》，误"羡"为"机"，后世因之。若叔和则并名，亦几失其传矣。夫仲景论广伊尹《汤液》为数仅十卷耳，余如《梁七录》《隋书·经籍志》《新旧唐志》《宋史·艺文志》，所载仲景遗书若干卷，或为门人著述，或为后人依托。盖自汉而后，长于针灸者惟华佗最著，明于汤液者惟张羡独传，二人实为当时两大师，故从而依托之者众也。

六经辨　圣道彰

（原著）《内经》详于针灸，至伊尹有《汤液》治病之法，扁鹊、仓公因之，仲师出，而《杂病伤寒》专以方药为治，其方俱原本于神农、黄帝相传之经方，而集其大成。

（复按）《伤寒论》之六经，非《内经》之所谓六经也。林亿序《伤寒论》云："夫《伤寒论》盖祖述大圣人之意，诸家莫其伦拟""仲景本伊尹之法，伊尹本神农之经，得不谓祖述大圣人之意乎？"是故《伤寒论》之六经，为祖述伊尹者也，六经者：三阴、三阳也。三阴、三阳其说最古，农伊因之以用药，岐黄因之以行针，不可强其同也。修园不知扁鹊、仓公师承岐黄，于伊尹《汤液》固无与也。其谓"《内经》详于针灸"，趔矣；又谓"仲师出，而《杂病伤寒》专以方药为治"，一若《内经》针灸，从此废除，岂其然耶？仓公、华佗虽亦用药，葛洪、雷敩虽亦传方，然药未本于神农之经，方未本于伊尹之法，用与仲景相较，判然若黑白之不同，盖即修园所谓黄帝相传之经方欤？然又不能与神农家法并为一谈矣。

伤寒著　金匮藏

（原著）王肯堂谓"《伤寒论》义理，如神龙出没，首尾相顾，鳞甲森然。"《金匮玉函》示宝贵秘藏之意也。其方非南阳所自造，乃上古圣人相传之方，所谓经方是也。其药悉本于《神农本经》，非此方不能治此病，非此药不能成此方，所投必效，如桴鼓之相应。

（复按）仲景为汉长沙太守张羡，字羡，羡慕也。景，景仰也。名羡，字景，于义允协。考《后汉书·刘表传》"建安三年，长沙太守张羡率零陵、桂阳二郡畔表。"《三国志·刘表传》"表攻之连年不下，羡病死长沙，复立其子怿，表遂攻并怿。"《刘巴传》"建安十三年，表卒，子琮降曹操，

155

操辟刘巴为掾使,招纳长沙、零陵、桂阳三郡。"《先主传》"曹操兵败北归,先主征江南四郡,长沙太守韩玄降。"《廖立传》"先主领荆州牧,擢立为长沙太守。"后吕蒙奄袭南三郡,立脱身走,自此之后,长沙属吴,与汉无关矣。据此,若仲景而非张羡,则长沙太守无仲景其人;张羡而非仲景,则广征史传无张羡其字。又考《后汉书》李注、《三国志》裴注,皆引《英雄记》云"张羡,南阳人也,作零陵、桂阳长,甚得江湘间心。"夫籍则南阳,年则建安,官则长沙太守,其为仲景无疑。然则仲景官长沙时,干戈扰攘,何暇著此文辞简古之论?《太平御览》引《何颙别传》云:"同郡张仲景,总角造颙,颙谓曰:'君用思精而韵不高,后将为良医',卒如其言。"则是仲景学医,年尚幼也。林亿《伤寒论》序引《名医录》云:"始受术于同郡张伯祖,时人言'识用精微,过其师'。"是则仲景精医,年未冠也。伯祖为汤液家之经师,所授为《汤液经》之家法,仲景论广汤液,以为《广汤液论》。是知伊尹为经,仲景为传矣。元·吴澄《活人书辨序》云"汉末,张仲景著《伤寒论》,予尝叹:东汉之文气无复能如西都,独医家此书,渊奥典雅,焕然三代之文。乃观仲景于序,卑弱殊甚,然后知序乃仲景所自作,而《伤寒论》即古《汤液经》。盖上世遗书,仲景特编纂云尔,非其自撰之言也。"吴氏卓识,允为善读古书者,惜其学力不足,未能分别证实耳。世之注家多矣,而皆未由此,径以直阐《汤液》经义,何哉?晋代王叔和搜采经外别传,重加撰次,分为《伤寒杂病论》《金匮玉函经》,虽于仲景自序,亦羼入己说。而传录者,未之分别,何者为《汤液经》,何者为《伤寒论》,何者为撰次文。今修园以上古圣人经方相传为训,王肯堂以神龙出没首尾相顾为喻,是替叔和之撰次耶,抑替仲景之广论耶?盖皆不知《伤寒》《金匮》之轴心,实为《伊尹汤液经》而已矣。

垂方法　立津梁

(原著)仲师,医中之圣人也。儒者不能舍至圣之书,而求道医者,岂能外仲师之书以治疗?

(复按)皇甫谧《甲乙经·序》尊伊尹为亚圣,林亿《伤寒论·序》改伊尹为元圣，亚欤，元欤？莫衷一是。孟子曰："伊尹，圣之任者也。"夫伊尹祖述神农，神农为汤液家之始祖，则当尊称元圣神农、任圣伊尹为宜。乃徐灵胎于所著《医学渊源论》，称"黄帝讲人身藏府之形，七情六淫之感，与针灸杂法为多，而制方尚少。至伊尹有汤液治病之法，然亦得之传闻，无成书可考。"于此则知，徐氏于皇甫谧所云"仲景论广伊尹汤液"八字，不求甚解，反谓"得之传闻"，岂皇甫所述尚非翔实耶？按《汤液》而曰论广，是仲景就《伊尹汤液经》而论广之也。然则《汤液》原文，全在《伤寒论》中无疑，不然论从何论，广从何广？此则固可必其然矣。考《汉书·艺文志》载经方十一家，而《汤液经法》三十二卷赫然在也，徐氏反谓"无成书可考"，岂《汉志》所载尚为荒唐耶？灵胎妄云，不值识者一笑。宋·王应麟曰："《素问》有汤液，论事物起原，《汤液经》出伊尹。"王氏，儒者而非医家，且能知《素问》、伊尹家法，异派不可苟同。乃近人张先识氏，著《汉志方投补注》云："按仲景《伤寒论》叙，但云撰用《素问》《八十一难》《阴阳大论》《胎胪药录》，并《平脉辨证》为书，不言《汤液》，又云上古有神农、黄帝、岐伯、伯高、雷公、少俞、少师、仲文，中世有长桑、扁鹊，汉有阳庆、仓公，不言伊尹。今王氏据《甲乙》叙文，定《汤液》为伊尹所著，殊为错误。"不知仲景自序，早为叔和窜乱，即此所引数行，皆为叔和羼入。所谓《胎胪药录》《平脉辨证》两书，皆仲景弟子记述之作，当时或亦托名仲景以传者，叔和用以撰次于《广汤液论》之间，而后人不察也。细绎仲景自序，前后文体，非一人手笔，前半是建安体，后半则两晋文，此亦当属诸叔和者矣。考仲景不但未录《伊尹汤液》之经，亦且未及业师伯祖之名，岂皇甫谧《甲乙·序》不可征，而甘伯宗《名医录》亦不可信乎？先识妄云，亦犹灵胎之不值识者一笑耳。夫医家之有伊尹，犹儒家之有孔子，道家之有老子也。医家之有农伊，犹儒家之有羲孔，道家之有黄老也。医家之有伊张，犹儒家之有孔孟，道家之有老庄也。叔和传经，功不可没。建医圣祠者，当于前殿祀元圣神农，正殿祀任圣伊尹，左配张仲景，右则当配杨回庵也。杨君，讳思复，为吾蜀之成都人，怀经国济世之才，不能见知于世，乃穷经籍，终老牖下，所述

《论语绎语》，克绍孔门之正传；其考订《汤液古经》，洵传伊尹之心法，后日稿成问世，则潜德可彰，幽光可发。我故曰："伊尹遗著为圣经，仲景所广为贤论，叔和传经，回庵校经，学者必由是而学焉，则庶乎其不差矣。"

李唐后　有千金

（原著）唐·孙思邈，华原人，隐居太白山，著《千金方》《千金翼方》各三十卷。宋仁宗命高保衡、林亿校正后，列《禁经》二卷，今本分为九十三卷，较《金匮》虽有浮泛偏杂之处，而用意之奇，用药之巧，亦自成一家。

（复按）《千金翼》为初稿，《千金方》为定本。或以《翼》为后撰，非也。两书并刊于道藏，后世因称为真人。盖孙真人者，道家之流亚也。道家出于黄帝，故孙氏之书尊重岐黄，轻蔑神农，观其自序可知矣，其云："大圣神农氏，愍黎元之多疾，遂尝百药以救疗之，犹未尽善。黄帝受命创制九针，与方士岐伯、雷公之伦，备论经脉，旁通问难，详究义理，以为经纶，故后世可得而依畅焉。"嗟呼！以孙氏之贤，尚未深致力于神农《本草》，反以"犹未尽善"为言，未入其门，何由见其宫室之美？宜其撰用岐黄之论，博采药治之方，道冠儒服，泾渭不分，农伊家法，从此式微，此则孙氏所不能辞其咎者矣！然两晋六朝诸师所传之经方，赖以衷存，厥功甚伟，修园称其"用意之奇，用药之巧，亦自成一家"，是岂真知《千金》哉？清·张石顽于耄耋之岁，撰用反激逆从，敷衍《千金》方义，穿凿模棱，似是而非，致经方义理反晦而不彰，此无他，不据农伊经义以为抉择耳。凡方不本伊尹之法，药不本神农之经者，是为经外别传，皆当列入杂家。杂家固多依托黄帝者，葛仙翁《肘后方·序》云："世俗苦于贵远贱近，是古非今，恐见此方，无黄帝、仓公、和扁、踰跗之目，不能采用。"夫黄帝为针灸家之鼻祖，不以方药为重，依托者大抵为浅俗无义及驳杂不纯之方；《金匮要略》为王熙撰次，熙固岐黄家也，故其书，浮泛偏杂，所在皆有。修园过信《金匮》，力贬《千金》，是亦五十步笑百步耳，可以不必也。

外台继　重医林

（原著）唐·王焘著《外台秘要》四十卷，分一千一百四门，论宗巢氏，方多秘传，为医门之类书。

（复按）秦汉以来，医籍之托名岐黄者纂重，廖季平先生曰："书虽晚出，不改师传，故同目岐黄，以端趋向。"西晋皇甫谧，字士安，朝歌人，博采类纂，成《甲乙经》十二卷，与世传《灵》《素》《内经》，当为两晋间先后辑本。观其解评名篇，至六七见之多，自非一人所为，《灵》《素》之不著撰人姓氏者，以此欤？史称谧躬自耕稼，带经而农，遂博综典籍百家之言，宜其两相互较，《甲乙》为精也。若《难经》《内照经》尤为晚出，且为小经，不足比拟。隋·巢元方撰《诸病源候总论》五十卷，崇尚征实，不衍空言，为《灵》《素》《甲乙》以后，《千金》《外台》以前，岐黄家之第一巨著，后世说病，莫能出其范围。论中每一候后，皆有"汤熨针石，别有正法，补养宣导，今附于后。"盖巢氏为岐黄家导引按摩之流亚也。王焘撰《外台秘要》时，取之以为论，随论以附方，其方每有《千金》遗而未载者，惟《千金》以己意定其去取，于先哲苦心孤诣处，多所泯没。王焘未得医家传授，固不识农伊与岐黄之派别也，惟其非医门专家，所以不似孙真人之私心自用，而能本其大公至正之心，详录卷帙篇目，撰人姓氏。夫如是，而六朝诸师顿以表彰，不然，后如《圣惠》《圣济》，纂引古书，不录作者名姓，虽经文亦如己出，则掠人之美矣，侵占之嫌，谁其谅之？

后作者　渐浸淫

（原著）等而下之，不足观也已。

（复按）林亿序《伤寒论》云："夫《伤寒论》，盖祖述大圣人之意，诸家莫其伦拟。""其言精而奥，其法简而详，非浅闻寡见者所能及。"考《伤寒论》原名《广汤液论》，为仲景传师之作，《医说》引张仲景方序论云："张伯祖，南阳人，性志沉简，笃好方术，诊处精审，疗皆十全，为当时所重。同郡张仲景，异而师之，因有大誉。"据此足知，张伯祖为汉季汤液经之大师矣。夫《伊尹汤液经》，果专为伤寒一病而作乎？何以论中条文用"伤寒"冠首之多也？大抵汉魏习尚，多重"伤寒"二字。例如《肘后方》云："贵胜雅言，总呼伤寒，世俗同号时行"，《千金》引《小品方》云："伤寒，雅士之称，云天行温疫，是由舍间号耳"，《外台》引许仁则云：

"方家呼为伤寒"。然则"伤寒"二字，乃时习相尚，并无深意，与《素问》"热病皆伤寒之类"及《难经》"伤寒有五"，同而不同。叔和不知此义，误以论中条文多冠有"伤寒"二字，竟认为专论"伤寒"之书，因而改题为《伤寒论》之今名。叔和又以《伤寒论》无关杂病，乃更撰用仲景弟子记述之《胎胪药录》，并《平脉辨证》两书，辑成《金匮》，以为仲景治杂病之方。林亿称其"上则辨伤寒，中则论杂病，下则载其方，并疗妇人。"此即叔和自谓"为《伤寒杂病论》合十六卷"也。叔和以岐黄家而研汤液学派，所以误析伤寒、杂病为二，不知《伊尹汤液》原为万病典谟，仲景受术于伯祖，经师固已习知矣。唯叔和未经仲景亲炙，竟以仲景所传者，为专广伤寒一病之论，不綦误乎！虽然，叔和撰次仲景，不遗余力，别列杂病，为伤寒之附庸，盖已为超群之贤矣。叔和而后，《伤寒》之义几绝，巢氏《病源》、孙氏《千金》、王氏《外台》，此三家者，洋洋巨著，尚不知《伤寒》之旨义，且列伤寒为杂病之附庸，况其下焉者乎？所以皇甫谧云："近代太医令王叔和，撰次仲景遗论甚精，指事施用。"林亿亦云："自仲景于今，八百余年，惟王叔和能学之，其间如葛洪、陶景、胡洽、徐之才、孙思邈辈，非不才也，但各自名家，而不能修明之。"今修园大言炎炎，竟谓"等而下之，不足观也已"。试问，其能识上述诸义否耶？何以生平著作，于《千金》《外台》，未见其发明什一也？

红紫色　郑卫音

（原著）间色乱正，靡音忘倦。

（复按）孟子"万章问曰：人有言，伊尹以割烹要汤，有诸？"旧注宰割烹调，非也。割为手术，属外科也；烹为汤烹，属内科也。言伊尹以割烹要汤者，当成汤三使，往聘伊尹，乃举割烹之医，比喻尧舜之道。《国语》所谓"上医医国，其次疗疾"，《汉书》所谓"论病以及国，原诊以知岐"也。传至汉季，内外分科，华佗传伊尹之割，仲景传伊尹之烹，巢氏《病源》引皇甫谧云："考之于实，佗之精微，方类单省""且佗之为治，或刳断肠胃，涤洗五藏，不纯任方也。仲景虽精，不及于佗，至于审方物之候，论草石之宜，亦妙绝众医"。魏晋六朝，多以华佗、仲景并称者，良以两师各操绝技故也,惟华佗未习汤液经法,所以"方类单省",厥后范、汪诸师,优入圣域,殆又为有师承之汤液家欤?《千金》《外台》,搜集独多,先哲称其博大精深,正以范、汪诸师为其轴心耳。后世方书,重复綦重,并农伊于岐黄,汤液乱于杂家,于是乎而元圣神农、任圣伊尹,不复为医林所重矣,然犹有传授尚为可贵者。降及金元,如张洁古、刘河间辈,胥宗宋儒程、朱诸子,穷理尽知之学,废弃师传,架空乱说,医术浅,空理多,较之《圣惠》《圣济》《局方》《心方》《普济方》,各门各法不相同者,奚啻倍蓰。皇甫谧曰:"称述多而切事少",其若辈之谓欤! 概自金元以迄,明清医林作家,皆犯此"论多方少,百病一法"之弊,观于李东垣、叶天士,尤为彰明较著。

迫东垣　重脾胃

下略

受业上海卞嵩京谨按:是篇为刘师民国二十八年所撰,惜未完稿而成残简。大旨要在澄清医学渊源,汤液始祖为神农、伊尹,针灸始祖为黄帝、岐伯。后世医家,不知农、黄家法各别,遂致误认祖宗。及商相伊尹首撰《汤液》,代代相传,殆汉末张仲景,集《汤液经》大成,而仲景乃师张伯祖,实《汤液经》之传经大师,仲景传经功不可没。晋·王叔和重撰《广汤液论》而为《伤寒论》。凡此诸论,引经据典,发前人之未发,伟哉! 吾师功在千秋! 时公元二〇〇五年农历乙酉仲秋记。老冉冉六十又七矣。乙酉重阳。

再传门人豫开封杨强谨按:吾师卞嵩京先生,乃其先业师刘民叔先生嫡传弟子。刘师生性耿介,淡泊名利,不务虚名,一生以治病医人、著书教子为乐。刘师幼承庭训,后从学于经学大师廖季平先生,学术大进。其治学,一生先后三变,先在明清,再宗岐黄,迫五十而后始跳出《内经》圈子,直溯汉魏以上古医,一以古医经为正宗。因刘师门诊病人甚多,无暇著书,故传世之书不多,问世者有《神农古本草经三品逸文考》《考次伊尹汤液经》《时疫解惑论》《伤寒论霍乱训解》《素问痿论释难》《鲁楼医案》《华阳医说》及《肿胀编》等书。然刘师之书，大多为三四十岁时所作，当时理论尚在明清《内经》，并未转至汤液学派，故书中《内经》等理论颇多。唯《鲁楼医案》及《华阳医说》为其晚年著作，乃刘师学术之最高理论。吾师卞嵩京先生，十五岁即从学于刘师，当时刘师年届花甲，其理论已跳出《内经》圈子，臻于至善。卞师生性聪颖，勤学好问，侍诊刘师左右凡七年，深得刘师真传。是篇，乃刘师原著，惜其未能完稿，卞师承刘师之遗训，秉刘师之思想，续刘师之遗志，矜矜业业，历时凡四十余年，数易其稿，于公元二〇〇七年著成《述评医学三字经》，以授课教子。卞师愿中医之传承，可谓用心良苦！时公元二〇一二年农历壬辰冬至于河南郑州香雪草堂。

评《释蛊毒鬼疰》①

刘民叔

　　民叔与杨回庵君，同学于井研廖师季平，研经识字，素所折服，固先进先明者也。此篇②释蛊毒鬼疰，使向之莫明其义，不求甚解者，今则知所重矣。夫古者，固无所谓细菌也、原虫也，而弥漫于宇宙间者，无往而非细菌、原虫。细菌、原虫之为害也，在天地则假六淫之胜复，在人身则秉正气之乖违，细菌、原虫既如此其烈，岂古之圣哲辨证论治，而于细菌、原虫略之不之及耶？不知早于"风"之一字，包括无遗。"風"字从"虫"从"几"，揆其字义，盖谓宇宙之间无往而非虫也，几、虫成"風"。虫随風播，播者，动也，动即为風，经谓"風以动之"是也；虫非一类，应風而变，变者，异也，异即不同，经谓"風者，善行而数变"是也；寒暑布令，風为之师，六淫病人，風为之媒，经谓"風者，百病之长"是也。按"風"内"虫"字之义，乃统指有寿命、有生死者而言，故属动物性之原虫，及属植物性之细菌，皆隶属之。杨君释蛊毒即微生虫，鬼疰即病细菌。历举考证，允为卓识。按医之治病也，不外两途，一为攻实，一为补虚。攻实者，仗药力以杀蛊毒、鬼疰，即扑灭细菌、原虫之谓，亦即直接杀细菌、原虫者也；补虚者，仗药力以补精神气血，即增加抵抗原力之谓，亦即间接杀细菌、原虫者也。细读神农《本草》、仲景经方，自知其故，孰谓中医陈旧，不知所谓杀细菌、原虫之方药哉！

中华民国二十一年十二月十二日　学弟刘民叔谨跋

　　二〇〇五年十月，受业上海卞嵩京，再读此文及刘师补论，爰续引申之。现代医学称，凡病皆由细菌、原虫、病毒感染所致，有显微镜可检

---

① 题目为整理者加。
② 后附。

视以示人，此为信而有征，无可怀疑者，且得全世界之公认。而在我中医，其治则将以何为依据耶？盖细菌、原虫、病毒之传播，必假于風，故"風"字从"虫"，《说文》云：从"虫"，凡声，又云：風动虫生，而此虫当泛指一切包括现代医学所称之细菌、原虫、病毒，此指呼吸传染。然古医固无此等名词，读神农《本经》，每见有"蛊疰"二字，即为此细菌、原虫、病毒专造之字。《说文》诂"皿"为饮食用器，而"蛊"字从"虫"从"皿"，此当指饮食传染。"疰"字从"主"，"主"从"丶"，"丶"为一点，而此一点形，象细菌、原虫、病毒，以其小于一点也。又《说文》"丶"象灯中火主，则言其性之烈，且可蔓延无限也。《灵枢·五色》篇云："风者，百病之始"，《素问·风论》云："风者，善行而数变"。中医以病皆从风生，及其传于里也，则随人之脏腑、寒热、虚实为转移，而其丛生繁殖必有其生存之环境。寒热温凉四季，皆有各类细菌、原虫、病毒适应之条件，盖亦有其所谓之属性，苟得其时，则弥漫于空间，而人感之即为病。中医将病分属寒、热、虚、实，而此寒、热、虚、实辨证，实则针对细菌、原虫、病毒之属性，及其生存环境而言。若其赖寒、热以生存者，则以寒治热，以热治寒，改变其生存之环境，则病菌消亡，病症自然而解，不若一味追求新一代广谱抗菌素，而不知改变其丛生繁殖之环境，从而达到根本解除病原之目的。今举菌痢以为例说，若一味抗菌治疗，见效亦微，且愈后每有慢性肠炎为后遗，肠壁未清故也。譬若一碗饭菜，霉烂变质，而用揩布拭其表面，此徒治其表，总不能治根。中医则以"通因通用"之法，攻下消导，即所以止痢，亦即倾其渣滓，洗清腐秽，俾病菌无生存之环境，则痢疾自愈，且愈后了无后遗。古云："治病必求其本"，原意在此也。又若肺结核病，抗痨类药只能治因结核杆菌所致之结核病，至于内伤虚劳所致之结核病，则非其治也。而中医则以养阴益气、扶正固本诸法治之，鼓动正气，则结核杆菌自行消失。又如因风邪化火所致之结核病，谚云："伤风不愈，久而成痨"，亦非其治也，中医则以清润养阴、宣肺化痰诸法治之，改变环境，则结核杆菌自行消失。此间接抗菌之法，远胜直接抗菌而不能奏效者多矣，亦即现代医学之提高免疫功能、增强机体能力等说，早在数千年前，为我中医所运用，而西医之知，亦仅近数十年间事也。又若肿瘤病，在中医列入癥瘕积聚范畴，或为气血瘀热炼结，或为寒湿痰瘀凝聚，而中药活血化瘀、温运凉泻、破癥除瘕、消癖化痰为治疗首要方法，据药理分析，其间药物，或能抑制癌细胞生长，或能杀伤癌细胞，或提高白血球巨噬细胞，以达到抗癌之能力。至于虚虚实实、寒寒热热，错综复杂，则虚则补之，实则攻之，寒热并进，攻补兼施，则为我中医之特长，亦即中医辨证论治之灵活处。故曰：中医、西医，其理揆一，特名称各异，治法虽别，目的都在于解决疾病而使康复，俾登寿域。深望我国出能人焉，学贯中西，用中兼外，摒弃门户之见，则造福于人民，大有功于后世，是所祈也。刘师在，当一百零九岁，嵩京亦六十七岁，垂垂欲老矣！

附：释蛊毒鬼疰

——蛊即微生虫，疰即病细菌

杨回庵

西医讥中医不知病菌与微生虫，不知西医之知病菌、微生虫，在近百余年间，而中医之知病菌、微生虫，乃远在三千年上。考中国医药书之最古者，莫前于神农《本草》，而神农《本草》之药味不过三百余名，就中言"蛊毒鬼疰"者，几位百名之多。蛊即微生虫，疰即病细菌，不过中西语别，名词各异。又中国医学，历汉晋后，尽失其传，古人述语，多为后人误解。至今遂莫识中语之蛊即西语之微生虫，西语之病菌，中国古代固名之为鬼疰也。中国自上古燧人氏，始名物虫鸟兽，轩辕氏正名百物以来，凡百名物，莫不有字，"蛊疰"二字，即为微生虫与病细菌专造之字。《说文》诂"皿"为"饮食之用器"，而"蛊"字即从"虫"从"皿"，西人言传染病人饮食后，其用器上积无数微生虫，他人用之即受传染。又今人言蛮荒中，置传染病毒于饮食器上，以食异乡人，名曰放蛊，异乡人食之即受传染。夫礼失求诸野，诂亡征之谚。放蛊一语，其"蛊"字本义之存于俚语者乎？蛊为微生虫专造之字。蛊毒、鬼疰二语在神农《本草》中，联文叠见者数十处。蛊毒既为微生虫之毒，则鬼疰亦必为微生虫同类，而含传染性之致病物。谨案六书合体之字,皆有其义。"疰"之从"主",盖亦必取其义者。《说文》"主"下云:镫中火主也,象形,从丶,丶亦声。据此,则"主"又从"丶",取会意兼声。而《说文》诂"丶"为有所绝止,丶而识之,此则言"丶"为一点,在其绝止处以一点识记之也。"丶"为一点,"主"字从"丶",即象镫中火一点,形而主下,云镫中火主者,盖又直以"主"作"丶"字解矣。又《说文》"金"下云:从土,今声,左右注,象金在土中形,左右注,即金字左右之"丶"。不曰左右丶,而曰左右注者,是又直以"注"字作"丶"字解矣。"主""注"二字,均可作"点"解者,"主"从"丶","注"从"主",其义直从"丶"受,而水之注下,其滴悉成点形,故"注"字即从"水"从"主"。又案从"主"之字,多有作点解者,如"住"之从"主",言人立于一定之点也;"驻"之从"主",言马立于一定之点也;"柱"之从主,言木立于一定之点也。推此以言,则"疰"之从"主",盖亦必取点义,而病状之象一点者,厥为病细菌,菌必生于阴气,故又谓之为鬼疰。鬼,阴气也。凡神农《本草》中,有曰:杀百精老物殃鬼者,如升麻下之主语;有曰:杀百精蛊毒老魅者,如石下长卿下之主语;有曰:杀鬼疰精物老魅者,如龙骨下之主语,皆属此类。其称之曰老者,言其久寿难死也;其或称为物、为魅、为百精者,言其为群阴之气交感以生,有形体、有生命能孳乳,如植物类之物,且其类非一种,形非一种,故名之非一词也。又案神农《本草》中,凡病属邪气者,则曰除,如人参、商陆下之云"除邪气"是也;属癥坚者,则曰破,如麻黄、附子下之云"破癥坚积聚"是也;属动植诸物者,则曰杀,如犀角下之云"杀钩吻、鸩羽、蛇毒"、莽草下之云"杀虫鱼"、马刀下之云"杀禽兽、贼鼠"。盖凡动植诸物,皆具有寿命可生死,必杀之而后毒除。而神农《本草》于治蛊毒、鬼疰,亦称之曰杀,如卫矛下之云"杀鬼毒、蛊疰"、蓝实下之云"杀蛊蚑、疰鬼"。由是以言,则蛊疰之同于动植诸物,皆具有寿命可生死,则其必为微生虫与病细菌也,更无疑义矣。又考古方用药,凡病之有微生虫、细菌者,必举具杀虫性之药以治之,如神农《本草》吴茱萸下云"杀三虫",《伤寒论》即以之治呕,其《厥阴篇》云:"干呕,吐涎沫,头痛者,吴茱萸汤主之。"《阳明篇》云:"食谷欲呕者,属阳明也,吴茱萸汤主之。"盖呕吐涎沫为肝脏受邪,食谷欲呕为阴气淫胃,阴邪侵淫肝胃,虫菌由之以生,遂发为欲呕、吐沫诸疾,以吴萸杀其虫菌,生姜化其阴邪,阴邪去则虫菌无由以生,虫菌去则涎沫无从而吐,此为病之属于寒者也。若属于热者,则以竹叶石膏汤治之,神农《本草》竹叶下云"杀小虫"、理石下云"去三虫"、长石下云"杀蛊毒",长石、理石、石膏类者也。《伤寒论》劳复篇云:"伤寒解后,虚羸少气,气逆欲吐者,竹叶石膏汤主之。"盖其伤寒虽解，因伤寒而生之虫菌未除，故病必致于复，以竹叶石膏汤祛其余邪，杀其蛊疰，蛊疰去则病无由自复也。又《本草》乌头下云"杀禽兽"，附子、乌头类者也。乌头能杀禽兽，附子必能死蛊疰。《伤寒论》少阴篇云："少阴病，饮食入口则吐，心中温温欲吐，复不能吐，始得之，手足寒，脉弦迟，此胸中实，不可下也，当吐之。膈上有寒饮，干呕者，不可吐也，急温之，宜四逆汤。"又《霍乱篇》云："吐利，汗出，发热恶寒，四肢拘急，手足厥冷者，四逆汤主之。"盖阴邪积于膈上必呕，积于大小肠必利，吐利诸疾皆有虫菌，四逆之附子既能化阴邪，兼可杀其蛊疰，故能愈吐利诸疾。今人只知乌梅丸之用蜀椒、乌梅杀虫，而不知附子之功，固不在椒、梅下也。又案神农《本草》代赭下云"主鬼疰"，瓜蒂、莞花、大戟下云"主蛊毒"，而《伤寒论》太阳篇云："伤寒发汗，若吐若下，解后，心下痞硬，噫气不除者，旋复代赭汤主之。"又云："病如桂枝症，头不痛，项不强，寸脉微浮，胸中痞硬，气上冲咽喉，不得息，此胸中有寒也，当吐之，宜瓜蒂散。"又云："太阳中风，下利，呕逆，表解乃可攻之，其人漐漐汗出，发作有时，头痛，心下痞硬满，引胁下痛，干呕，短气，汗出不恶寒者，此表解里未和也，十枣汤主之。"据此以言，则三方皆治痞满，三方之药皆有"杀蛊疰"者。盖痞满为胸有实邪，实邪必生虫菌，仲景特别其轻重，厘其上下，以立和解、吐下诸法耳。又案仲景方中，其由邪气而致有燥屎者，主以大、小承气汤，而承气汤之厚朴，神农《本草》即云"去三虫"；由邪气而致有瘀血者，主以抵当与桃仁承气，而桃仁在神农《本草》中亦云"杀小虫"，此为病之属于里者也。再考仲景书，表药中亦兼有用治蛊疰者，如升麻、连翘，神农《本草》皆云"治蛊毒"，而仲景方之麻黄升麻汤，即用以治唾脓血、下利；麻黄连翘赤小豆汤，即用以治瘀热在里，身面发黄。他如大青龙之用石膏，桂枝去芍药加附子诸方，皆外解表邪，内治蛊疰。何言乎中医不知有病菌与微生虫也？

尺　热　辨[①]

刘民叔

　　尝读《平人气象论》"人一呼脉三动，一吸脉三动而躁，尺热，曰病温"之"尺"字，文晦难释。夫以三指诊脉，在二指曰寸，三指曰关，无名指曰尺。尺者，仅无名指所按之一部也。既曰病温矣，何热者只在尺部，而寸、关之不热耶？若寸关亦热，何不统曰脉热，岂偏重于尺而轻寸、关两部耶？且脉已包寸、关、尺在内，何得提出"尺"字，与脉并峙为言？此真不可通者也。考《玉机真藏》篇五实，其一曰"脉盛皮热"，则所谓人一呼脉三动，一吸脉三动而躁者，当是脉盛之脉；所谓尺热，当是皮热之谓，明矣。《论疾诊尺》篇"尺肤热甚，脉盛躁者，病温也"，与此正同。核《玉机》之脉盛与皮热并举，则诊脉之外，不当别举尺诊，然则尺热、尺肤热之"尺"字，当改为"皮"字。两尺与肤字，又相连属。按"尺""皮"古文相似，岂以相似而传写失真耶？此外，言尺者尚多，如《邪客》篇"持其尺，小大滑涩寒温，察其肉之坚脆燥湿，因视目之五色，以知五藏而决死生。"又如《方盛衰论》"按脉动静，循尺滑涩寒温之意，视其小大，合之病能。"诸文，诊尺何以候寒温？盖亦"皮"字之误。不然，以无名指所按者，不过数分之狭，何以能审寒温滑涩？明是以手抚循皮肤耳。改"尺"为"皮"，文义惬洽，斩除荆棘，明畅易了。知此，则不仅"尺热""尺肤热"之"尺"字当改为"皮"，举凡《灵》《素》两经中之"尺寒""尺涩""尺肤粗""尺肤滑""尺肉弱""尺坚大"，以及"尺肤炬然，先热后寒""尺肤先寒，久大之而热"诸"尺"字，亦当尽改为"皮"字也，夫复何疑？

---

① 　此文发表于《医界春秋》二十一期。

与吴羲民君谈谈"尺"字 [1]

刘民叔

余撰《尺热辨》一文,登本刊二十一期,以"尺"为"皮"字之误。惜当时因诊务匆忙,未尽厥言,拟于《脉法古义》中,续为发挥。兹读本刊二十九期,载有吴羲民君之再辨,谓"余改尺为皮,有乖经旨",又谓"尺热为尺肤特别炙热",又谓"皮肤滑涩,与病无关",又谓"凡《灵》《素》经中诸有尺字等句,均系指尺泽穴之动脉"。种种辨论,固当奉为诤言,无如吴君对于上古诊法,犹多阂隔,民叔不敏,再详谈之。昔传约园有言"古人著书,互相牴触",即是互相阐发,一片苦心,以求理明。吴君诤友,想亦乐闻斯谈乎。

吴辨:若改"尺"为"皮",难免有乖经旨。

民叔按:《内经》诊皮,与色脉并重。《灵枢·论疾诊尺》正为诊皮之专篇,详其法,则散见之文尤多,其"诊尺"之"尺"字为"皮"之误。因"尺"字与"皮"字,古文相似,本为皮之剥文,后来寸关尺之说大盛,皆从尺脉解之,无人知为皮肤,转使伪法,得以影射经文,而诊皮之法,因以断绝。《素问·玉机真藏论》,五实,其一曰"脉盛皮热",五虚,其二曰"脉虚皮寒",二"皮"字与"脉"同见,他篇多改为"尺脉"与"皮"并见。诊经脉不能言寒热,《玉机》二"皮"字,为古经之原文,其余乃多误作"尺"字矣。《平人气象论》曰:"人一呼脉三动,一吸脉三动而躁,尺热,曰病温。尺不热,脉滑,曰病风。"此两"尺"字,亦与"脉"并见,即《玉机》之"皮"字可知。《论疾诊尺》篇曰:"尺肤热,其脉盛躁者,病温也;尺肤寒,其脉小者,泄少气也。"此两"尺肤"之"尺"字,亦与"脉"并见,亦即《玉机》之"皮"字可知。若斯者,固可比而见例者也。《论疾诊尺》篇"黄

---

① 此文发表于《医界春秋》三十期。

帝问于岐伯曰:余欲无视色持脉,独调其尺,以言其病,从外知内,为之奈何? 岐伯答曰:审其尺之缓急大小滑涩,肉之坚脆,而病形定矣。"夫黄帝欲于视色持脉之外,独调其皮,以为从外知内之诊法,苟尺而不误,则尺亦动脉耳,非在持脉之范围内乎? 若以"独调其尺"之"尺"为尺泽穴,尺泽亦手太阴之穴,与寸口同属一脉,经义从无一脉并取两穴之例。况言"从外知内",皮乃为最外者,是知"独调其尺"之"尺"字,为"皮"字之讹无疑。再观岐伯以尺、肉同定病形为答,则"尺"字为"皮"之剥文,义更彰矣。《邪气脏腑病形》篇"黄帝问于岐伯曰:余愿闻不见而知,不按而得,不问而极,为之奈何? 岐伯答曰:夫色脉与尺之相应也,如桴鼓影响之相应也,不得相失也,此亦本末根叶之出候也,故根死则叶枯矣。色脉形肉,不得相失也。"此段经文,黄帝欲不见、不按、不问,而由外知内,其意与诊尺篇同。岐伯以"色脉与尺之相应"为答,尺与色脉对举,则"尺"不指脉而为"皮"字可知。岐伯又以"本末根叶"为喻,则脉在内者为根本,色皮在外者为叶末,所谓"有诸内形诸外",故曰"根死则叶枯"。岐伯更以"色脉形肉,不得相失"为结,则"形肉"二字,为"尺"之注脚,而"尺"之当改为"皮"字也,复何疑焉? 此外可引证者尚多,未能备述。要知诊皮确为古诊法之一种,隋·杨上善纂有专篇,近代廖季平先生,详为补正,惜世少流传耳。吴君辨谓"若改尺为皮,难免有乖经旨",又乌乎可?

吴辨:尺热为尺肤,比别部分有特别炙热。

民叔按:"尺肤"不成名词,《灵》《素》经中,曰尺、曰尺肤、曰尺之皮肤,不一而足。考注释《内经》之最古者,为隋之杨上善,杨氏之注"尺"也,曰"尺分,称曰尺";其注"尺肤"也,曰"尺分之肤,称曰尺肤";其注"尺之皮肤"也,曰"一寸以后至尺泽,称曰尺之皮肤"。杨氏仍就原文误字立训,意在遵经而避改经之嫌耳。后来注家,俱不出杨氏范围,不知《内经》诊皮法,指全身皮肤而言。所有发热身寒、四肢厥冷、手足自温,皆在诊皮法中,不止《论疾诊尺》篇之肘、膺、臂、腹而已。杨氏不肯改字,虽不指尺肤为尺脉,然拘于尺泽至尺之皮肤,是诊皮囿于肘中一尺之地位,其他则所不计。改"尺"为"皮",上头下足、腹背两手,皮肤所在,无不包举,以较杨氏囿于一尺之地位者,其得失为何如哉?吴君不明此义,竟以《平人气象论》"人一呼脉三动,一吸脉三动而躁,尺热,曰病温"之"尺热"两字,解为"尺肤比别部分有特别炙热",穿凿附会,莫此为甚!推吴君之意,在详尺热之义而已,不知此条要点,在"一呼三动,一吸三动而躁"之"躁"字着眼。观《论疾诊尺》篇之"尺肤热,其脉盛躁者,病温",《评热病》篇之"有病者,汗出辄复热而躁,疾不可为汗衰",《热论》之"汗出而脉尚躁盛者死",《热病》篇之"热病者,脉尚躁盛而不得汗者,此阳脉之极也,死。脉盛躁,得汗静者,生。"种种"躁"字,非诊温病之当着眼者乎?既诊得脉躁而又皮热,则可直断为温病。苟脉不躁,而皮又不热,则非病温。而后为文之"皮不热,脉滑曰病风"及"脉涩曰痹"诸病也,若疑"尺热是尺肤特别炙热",以为温病与伤风伤寒之特殊处,岂风寒之皮热,果头背甚于尺肤耶?纸上空谈,臆揣而已。

吴辨:试问皮肤滑涩,与病何关,所关何病?而"大小"二字,又将归纳于何处耶?

民叔按:吴君此辨,心粗胆巨。其读经也,殆所谓"走马看花"者欤?考《内经》以大小、滑涩为诊皮法,文凡数见,《灵枢·论疾诊尺》篇、《邪气藏府病形》篇、《邪客》篇、《小针解》篇、《素问·方盛衰论》,皆有明文。果若吴君之辨,则《灵》《素》两经,何必重出若许耶?今且为吴君详谈之。"尺"为"皮"之剥文,"尺肤"为"皮肤"之讹,"尺之皮肤"为校者妄补"之皮"两字之谬。盖"皮"既误剥为"尺",则"尺肤"之义,殊难明了,校者乃于"尺"下,补一"皮"字,以为记识。刊写误为正文,则作"尺皮肤"三字,不成文理。校者复加"之"字于"尺"下,以为"尺之皮肤",与"尺肤"同其误。盖六朝以后,专诊寸关尺,故读尺为部位,《难经》所引亦同,则此误在《难经》之前,故承用其误文耳。不然,《内经》

171

言皮肤者多矣,皆混举全体,此独单指尺肤,古无是法也。至诸家误说,或以为"尺部之尺",与"尺肘之尺",皆不可通。今以"尺之"二字为衍文,直捷了当,又包括无遗,证以《内经》"独调其皮,即知其病",及"善调皮者,不待于脉;善调脉者,不待于色"诸义,恰相吻合。然则诊皮之关于病也,为何如哉? 惜吴君未之细绎耳。《灵枢·论疾诊尺》篇曰:"尺肤滑而泽脂者,风也;尺肤涩者,风痹也;尺肤粗如枯鱼之鳞者,水泆饮也。"《邪气藏府病形》篇曰:"脉滑者,尺之皮肤亦滑;脉涩者,尺之皮肤亦涩。"《平人气象论》曰:"尺脉缓涩,谓之解㑊;尺涩脉滑,谓之多汗。"《通评虚实论》曰:"其形尽满者,脉急大坚,尺涩而不应。"《官能》篇曰:"审其皮肤之寒温滑涩,知其所苦。"以上征引之皮肤滑涩,于病之有关无关,固不待再为繁辨矣。至于"大小"二字,亦为诊皮要法,《邪气藏府病形》篇曰:"脉小者,尺之皮肤亦减而少气;脉大者,尺之皮肤亦贲而起。"所谓"减而少气"者,小也,亦即瘦之义也;所谓"贲而起"者,大也,亦即肥之义也。《论疾诊尺》篇更以皮之大小,与肉之坚脆,对举成文,则"坚"又为"大"之义,"脆"又为"小"之义。盖肉为络分,络与皮连,故经义以皮络同诊。《素问·皮部论》曰:"脉有经纪,上下同法,视其部中有浮络者,皆其部。凡十二经,络脉者,皮之部也;皮者,脉之部也。"《灵枢·经脉》篇曰:"诸脉者,常不可见也。其虚实也,以气口知之,脉之见者,皆络脉也。"按脉有指经者,有指络者,经络可以同称为脉。夫诸络脉皆不能经大节之间,必行绝道,而出入后合于皮中,其会皆见于外,故经脉深不可见,惟在外之络脉,与皮相连,故曰"络为皮之部,皮为脉之部",所以经义每以"皮络"连诊也。然则脉小者,尺之皮肤亦减而少气;脉大者,尺之皮肤亦贲而起。诸"脉"字又当训为络脉,是以络之大小,即为皮之减贲,亦即为肉之坚脆矣。本此以读《灵》、《素》、仲景诸经,其所得者,正多多也。吴君深致疑义于"大小"二字,不能归纳于诊皮法内,盖不知古来原有诊皮一大法门,谓余不信,请自详征经义可也。

吴辨:凡《灵》《素》经中诸有"尺"字等句,均系指尺泽穴之动脉。

民叔按："尺"字在《内经》中，有真、膺二类。其真者，如尺泽为穴名之真尺也。如人长七尺五寸、八尺之士，以及《骨度》《五十营》《肠胃》等篇，所言之"尺"字，为"度身体物类"之真尺也。其余如"尺寸反者死"，以及"三阴在上，则尺不应"，诸"尺"字，为"人"之误尺者也。又如"尺内两旁""尺外以候肾""尺里以候腹"，为"足"之误尺者也。又如持尺、循尺、尺肤、尺之皮肤，斯则"皮"之误尺者也。历代注家，俱是就"误字"立训，莫知改正者，惟吾蜀廖季平先生知之。吴君固亦潜心《内经》者也，无如囿于旧注"尺为尺泽动脉"之文，复推广之，以为凡《灵》《素》经中诸附带有"尺"字等句，一概以尺泽为解，渭泾不分，顶颠孰甚，犹自诩为得，囫囵读经，良可惜也！然更有谈者，若吴君自认非误，则"尺寸反者死"一句，作何解法？夫尺泽与寸口，同为手太阴肺经之动脉，其诊候也，何能相反？改"尺"为"人"，则人迎为足阳明胃经之动脉，人迎候腑，寸口候脏；人迎主外，寸口主内；人迎属阳，寸口属阴；揆之诊候，自有相反之理。苟仍解作尺泽，则殊不可通。余非好辨求胜者，良以学术之争，自有不能已于驳议耳。吴君贤哲，必当原心略迹，而再为互相之讨论也欤！

《素问·玉机真藏论》

五实，其一曰：脉盛，皮热；五虚，其二曰：脉虚，皮寒。

此二"皮"字，为古经原文。

《平人气象论》

人一呼脉三动，一吸脉三动而躁，尺热，曰病温；尺不热，脉滑，曰病风。

《论疾诊尺》篇

尺肤热，其脉盛躁者，病温也；尺肤寒，其脉小者，泄少气也。

《论疾诊尺》篇

黄帝问于岐伯曰：余欲无视色持脉，独调其尺，以言其病，从外知内，为之奈何？岐伯答曰：审其尺之缓急、大小、滑涩，肉之坚脆，而病形定矣。

《邪气脏腑病形》篇

黄帝问岐伯曰：余愿闻不见而知，不按而得，不问而极，为之奈何？岐伯答曰：夫色脉与尺之相应也，如桴鼓影响之相应也，不得相失也，此亦本末根叶之出候也，故根死则叶枯矣。色脉形肉，不得相失也。

《论疾诊尺》篇

尺肤滑而泽脂者，风也；尺肤涩者，风痹也；尺肤粗如枯鱼之鳞者，水泆饮也。

《邪客》篇

持其尺，小大滑涩寒温，察其肉之坚脆燥湿，因视目之五色，以知五藏，而决死生。

《方盛衰论》

按脉动静，循尺滑涩寒温之意，视其小大，合之病能。

以上"尺"字，多误"皮"为"尺"。

举凡《灵》《素》两经中之"尺寒""尺涩""尺肤粗""尺肤滑""尺肉弱""尺坚大""尺肤炬然，先热后寒""尺肤先寒，久大之而热""持尺""循尺""尺肤""尺之皮肤"，皆"皮"之误"尺"者，当尽改为"皮"字。

又如"尺寸反者死""三阴在上，则尺不应"诸"尺"字，为"人"字之误"尺"。

又如"尺内两旁，尺外以候肾，尺里以候腹"之"尺"字，为"足"字之误"尺"。

再如尺泽为穴名之真尺，又人长七尺五寸、八尺之士，以及《骨度》《五十营》《肠胃》等篇所言之"尺"字，为"度身体物类"之尺，此皆真尺。

乙酉中秋，受业上海卜崇京，再读后小结。

刘师远行已四十五年，嵩京怀念。

脉 法 古 义 [①]

刘民叔

　　《脉要精微论》曰："微妙在脉,不可不察。"甚矣,脉微妙也,察之岂易事哉! 忆余初致力于国医时,以为学医不学脉,非彻底学医也。既学脉矣,虽经年屡月,潜心钻研,总是心中易了,指下难明,于是毅然决然,废脉而不学矣。继感辨证欠准,莫所适从,虚实真假,殊难确认。乃思及仲师伤寒序《平脉辨证》为《伤寒杂病论》合十六卷之语,始悟废脉不评,证自难辨,使脉果无凭,先圣何必设此难关以困后学哉! 于是,遍将滑伯仁、李濒湖、张景岳、李士材、张石顽、周梦觉、沈再平诸名家之脉法专书,朝研夕究,固未尝不网举目张,论详理晰,及至实用,仍自涒惑。噫! 察脉果若斯之难乎? 抑所谓"纸上谈兵,言过其实"者乎? 至是,又将诸家脉法束之高阁,径由仲景、叔和上溯《灵枢》《素问》之源,下循《千金》《外台》之流,终日嚼蜡,由淡生味。盖圣人之道,本自中庸,后人逞智,眩异矜奇,所以愈演愈晦。吾蜀井研廖季平先生力复古诊,只眼独具,惜独吹无和,继起乏人耳。际此国医运舛暴力压迫之时,亟当温故,用辟新知。凡欺人之论,荒芜之说,一概扫除,其庶乎大道日昌矣! 爰就管窥,胪陈于次,用质通方,毋嗤巴音。

◎ 弦钩毛石辨

　　《素问·宣明五气》篇曰:"五脉应象,肝脉弦,心脉钩,脾脉带,肺脉毛,肾脉石,是谓五藏之脉。"所谓弦者,直也;钩者,曲也;代与带同,束也;毛者,轻也;石者,重也。先圣举曲直轻重之相反者,以示五藏脉法之不同,非必以弦、钩、毛、石之物象,为诊脉法也。盖脉本一条,固极端直,何以必其肝脉直而心脉曲耶? 下指切脉,轻重唯医,何以必其肺脉

---

① 此文发表于《医界春秋》二十六至卅六期。

轻而肾脉重耶？兹即以经义证之，藉以明其确非诊脉之法。《素问·阴阳别论》曰："鼓一阳曰钩，鼓一阴曰毛，鼓阳胜急曰弦，鼓阳至而绝曰石，阴阳相过曰溜。"夫一阳者，少阳也，何不曰弦而曰钩？一阴者，少阴也，何不曰石而曰毛？阳胜急者，太阳也，何不曰钩而曰弦？阳至而绝者，太阴也，何不曰毛而曰石？细绎其义，固多抵触。且肝与肺反，当以弦钩例肝脾；心与肾反，当以毛石例心肾，而乃用弦与钩反者，以例肝心，毛与石反者，以例肺肾。固可知，虽木火同气，金水相生者，其脉法亦如直曲轻重之大不侔耳。借象示异，原非诊法，后人贸贸执为诊脉名词，奚可哉！

◎ 四时脉法辨

《素问·平人气象论》曰："春胃微弦曰平，夏胃微钩曰平，秋胃微毛曰平，冬胃微石曰平。"此谓四时平人诊法之不同，有如弦、钩、毛、石之各异也。《素问·脉要精微论》曰："以春应中规，夏应中矩，秋应中衡，冬应中权。"所谓应者，即《宣明五气》篇"五脉应象"之义，亦即系辞象者圣人立象以尽意之义也。借象形容，原为暂时之假定。若必欲坐实，则规为圆，矩为方，衡为量，权为称。而于察脉时，春脉果圆乎，夏脉果方乎，秋脉可量乎，冬脉可称乎？于此可知，借象形容，固不殆繁言而已昭然若揭矣。乃《素问·玉机真藏论》曰："春脉如弦，反此者病；夏脉如钩，反此者病；秋脉如浮，反此者病；冬脉如营，反此者病。"一如弦、钩、毛、石，为四时平人一定不移之脉者。若以端直以长为弦之诊，来盛去衰为钩之诊，轻虚以浮为毛之诊，沉以搏为石之诊，则请试诊平人之脉，是否春时皆弦，夏时皆洪，秋时皆浮，冬时皆沉，岂四时平人之脉有如许呆板者乎？况切脉大法，弦多主痛，洪多主热，浮多主表，沉多主里，无论何人均不宜有此等病脉发现，况言反此者方为病脉耶？其令人疑而不信，存而不用者，自昔已然，特专书论脉者，照例弁陈用备一格耳。《素问·宣明五气》篇曰："五邪所见，春得秋脉，夏得冬脉，长夏得春脉，秋得夏脉，冬得长夏脉，命死不治。"所谓死者，脉候不相应也。例如春脉如弦，为脉候相应；见秋脉之毛，为不相应，不相应者，死也。若以毛为浮诊，则春病脉浮者，无时无之，而必皆其为死候耶？且《素问·脉要精微论》仅用"内外"二字，以赅四时诊法，其谓"持脉之道，虚静为保。春日浮，如鱼之游在波；夏日在肤，泛泛乎万物有余；秋日下肤，蛰虫将去；冬日在骨，蛰虫周密，君子居室。故曰：知内者，按而纪之；知外者，终而始之。"三复经义，非以"内外"二字以赅四时而何？内外者，毛石之义，则毛石果秋冬之定脉乎？且舍弦钩而弗及，则弦钩得为春夏之诊法乎？盖四时诊例，原以浅深为次，《灵枢·终始》篇曰："春气在皮肤，夏气在分肉，秋气在经脉，冬气在筋骨。"此正与《脉要精微论》内外之说符，然则四时脉法，当从证评脉，固知非呆板式之诊法所能妄断者也。

◎ 关尺连诊辨

考《内经》诊手，惟诊寸口，并无"关尺连诊"之说，有之自《难经》始。二难曰："分寸为尺，分尺为寸，故阴得尺中一寸，阳得寸内九分，尺寸终始一寸九分，故曰尺寸。"呜呼！此盲说耳。千百年来，群盲相从，自欺欺人，牢不可破，谁复直溯古义，以斥其妄而正其谬哉？乃注释诸家，莫不奉为典谟，巧为曲解。以为分寸为尺者，分一尺之一寸为尺寸也。分尺为寸者，分一尺之九分为寸也。阴得尺中之一寸曰尺者，以一寸为一尺也；阳得寸内之九分曰寸者，以一分为一寸也。其实尺寸始终得一寸九分而已，即如此说，当云"三部脉法共一寸九分"，何必虚冒尺名乎！按鱼际至高骨为一寸，此《内经》所谓"寸口"也，并未言后又有关尺共分尺之一寸九分。况既名尺，岂止一指之长乎？若分一尺之寸为尺，则尺止一寸也；若分一尺之九为寸，则尺已分去之寸，又何足以名尺乎？若以一分为寸，则十分为寸，即一尺，是寸口一寸，即尺也，何于寸后又列关尺乎？夫尺合十寸而成，故《内经》不曰寸脉，而曰寸口以后至肘身度有一尺之长，故曰尺。肘曲有陷，故名尺泽，何得分尺之一寸九分，除寸关外，又不及九分而为尺位乎？须知寸是寸口，在高骨后；尺是尺泽，在肘曲中。《本输》篇曰："经渠，寸口中也，动而不居，为经入于尺泽。尺泽，肘中之动脉也，为合于手太阴经也。"据此，则寸口为一尺之始，尺泽为十寸之终。寸口为寸，至尺泽，始名为尺，善固彰彰也。乃《难经》聚诸尺寸于一寸九分之间，以溷寸口脉法，诚百思不得其解者矣。夫《灵》《素》两经及仲景、叔和言寸口脉之浮沉迟数，统称之为寸口，并无关尺之名。《灵》《素》所有"尺"字，多是"皮"字、"人"字、"足"字之误。至于尺寸连举者则微，《四时论》曰："驰千里之外，不明尺寸之论。"此以尺寸比千里、分远近，非论脉也。《小针》篇曰："上工知相，五色于目，又知调尺寸小大、缓急、滑涩，以言所病。"此以"尺"为"皮"字之伪、"寸"为"之"字之伪也。廖氏释尺，足资考核。至于"关"字为寸口动脉名，则更绝无其说。若《伤寒·平脉辨脉》、伪《脉经》四卷、《千金》二十八卷、《平脉翼》二十六卷、《色脉》及《脉诀》五伪书，皆为后人祖述《难经》之作，固与仲景、叔和、《病源》、《千金》、《外台》之本义，实有大不侔者。廖季平先生斥《难经》专为寸关尺而作，余皆间文，特以凑数，卓者言矣，洵非激论也！

◎ 分配脏腑辨

《难经》独诊寸口，分定寸、关、尺三部，意在概括上、中、下之诊法，法诚伪矣。虽第四难以呼吸别五脏，第五难以轻重别五脏，第九难以迟数别脏腑，与经义不符。然究无"左右异诊，分配脏腑"之明文。后人不察，变本加厉，曰"某部诊心，某部诊肺，某部诊胃，某部诊肠"，一若脏腑分居于三指之间可按知者，自欺欺人，莫此为甚！按人身经穴，左右各一，动静盈虚，略无差异。然则诊左可也，诊右亦可也，何与于脏腑之分配乎？《医宗金鉴·四诊心法》曰："脉之形，浑然如一，既不两条，亦不两截。"则左右异诊者，脉为两条耶？尺寸分关者，脉为两截耶？然则三指诊之可也，一指诊之亦可也，何与于脏腑之分配乎？世之言寸口六部分配脏腑者，皆以《脉要精微论》"尺内两旁，则季胁也"一节为根据，不知此节早为著《难经》辈所改羼。观其既无"关"字之明文，更无"下候下"之冠首，义可识也。俞理初曰："《难经》专改古籍，六朝以后人所作"，则"尺内两旁"一节，尚得为信史耶？《医宗金鉴》虽以外腑内脏改订于前，但囿于关尺三部之伪说。廖氏释尺，直以三部九候考正于后，切合上中下遍诊之古法。良由三指诊寸，分配脏腑。其说似是，其理难通耳。果"尺内两旁"一节为天经地义，则李东垣、滑伯仁、李濒湖、张景岳、李中梓、冯尚忠二十余辈，不应于左右六部再倡异配。盲人瞎马，其说虽多，皆是臆想，及至实用，未有不堕五里雾中者。或以寸口六部分配脏腑，为经验所得者，尤为欺人之谈。试问六部分配，果能确察脏腑之病乎？甲配两肠于两寸，乙配两肠于两尺，甲以右尺为命门，乙以左尺为命门，取舍抉择，从甲乎？抑从乙乎？满纸荒唐，梦中说梦，吁可嘅矣！王兆云《湖海搜奇》曰："脉理吾惑焉，自太史公作《史记》，已言扁鹊饮上池水三十日，能隔垣见人五藏，特以诊脉为名，则其意固可见矣。今以三指按人之三部，遂定其为某藏之受病，分析七表八里九道，毫毛无爽，此不但世少其人，虽古亦难也，世不过彼此相欺耳。"王氏此说，堪为高谈脉理者当头之一棒！

◎ 三部九候辨

三部九候，遍诊十二经之诊法也，为历圣相传之大经大法。所谓三部者，上部足阳明人迎，在颈；中部手太阴寸口，在手；下部足少阴太溪，在足，是为三部也。所谓九候者，上上手少阳和髎，上中足少阳听会，上下足太阳昆仑，中上手少阴极泉，中中足太阴冲门，中下手阳明合谷，下上足厥阴太冲，下中手厥阴劳宫，下下手太阳天窗，是为九候也。《灵枢·动输》篇曰："经脉十二，手太阴、足少阴、阳明，独动不休，较九藏为大也。"故脉有三部，部有四经，三部为纲，九候为目。仲景、叔和，祖述宪章；隋唐诸哲，犹相承继。乃《难经》晚出，并三部九候于两手三指之间，世人乐其简便，率皆宗之，遂致三部九候之法，置而弗道，今且及于亡矣。《十八难》曰："三部者，寸关尺也；九候者，浮中沉也。上部法天，主胸以上至头之有疾也；中部法人，主膈以下至脐之有疾也；下部法地，主脐以下至足之有疾也。"自此说行，诊法溷而不确，医者神其说，病者眩其术,古法尚有噍类哉!《难经》力倡伪说,专改古籍,以为"非我族类,一概抹煞"。孰知改窜未尽之真谛,得以传于今日者,犹有蛛丝马迹之可寻,拨乱反正之可为乎?《周礼·疾医》:"两之以九窍之变,参之以九藏之动。"郑注:"两参之者,以观其死生之验;窍之变,谓开闭飞常,阳窍七,阴窍二;藏之动,谓脉至与不至也。五藏五,又有胃、膀胱、大小肠,脉之大要,在阳明、寸口,能专是者,为泰和乎!"《周礼》非医经,郑氏非医工,其亦深知三部九候诊法者。盖当世医之诊法若斯,而人皆习视之为常耳。汉唐诸哲,渊源有自,未有舍三部九候而单诊两手者,故《伤寒·序》曰:"观今之医,不念思求经旨,以演其所知;各承家伎,始终顺就。省疾问病,务在口给,相对斯须,便处汤药。按寸不及尺,握手不及足;人迎、趺阳,三部不参;动数五十,短期未知,决诊九候,曾无仿佛;明堂阙庭,尽不见察,所谓管窥而已。"① 其谓"按寸不及尺","尺"乃"人"字之讹,为按寸口而不及人迎者斥也,其谓"握手不及足",为按寸口而不及少阴者斥也,此正指出三部诊法。举凡《伤寒》集中,无寸口、趺阳、少阴,而单称"脉"字者,皆为九候诊法。盖九藏分经之病,独诊专经之脉,如曰太阳脉、少阳脉是也;其专分三部者,则专别上、中、下。故凡言寸口,专属中部,以与趺阳、少阴相配成文,统指两手伪法之六部言之,非如寸关尺伪说,以两手寸部为寸口也。然集中间有与"关尺"字对举者,凡十数条,皆为后人所窜补。仲景之后,若《脉经》《甲乙》《千金》《外台》,所有"关尺"两字,大抵不出窜补范围。试取《千金方》论诊候第四读之,尤为伪迹昭然,原书本钞录《内经》中三部九候全文,不知何时妄人,于三部下,删去原文,改为"寸关尺",又加以"肺脾肾"之名,而于九候则仍原文。岂有三部从《难经》、九候从《内经》之理哉?孙氏为一代大师,断不至此。其为窜改作伪无疑,呜呼!圣人之道,本自中庸,三部九候,各诊本经,原为十二经遍求之法,奈何作《难经》《脉诀》之流,硬缩人迎、少阴于三指,九藏独诊于关尺?千百年来,如饮迷药,纪

---

① 整理者注:与现通行版本有别。

天锡《集注》极辨其"碎义难据",良有由也。

◎ 人寸比类辨

脉法寝失，由来久矣！考之古义，有与三部九候法对峙者，厥为人寸比类之诊法。《素问·金匮真言论》曰："善为脉者，必以比类奇恒，知之为工，医而不知道，此诊之不足贵。"所谓比类者，不是阴与阴比，亦非阳与阳比，盖既同一类，则不得而比之也。《素问·脉要精微论》曰："脉合阴阳"，《素问·阴阳别论》曰："脉有阴阳"，《素问·阴阳应象大论》曰："善诊者按脉，先别阴阳"。所谓阴阳者，果何指乎？若左右两手之寸口，同是太阴经脉，则何者为阳，何者为阴乎？若三指切脉之尺寸，同属一条动脉，则何者为阴，何者为阳乎？固不得而指之也。《素问·脉要精微论》曰："微妙在脉，不可不察，察之有纪，自阴阳始。"于此更知阴阳为察脉之纪，尤不得而置之也。《灵枢·四时》篇曰："寸口候阴，人迎候阳。"《灵枢·终始》篇曰："阴者主藏，阳者主府。"《灵枢·脉度》篇曰："阴脉荣其藏，阳脉荣其府。"则脉之阴者，统指两手之寸口。寸口，太阴之动脉也。脉之阳者，统指喉旁之人迎。人迎，阳明之动脉也。以人、寸对诊，方合比类之义，理固彰彰，无足奥者。《灵枢·禁服》篇以"人迎倍大于寸口，为病在三阳；寸口倍大于人迎，为病在三阴"。《灵枢·终始》《素问·腹中论》所纪并同，其余散见各处者尤多。若专诊两手寸口，不诊喉旁人迎，既无阴阳可分，更何比类可言？而大小、虚实、盛衰、躁静，尤无对象可征，此人寸比类，所以为诊脉者约要之法。故《灵枢·禁服》篇述"寸口主中，人迎主外"于约方之后也。我故曰："三部九候为博求，人寸比类为约要，所谓'由博返约'者是也。"虽然，不得因人寸比类之约要，而遽废三部九候之博求。所以然者，藏府分经之病，须诊专经之脉；十二专经之病，不得辗转求于一经之穴。此三部九候，虽极繁博，而不可以人寸比类之约要，而遽废之者也。乃两晋以还，医脉中变；六朝而降，伪法勃兴。《难经》以教外别传，首倡独诊左右寸口之说，高阳《脉诀》，承流扬波，而习其术者，于古之经传，改补移窜，无所不用其极，竟有妄人撰"左手关前一分为人迎,右手关前一分为寸口"两句,名为《脉法赞》,依托王氏,附入《脉经》。隋·杨氏《太素》曰:"近相传者,直以两手左右为人迎、寸口",是知此法于隋,尚称近代相传,其出于齐梁以后无疑。王氏真《脉经》撰次仲景而成,何能有此两妄语?后人攻《脉诀》者,皆避《难经》伪托越人之作俑,而皆集矢于《脉经》,岂不诬哉?尝考仲景《伤寒》、叔和《脉经》、皇甫《甲乙》诸真本,纯守《内经》家法,虽杨氏《太素》、孙氏《千金》、王氏《外台》,在《难经》《脉诀》之后,亦极鄙其说,而不略事引证。盖碎义难据,毫无正经可凭。杨、孙诸大师,早已洞悉其伪,置之弗道。迨天宝后,大师既殁,《难经》伪法,日益猖獗。独诊两手寸口,尽废诸穴诊法,俗医利其简便,授受不息,久之并人迎部位而不知,漫云比类乎哉!伪法磅礴,自唐至元初无异议,虽有庞安常之《中流砥论》,但昙花一现,旋即寂然。至明中叶,学风喜复古与翻案,李氏《医宗必读》,始据《内经》明文,以外因、内因、风食分之,但其所争者,两手寸口之名目耳。厥后李、马、张,虽有异说,然人迎之在颈、不在颈不计也。至景岳乃直以人迎在喉颈而不在手,截断众流,虽诊法仍囿高阳,卓识宏议,庞氏以后,一人而已!俞氏理初,博古通今,亦后劲也。近代惟吾蜀廖季平先生,力复古诊法,惜曲高和寡,世少知音耳。古法沉沦,欲其中兴,不亦难哉!

◎ 人迎、趺阳辨

《内经》载人迎诊法,至为详明,后人尚多知者。惟趺阳名称,《内经》既无所载,而铜人更无部位之明文。于是注《伤寒》者,胥误以趺阳之"趺"字从足,遂于足中求之,以足阳明之冲阳在足,遂以冲阳为趺阳。按仲景自序有"握手不及足,人迎、趺阳三部不参"之语,检《金匮》《伤寒》两书,言趺阳不言人迎。既序内两名并提,何以书中于人迎诊法,略无一条涉及耶?果以趺阳为足部诊穴,而书中又无人迎明文,岂仅诊下部之足、中部之手,而不及上部之头颈?则仲景"三部不参"之语,不将自行抵触耶?若以趺阳在足,而少阴之诊穴亦在足,岂仲景三部诊法,除中部诊手外,其余两部同诊下部之足?不与《素问·三部九候论》之上、中、下三部之说,大相背谬耶?夫仲景寸口、跌阳、少阴三部诊法,全祖《灵枢·动输》篇,《动输》以手太阴诊在两手之寸口,足阳明诊在喉旁之人迎,则人迎与跌阳为异名同穴可知。且《内经》详人迎诊法,而仲景无之;仲景详跌阳诊法,而《内经》无之。两相对勘,其为互名更可知。奈何注家不察,竟将冲阳误当跌阳耶?冲阳一名会原,在足跗上五寸高骨间动脉,去陷骨五寸。医者按其处测其动,诚足以诊足阳明本经之病,与按肘中尺泽动脉,以诊手太阴本经之病,同为一例。然肺为脏之长,诊寸口则脏可知;胃为腑之长,诊人迎则腑可知。所以《内经》、仲景莫不以人寸比类诊候脏腑。盖人迎、寸口之穴较大,盛衰、躁静之比较易,《动输》篇所谓"独动不休"者是也。若彼尺泽、冲阳,其穴既小,其比殊难,良足以诊本经,而不足以代表十二脏腑者也。故知仲景寸口、跌阳、少阴三部诊法,与《素问·三部九候论》之上部、中部、下部,及《灵枢·动输》篇之太阴、阳明、少阴,师传有自,信而有征。缘《动输》之足阳明人迎,为三部中之上部;《动输》之手太阴寸口,为三部中之中部;《动输》之足少阴,为三部中之下部。然则仲景之寸口少阴,即《动输》篇之手太阴、足少阴,亦即《三部九候论》之中部、下部也,明矣。其跌阳一部,非《动输》篇之足阳明人迎及《三部九候论》之上部而何?若必以跌阳为冲阳,而训跌为跗,硬派于足下,则上部之人迎可废,而下部则两取诊穴,不避重复,是诚大乖经义者。且跌阳诊冲阳,经无明文,张景岳调停其说,以为"胃脉上诊人迎,下诊冲阳",其于"三部为纲,九候为目"之旨,未免太晦。虽然,景岳而后,欲睹此调停之说,亦不可得。噫!古义失传,岂至今日始哉?

◎ 少阴诊法辨

某经为病,专诊某经之脉,如太阳病诊太阳脉,少阳病诊少阳脉,是谓三部九候之法也。经脉有远近,运行有定序,以人、寸互比,由盛躁倍数而推知某脏某腑为病者,是谓"人寸比类"之法也。能识诸此,乃足论诊。先圣复于诸诊之外,别立少阴诊法一门,以与人迎、寸口,鼎峙而三,所谓"三部法"也。夫足少阴非肾脏之经脉欤?既以手太阴赅诊六脏,则肾亦脏也,何得别辟诊法?此其中殆有要义存焉?《灵枢·动输》篇:"黄帝曰:足少阴何因而动?岐伯曰:冲脉者,十二经之海也,与少阴之大络,起于肾,下出于气街,循阴股内廉,邪入腘中,循胫骨内廉,并少阴之经,下入内踝之后,入足下。其别者,邪入踝,出属跗上,入大指之间,注诸络以温足胫,此脉之常动者也。"试绎其义,则少阴之动,乃冲脉之力耳。是诊足少阴者,乃诊冲脉之要,固不仅于诊肾也。《灵枢·逆顺肥瘦》篇曰:"冲脉者,五脏六腑之海也,五脏六腑皆禀焉。"《灵枢·海论》篇曰:"冲脉者,为十二经之海。"《素问·痿病论》曰:"冲脉者,经脉之海也。"综上观之,知冲脉为脏腑经脉之主,洵人身之最重要者。故诊脉之法,虽以六脏六腑为主,然合脏腑而诊者,必更有主中之主,则冲脉是也。夫十二经分属脏腑,而冲为之海,则冲尤为人身主宰生命之原焉。故别为总经,专主生殖。《素问·上古天真论》曰:"女子二七而天癸至,任脉通,太冲脉盛,月事以时下,故有子。"凡诊子脉,必诊少阴之太溪穴。太溪穴在足,故全元起本《素问·平人气象论》曰:"妇人足少阴动甚者,妊子也。"后人改足为手,移诊于神门,再后又移诊于寸口之尺脉,一误再误,遂致不可究诘。岂知少阴主生死之诊法?浅言之,则诊生殖,精诊之,则知性命,但非上智者不能知。后世医家,多昧此义,创为丹田命门之说,要亦影射此太冲之脉耳。医家详十二经脉,道家详任督两脉。督脉行背,任脉行腹,周回于身,居中驭外,营卫运行,由任督、二跷及十二经,而冲又循行背腹,居任督之中,更以御任督焉。然则冲脉之为冲要,盖何知哉?所以少阴诊法,全为诊冲而设。诊冲之法,须神而神之,固不可以言传。凡受命之寿夭,骨气之仙凡,胥可于此得之。至于仲景所称少阴病,则不过肾部经络、十二经之一。《金匮》所云少阴脉,大抵为肾脏本脉。文字可传者,如此而止。其诊冲精要,在于疾病之外。若以医论,亦非急务。知其可知,其精深微妙,固非寻行数墨,所可求而得之者也。

◎ 二十七脉辨

自来脉书，递增脉名，迄明代李时珍著《濒湖脉学》，已集至二十七脉之多。二十七脉者：浮、沉、迟、数、伏、代、洪、细、虚、实、弱、微、芤、濡、弦、动、长、短、滑、涩、缓、紧、革、牢、散、促、结是也。后此者尚有加无已，试一绎之，头眩心迷，诚恐毕生不能参透此荒芜脉法者，固不仅民叔一人已也。特彼此相欺，不肯说出真语耳！考《内经》诊脉法，原有皮、络、脉、筋、骨五种，经名诊脉者，以脉字赅括皮、络、筋、骨，正如《伤寒论》以伤寒而赅温、暑、湿、风之例也。中古以降，脉法失传，浅学者字义莫识，圆滑者自神其说。有将诊诸皮络之名目，移为诊脉之用者；有将举物为例之譬喻，硬派为诊脉之名者；甚至运气、候气之诸如字，用针候气之来去至止，亦同编立名词，涸诸脉法。脉名愈多，指下愈乱，纸谈犹可，实用全非。兹就二十七脉之名，分析言之，则世之伪说，或可熄灭乎。夫诊动脉者，即诊经脉之谓也。动者为经，不动者为络，则二十七脉中之"动"字，岂诊动脉之法乎！乃《脉经》伪卷，以"动脉见于关上，无头尾，大如豆，厥厥然动摇"为训，仲景所云"动脉"亦出浅人伪撰。不知经脉常动不休，何得以动为候？按寸口之脉，有一定部位，由胸中以至大指端，非有断截，何得以"动脉见于关上，无头尾"为解？络固不动，动即为病，若眼皮跳、筋肉跳之类。以素不动者，忽然而动，斯为病候之诊。仲景所谓"络脉贲起"，斯诚动脉之义。《灵枢·经脉》篇"是动则病，某某云云"，所谓"是动则病"者，谓络脉，非谓经脉也。曰"是动"，明是"不动而动者"也，非络脉而何？若以"是动为经脉常动则病"，是人无时不病矣，可乎？然则"动"为诊络之名词，理固彰彰，无足疑者。《素问·平人气象论》曰："妇人足少阴动甚者，娠子也。"此为诊经脉法，经脉固常动者，不以"动为病"，必动而甚者，乃为诊候，义极明也。丹波元简曰："《脉诀》论动脉，含糊谬妄，时珍已辨之。"所谓"含糊谬妄"，不独动脉为然，其实脉书，皆同此弊。明如丹波，且不知"动"为诊络名词，而囿于何梦瑶、黄韫兮诸说，古义浸失，无可如何耳！举动为辨，其余可知。凡诊十二经动脉，只用浮、沉、迟、数四名足矣。若伏、代两名，非为常状,则诊经脉之变象也。若洪、细两名,即大小、躁静之义,则人寸比类之诊法也。若虚、实两名,乃诊法之总归,则总评之大名也。若弱、微、芤、濡四名,为脉气之不足者,归之于虚可也。若弦一名,与毛、钩、石则属物名,古人借以假定四时脉法之不同,非以弦为诊经之名词,大抵后人所解,皆似强脉,为脉气之有余者,归之于实可也。若长、短两名,固可用以诊十二经之动穴,然必以一指诊之,乃可知动穴之长短,若三指齐下,则有何长短可言?须知长短为诊络法,以络脉跳动,有长有短,贲起陷下,可凭目视,故长短与动俱为诊络脉之名词也。若滑、涩、缓、紧、革、牢、散七名,同为诊皮名词。若促、结两名,皆为诊筋名词,盖筋缩而壅起为促,盘聚而不解为结。试检经文,诸多证据。总之,二十七脉名,皆为作《难经》《脉诀》者所创立,独诊两手之辈,摘取于《内经》而失经旨,往往妄立名目,将诊络、诊皮、诊筋诸名,一概拉入诊手之范围内,穿凿附会,殊难索解。所有古诊,去之尽净,以为专诊寸口,无须旁求,宜其以古诊法,全责之两手寸口。而承其流者,且更扬其波。于名词有不通时,不但曲譬强解,哓舌费词,且以某种脉名,不能成立,乃多引别种名词,凑和而形容之,影响迷糊,使人不可究诘。岂知凡立一名,必有独立性质,明白显易,自成一家,不与别脉朦混,乃为定名。如浮、沉、迟、数是也。所以二十七种脉名,可存者只有数种,其余当归还于皮、络诸诊者,归还之;当合并于独立名词者,合并之;其惝恍难凭者,淘汰之;其名实不符者,改正之。如此辨析,或可嘉惠来学。然积重难返,又岂易事哉?此外尚有七怪脉曰:弹石、解索、雀啄、屋漏、虾游、鱼翔、釜沸是也。此七怪脉者,除釜沸出《脉经》伪卷《三部决生死》篇外,其六怪脉,皆出《内经》原文,第皆加有"如"字者。考《内经》凡加"如"字,皆非诊脉名词,《平人气象论》言"如"者十余见,皆为推按与针灸候气之法,非为诊经脉而言。又其诸"如"字,皆从四时弦、钩、毛、石为譬例,非诊脉实象。以设譬者为脉名,无惑乎以怪称之!以经义之别法,加于脉,脉又安能不怪耶?至若来、去、至、止、急、除,乃用针候气之法,并非诊脉名词。又若当至不至、不当至而至,先天后天,乃运气候气之说,亦非诊脉名词。后世著家，胥入脉书，逞其如簧之舌，弄其生花之笔，理多似是，实用维艰。宜乎颠倒来学，目眩心迷，如堕五里雾中，东西莫辨，我国医之不兴，脉法实一绝大之障碍也！

拙著九辨，力攻专诊两手、三指分部、妄立脉名、脏腑分配之谬。初学以持脉为入门阶梯，入手悠谬，终身迷罔，曷胜浩叹！民叔亦屡为学脉所困者，发愤钻研，乃知闷葫芦半属子虚，复得吾蜀廖季平先生力倡古诊之说，引向正途，避开邪魔，阐扬引申，著为辨论，藉以辟谬正误。夫圣人之道，本自中庸，浅显易知，尽人可学，无如著《难经》《脉诀》者流，以为诊足不便，诊颈不便，九候更不便，乃提倡专诊两手，创造异说。朱为紫夺，雅为郑乱，年代一久，古义全失！悬壶者颇似秦越人以诊脉为名，父子师徒，胥以诊候相欺，有若圆诳。谁复力辟伪诊，上溯古义哉！谨具辨论九则，用质通方如上。

《脉学肤言》商榷 [①]

刘民叔

◎ 读《脉学肤言》后与俞鉴泉君之商榷（一）

近读《医药新闻》第一百二十号至一百二十二号三期，分载俞鉴泉君《脉学肤言》一文，知其研经有得，造诣甚深，洵非肤浅者比。然一间未达，以致全篇皆魔，殊可惜也！今就蠡测所得，与俞君一商榷之，俞君高明，更当有以教我。

（原文摘录一）经之言脉，曰："浮而弦者，是肾不足也；沉而实者，肾气内着也；脉浮大虚者，是脾之外绝于胃外归阳明也。"何其深切详明欤！至如分脏腑、按时令、辨生克、状形神，既详且备。自仲师述之，后贤阐之，如张石顽、周澄之，均更透发无遗，更何必鳃鳃焉絮絮刺刺，意何居哉？

（民叔按）谨读此段，知俞君是文之作，乃以有人"鳃鳃焉絮絮刺刺"者。余曾著《脉法古义》，连期发表于本刊第二十六期至三十六期之间，大意以攻六朝后独诊寸口之伪脉法为主。俞君服膺伪法，故步自封，而反斥攻伪法者为"意何居"之，岂不可怪？至引经言一段，然但曰脉，而不分左右手，且不分寸关尺，则所谓"深切详明"者，原为古义，非后世之伪法。仲景之述，乃承古法之正派，所以《伤寒论》中以人迎、寸口对诊，人迎为趺阳之正名，趺阳为人迎之别名，详拙著《唯脉考》及《人迎趺阳辨》。为人、寸比类法；加少阴之太溪并诊，为上、中、下三部法；以太阳、少阳等脉遍诊，为九候法。明文俱在，可以复检。仲景而后，叔和述之，古法正传，渊源有自，隋唐诸哲，犹相承继。若张石顽、周澄之辈，论非不辨，说非不详，然均走入魔途，何能称其"透发无遗"？至如《内经》分脏腑、按时令，

[①] 此文发表于《医界春秋》四十期至四十七期。

胥有正解，详拙著《四时脉法辨》及《分配脏腑辨》。断非左右寸关尺所能伪阐者。俞君不信，请将拙著证之经文，幸毋以"鳃鳃焉絮絮刺刺"相讥嘲也！

（原文摘录二）观人体解剖图，脉管如树之干，而枝、而小枝、而细枝，又如侧柏叶背部之脉管，均横布侧出。若太阳经自睛明穴，由额贯头，循背项，直下至足。手太阴肺经出中府，由腋下肘中直下至大指之少商，与血管之垂垂四散，均不相符。似经脉之于血脉，必分道扬镳也。其手太阴一经，独有动脉，与别部之有动脉宛如血管者，乃经脉与血管会合之处。惟经脉，为结气之道，脏腑之气出入之路；血脉为行血之管，全体之血流通之所。血脉之形，可剖而见之；气脉之主气者，不能剖而视之也。

（民叔按）此段真是发前所未发，道后所未道，特于词虽辨，于理难通耳。所谓"经"者，盖对"纬"而言，与"络"有大小之分，是"经"者如树之干也，"络"者如枝，"孙络"者如小枝也。《灵枢·营气》篇曰："营气之道，内谷为宝。谷入于胃，乃传之肺，流溢于中，布散于外。精专者，行传于经隧，常营无已，终而复始。"此非"如侧柏叶背部之脉管，横布侧出"之象欤？俞君乃以不与"血管之垂垂四散"相符，何也？《素问·五脏生成》篇曰："心之合脉也。"《灵枢·九针论》曰："心主脉"。故凡脉皆属于心，心主血。《素问·脉要精微论》曰："脉者，血之府也。"故脉非一脏一腑所截分，必属于某脏某腑，更络于某脏某腑者，乃得名为某脏某腑之脉耳。脉之直者为经，横者为络。经主乎营，其运行也逆；络主乎卫，其运行也顺。《灵枢·营卫生会》篇曰："清者为营，浊者为卫，营在脉中，卫在脉外。"所谓脉外者，络与孙络也。《灵枢·卫气》篇曰："其浮气之不循经者为卫气，其精气之行于经者为营气。"盖卫为蒸气，无所不在，初不入经隧，久乃入络，由经化血。所谓"营周不休，五十而复大会也。"言大会，则有小会，百刻百周，常有百会，五十有一大会，则百周当有二大会，九十八小会。俞君以"手太阴一经，独有动脉"，为"经脉与血管会合之处"，则营卫交会，岂仅寸口一处耶？而经义之二大会、九十八小会，又当何解？夫营卫之道，行有顺逆；络卫经营，所以有会。故《灵枢·营卫生会》篇曰："血之与气，异名同类。"今俞君硬指"经脉之于血脉，必分道扬镳"，"经脉为结气之道"，"血脉为行血之管"，歧而为二，岂血之与气，名异而类亦不同耶？立说虽新，全无根据。既以经脉主气，血脉主血，则所谓经脉主气者，而可以卫行之分肉、腠理、孙络、络脉当之耶！然分肉、腠理、孙络、络脉，固为有形，可剖而视之者。既曰脉矣，则有形可视；既曰经脉矣，则有道可循。经为脉之大者，故穴隧可稽；络为脉之小者，故肉腠可达。乃俞君力倡经脉为气脉，不能剖视，噫，是何言欤？中医常招虚渺之议，则倡此说者，得毋更授人以柄耶？俞君又谓"其手太阴一经，独有动脉，与别部之有动脉宛如血管者，乃经脉与血管会合之处"，夫十二经皆有动脉，不止手太阴一经。经脉常动，络脉不动，何得曰"动脉宛如血管"，岂动脉不是血管耶？手太阴肺脉，由胸走手，全部经过，皆为动脉，其动处有口可按者，计六处，曰中府、云门、天府、侠白、尺泽、太渊是也。盖浅露者可按，深伏者不可按也。须知十二经皆有动脉可按，皆可论本经之病，此为古义，有足稽考者。若俞君所主动脉为经脉血管会合之说果确，则无往而非会合之处矣。若十二经之动脉，皆为经脉、血管会合之处，有何"分道扬镳"之可言？若只以会合于寸口为训，则中府、云门、天府、侠白、尺泽，皆为手太阴之动脉，其为经脉血管会合，亦当与太渊、寸口同等，不得有所歧视，且会合在寸口，分离又在何处？设会合后而不再分，更何"分道扬镳"之可言？会有何关，合有何系？经既无形，何以确其会合，名从形立，作以不能剖视？随口说来，全无根据，无征难信，不信难从。须知经脉即血管，一而二二而一者也。<u>民叔</u>不敏，非好为巧辩者，诚恐迷途一多，学者易增迷眩耳。

◎ 读《脉学肤言》后与俞鉴泉君之商榷（二）

（原文摘录三）曷以知经脉之主气也？观针法缪刺，左病刺右，右病刺左，或刺上以治下，或刺下以治上，或正刺之，中刺之，如常山之蛇，击首而尾应，病审穴确，针无不愈。知经脉为气之贯注，故取效如是神速。若血管虽藉气而行，断不能如经气之灵动。且图中血管之道路，横行四散，不如经之直布，与血管异趋。更观太阳经病，头痛、项强、腰痛等情，与三阳俱病，不能起坐，岂非经为主气之明证？

（民叔按）俞君以抽象的来证经脉主气，其实不知经脉为何物，疑神疑鬼，求证于刺法，取证于经痛，盖不知刺法与经痛之真理而致此误会耳！谨为俞君陈之。夫十二经脉，左右各一，故《灵枢·脉度》篇曰："手之六阳，从手至头；手之六阴，从手至胸中；足之六阳，从足上至顶；足之六阴，从足至胸中。"所谓六阳六阴者，以左右合言之也。铜人图只绘一面，而略去一面，此当以意识之者也。《素问·阴阳应象大论》曰："善针者，从阴引阳，从阳引阴，以左治右，以右治左，以我知彼，以表知里，以观过与不及之理，见微得过，用之不殆。"考经义以相对立说，则"左病刺右，右病刺左，刺上治下，刺下治上"之法，所足持者，原在营卫运行气血煦濡耳。缘其得收"如常山之蛇，击首尾应"之动，皆有脉道可循按图可索之形迹。所以《灵枢·卫气行》篇曰："刺实者，刺其来也；刺虚者，刺其去也。"曰来曰去，是候其气也；曰实曰虚，是审其确也。若一度失之，则候二轮；二度失之，则候三轮。必候其得，而后针之，无不应也。俞君分经脉、血管为二，以经脉主气，是昧十二经贯注之轮度也；以血管主血，是昧营卫运行之顺逆也；取针法缪刺，以自圆经脉主气之说，而适反证实经脉之主血。《灵枢·痈疽》篇曰："津液和调，变化而赤为血。血和则孙络先满溢，乃注于络脉。络脉皆盈，乃注于经脉。"此非经脉主血之皇皇明文欤？《灵枢·营卫生会》篇曰："化其精微，上注于肺脉，乃化而为血，以奉生身，莫贵于此，故得独行于经隧，命曰营气。"曰"注于肺脉"，则血脉也；曰"行于经隧"，则经脉也。互文见义，固无分别。所以经脉即血管，血管即经脉，原是一物，脉之所至，皆有穴隧，病审穴确，针之必愈。良由某经为病，专针某经之穴，从阳引阴，从阴引阳，或左或右，或上或下，或表半里，直截了当。初不若服药之必藉胃气以为之输布也，以此致神，何用疑为？乃俞君以针穴治病，取效神效，为"经脉主气"之故，而疑"血管断不如经气之灵动"，千虑一失，深为俞君惜之。至谓"图中血管之道路，横行四散，不如经之直布，与血管异趋"，强为分别，创为异说，岂既误分经脉主气而意中又潜以脑之神经当之耶？然神经固为有形，可剖而视之者，似非俞氏所称主气之经脉。既以经脉无形不能剖视立说，则所谓"经之直布，与血管异趋"，从何征实？又安知无形主气不可剖视之经脉，而非曲布、横布也耶？须知营在脉中，则经主血也；卫在脉外，则络主气也。营卫之行，上下相贯，则血之与气，同名异类也。奈何并此故而不温，又安能望其知新哉？至俞氏引"太阳经病，头痛、项强、腰痛等情，与三阳俱病，不能起坐，为经脉主气之明证"，噫嘻，果为经脉主气之明证乎？《灵枢·动输》篇之于此理，早已详加解释，固不待<u>民叔</u>之哓哓矣！黄帝曰："营卫之行也，上下相贯，如环之无端。今有其卒然遇邪气，及逢大寒，手足懈惰，其脉阴阳之道，相输之会，行相失也，气何由得还？"能识诸此，凡六经之病，思过半矣，固不仅太阳病与三阳俱病而已也。

（原文摘录四）肺经一脉，能知各脏之症者，以血管适与经脉相合，即经所谓"脉气流经"也。脉即血管，经自经通。考十二经各脉之起止，皆相承接交互，惟肺独居五脏之上，如华盖之覆，五脏之气，皆蒸腾游溢于肺。故古贤称为气口者，言以方寸之处，能见诸脏气之口也，谓"气口独为五脏主"者，以气口可尽五脏病情之真主宰也。

（民叔按）"脉气流注"四字，另有正解，非"血管适与经脉相合"之谓也。读《内经》书，最忌十八扯。俞君发血管、经脉异同之说，除影射此四字外，别无他语，足以引征，其非经义，可断言也！俞君谓"脉即血管，经自经通"，强为分别，岐一为二，盖不知气血异名同类及营卫生会之理，遂致发出异端之说。《素问·血气形志》篇曰："阳明多血气，太阳多血少气，少阳多气少血，太阴多血气，厥阴多血少气，少阴少血多气"，两经言血气之数者屡矣！《五音五味篇》《九针论》。于此可知，经脉之不但主血，而且主气，并于气血异名同类之中，分出气血之或多或少，然则经脉为并主血气之管矣！所以《灵枢·本藏》篇曰："经脉者，所以行血气而营阴阳。"又曰："血和则经脉流行，营覆阴阳。"然则"脉气流经"者，正谓经脉为气血并流之管也。奈何断章取义，引作"血管适与经脉相合"之据哉？十二经脉之起止，皆相承接交互。六脏脉属阴，太阴为之长，诊太阴之寸口以候脏，故寸口独为五脏主，《灵枢·四时》篇所谓"寸口候阴"是也；六腑脉属阳，阳明为之长，诊阳明之人迎以候腑，故人迎独为六腑主，《灵枢·四时》篇所谓"人迎候阳"是也。不是手太阴肺经一脉，而可赅诊十二脏腑经脉，必于人、寸比类诊之，以盛衰躁静之倍数，测十二经脉之病情所在。缘经脉有远近，运行有初末，不是"肺居五脏之上，如华盖之覆"，而受"五脏之气，蒸腾游溢"之故也。果尔，则头居全身之上，如皇极之尊，而受全身之气，朝举升腾者，不当专诊头部之动脉，以独为全身主耶！老生常谈，而不推其究竟，是诚肤言哉！至若九脏分经之病，必诊专经之脉，如手太阳诊天窗，足太阳诊昆仑，手少阳诊和髎，足少阳诊听会。凡此种种动脉，皆名气口。盖动者为经脉，不动者为络脉。经脉伏行肉内，其有口可从肉外按而知动者，通名气口。非手太阴寸口之专名，故《素问·五脏别论》曰："气口亦太阴也。"读一"亦"字，义可识矣！气口亦曰脉口，谓脉之盛衰，可于此口按而知之也。凡十二经脉，皆有动处可按，皆通名气口、脉口，初不仅为寸口之别名。凡三部九候之动脉，皆得以气口名之。《素问·五脏别论》曰："五脏六腑之气味，皆出于胃，变见于气口。"出于胃者，谓营气之道，纳谷为宝也；变见者，谓营卫运行，其变可见也。自《难经》《脉诀》之书盛行，知此义者遂少，又何怪俞君之囿于伪说乎！

◎ 读《脉学肤言》后与俞鉴泉君之商榷（三）

（原文摘录五）先天肾秉厚者，其两尺必有力、有神。肾脏属水，于卦属坎，中含一阳，真精元阳封蛰之所，即为命门。周澄之《脉义》，以两尺中形之虚实候肾水，以势之盛衰候命门，确有至理。又古贤候肾阳于右尺，候肾阴于左尺，盖左重血，而肾中精血之气，当较右尺为充；右重气，而肾阳鼓舞之情，自较左尺为盛。至男尺恒虚者，乃潜藏之意，必阴足而阳始秘，水足济火，则脉虚而潜藏；水亏火旺，非浮洪即弦动，此男尺恒虚也。女尺恒盛，非躁盛之谓，女子以血为用，两尺流利冲和，血液充盈之象，无滞涩之形，此恒盛之真相。或有脉体清小者，但以尺位不陷。平素汛调，癸停数月，尺寸之部，稍见搏滑，即为孕征。若弦而涩，洪而劲，偏寒偏热，非不孕即易堕，或信愆矣。

（民叔按）俞君所述，历历如真，宛若海市蜃楼之幻相，可望而不可及，可言而不可行也。兹先举其矛盾处，而后再正其所本之非。祖述既非，服膺自谬，此民叔深惧古义淹没，学者陷于魔邪，故甘冒不韪，而必有以驳议焉！夫俞君既以"先天肾禀厚者，其两尺必有力、有神"，又述周氏两尺之形实以候肾水，势盛以候命门。则无病而健者之尺脉，必为有力、有神、形实、势盛无疑，何以水足济火者而尺脉反虚？其为矛盾者一也。既以肾属坎卦，中含一阳，名为命门，是命门位居两肾之中，合坎卦之一阳潜于二阴之象，则命门似为一阳，两肾似为二阴，何以称命门为封蛰真精元阳之所？其为矛盾者二也。既以真精元阳封蛰之所，名为命门，则元阴、元阳皆属命门所司，而不复再司于肾，似以命门为主，两肾为附，何以候肾阳于右尺，候肾阴于左尺，反遗去命门之诊位，仍以左肾右肾分司阴阳？其为矛盾者三也。既以左重血，而肾中精血之气，当较右尺为充；右重气，而肾阳鼓舞之情，自较左尺为盛，则男女之尺脉，似应皆分为左右诊法，何以统称"男尺恒虚""女尺恒盛"，而无左右分诊之别？其为矛盾者四也。既以汛癸诊候，属之尺位，则搏滑孕征，亦当候于尺脉，何以又谓"癸停数月，尺寸之部，稍见搏滑，即为孕征"？是搏滑不仅见于尺，而必兼见于寸，孕脉亦可征之于寸，而不必限诊于尺。然则专以两尺候肾，殊难自圆其说，三指同诊，势必雷池越步，其为矛盾者五也。种种矛盾，固不能专责俞君一人。六朝以降，伪说流传，《难经》作俑，托名越人，尊为圣经，谁敢非难？呜呼！覆巢之下，尚有完卵乎？沉沦者多，不仅俞君一人已也！尝考《内经》固无诊尺之法，且无"尺脉"之名。今本所有之"尺"字，半是误写，除尺泽穴名之真尺，及度身体物类之真尺，合五十五字外，其余多为"皮"字、"足"字、"人"字之误。注：本刊第三十期拙著《与吴羲民君谈谈"尺"字》。列如《素问·平人气象论》曰："尺热，曰病温；尺不热，脉滑，曰病风。"此"皮"之误"尺"者也。《灵枢·本输》篇曰："尺动脉在五里、五腧之禁。"《小针解》篇曰："夺阴者死，言取尺之五里五往。"此"足"之误"尺"者也。《素问·至真要大论》帝曰："论言人迎与寸口相应若引绳，大小齐等，命曰平。阴之所在，寸口何如……尺候何如。"此"人"之误"尺"者也。然何以致误。初则缘"皮""足""人"三字，与"尺"之字体相似，因似而剥，因剥而误者也。此误在《难经》前，为刊写之误。继则奉行寸、关、尺之徒，妄改《内经》之似字，羼补汉唐之古籍，所以附会关、尺，羽翼《内经》者也。此误在《难经》后，为改羼之误。一误再误，《灵》《素》之真字，几为绝迹。幸其毁灭未尽，尚可供钻研者之考证，庐山面目，终能昭示于来兹。所以谓《内经》不但无"诊尺"之法，且无"尺脉"之名，非过激也！若《难经》创造"关尺"之"尺"字，当是从"尺泽"之"尺"字得来。以寸口居掌后一寸，肘后去寸口一尺，故其穴名曰尺泽。乃因尺泽，遂依附"尺"字，缩尺于一寸之地，以一指之位为尺，通乎不通？注：本刊第二十八期，拙著《关尺连诊辨》。夫鱼际至高骨为一寸，此《内经》所谓寸口也，并未言后又有关尺。丹波氏谓："《内经》未有就寸口分尺位之说"。纪天锡亦辨脏腑配位之妄。仲景、叔和亦只以寸口脉之浮、沉、迟、数，统称之为寸口，不于一脉之中，再分部位。诊时但用一指，不别左右，不分部位，亦并无三指齐下。以无名指为尺之尺名，有之自《难经》始。《十四难》曰："人之有尺，如树之有根。枝叶虽枯槁，根本将自生。脉有根本，人有元气。"按所谓寸、关、尺三部，通名寸口，即手太阴动脉之一也。《灵枢·本输》篇曰："动而不居为经。"以经脉主动，络脉不主动，手太阴肺之经脉，全脉皆动者也。经脉在肌肉间，深不可见，其动也，以气口知之，寸口亦气口也，故寸口不过肺经经过之一部耳，尺位不过寸口中三指所按之一部耳。以无名指所按之尺，果得为人之根本乎？尺位之前，纵云枝叶，尺位之后，根本尚远，何得妄以寸关枯槁尺位有以自生为说？岂以三指之近,寸关枯槁,而尺尚有独荣之理乎?《灵枢·动输》篇曰:"气之过于寸口也,上出焉息,下入焉伏。上谓由手走胸,入肺而息,营气之逆行也;下谓从胸走手,至指而伏,卫气之顺行也。"则手太阴动脉之根本,又有胸走顺逆之不同。若以顺行者为根,则《灵枢·经脉》篇曰:"肺手太阴之脉,起于中焦",是中焦为寸口之根,固非无名指所按之尺位也;若以逆行为根,则《灵枢·本输》篇曰:"肺出于少商",是少商为寸口之根,亦非无名指所按之尺位也。既以尺为寸口之根,似指卫气顺行为言。然卫行脉外,为络所主,络固不动者,则顺行寸口之位,且不能按其动,更何从而必其尺为寸口之根耶?脉之动者为经,经主乎营,营行脉中,《灵枢·经脉》篇所谓"脉为营"是也。手太阴经脉,由胸走手,逆行寸口时,若依《难经》"尺为根本"之例,则二指所按之寸,不将反为寸口之根本耶?寸部不得为寸口之根,以有少商在也;尺部亦不得为寸口之根,以有中焦在也。然则《十四难》根本枝叶之说,直浅伪造,不值识者之一究诘耳!《灵枢·邪气藏府病形》篇曰:"阴之与阳,异名同类,上下相会,经络之相贯,如环无端。"则手之少商,胸之中焦,只得为手太阴经络之起止,尚不得为脉之根本也。夫如是,则脉有根本,人有元气,上古果无是义乎。《灵枢·海论》篇曰:"冲脉者,为十二经之海",则所谓脉之根本者,当是冲脉无疑。《灵枢·顺逆肥瘦》篇曰:"夫冲脉者,五藏六府之海也,五藏六府皆禀焉",则所谓脉有根本,人有元气者,亦当是冲脉之渗阳灌阴无疑。考冲脉起于胞中,循行背、腹,以督言之,则行背,以任言之,则循腹。隋·杨上善曰:"冲兼行背、腹,居中御外,故为十二经之海。"盖手足十二经脉,运行于外者也。任、督周回于身,运行于内者也。冲为十二经之海,且统辖任、督者也。冲司气、血二海,较诸脉为大,故《素问·上古天真论》名曰"太冲"。冲居任、督之中,深不可见,故《灵枢·百病生死》篇名曰"伏冲",十二经如外藩,任、督如内畿,冲脉居中统驭,则斯冲者,非脉之根本乎?《灵枢·顺逆肥瘦》篇曰:"冲脉者,渗诸阳,灌诸精。"《灵枢识》《甲乙》作"阴",《三部篇补证精读》作"阴"。诸阳者,手足三阳也;诸阴者,手足三阴也。《素问·痿论》曰:"冲脉者,主渗灌溪谷。"溪者,肉之大会也;谷者,肉之小会也。故知冲脉者,脉之根本,人之元气也。冲之气口,诊在太溪。太溪者,足脉也。为上部喉脉人迎,中部手脉寸口,下部足脉太溪,三部法中之下部法也。太溪为足少阴之动脉,一名吕细,在内踝后五分跟骨上动陷中。夫人、寸诊法,脏腑已全,详本刊第三十三期,拙著《人、寸比类辨》。少阴属脏,不应重出,以伏冲深不可见,寓之于少阴,借少阴以立名,冲非少阴也。凡诊少阴,皆为诊冲法。然何以寓之于少阴,而必借少阴以立名也?所以然者,冲脉深伏,其动也外无气口可按,内无任、督可借,任、督虽较冲为浅,究不若十二经之为外,故不能寓诊于任、督。《素问·骨空论》曰:"冲脉者,起于气街,并少阴之经,侠脐上行,至胸中而散。"《灵枢·顺逆肥瘦》篇曰:"冲脉者,下注少阴之大络,出于气街,循阴股内廉,入腘中。"又曰:"其下者,并于少阴之经,渗三阴。"于此可知,冲脉之上行、下行,必皆并于少阴。《素问·阴阳离合论》曰:"大冲之地,名曰少阴。"是则少阴与冲为近矣。故诊冲者,必借足少阴之太溪。而太溪之动,能与人迎、寸口鼎峙而三者,亦因冲脉之所注。所以,冲脉虽伏,得寓之于少阴太溪也。不然,足少阴之太溪,不将与手少阴之神门同等,何能较九候为大乎?《难经》违反此义,以寸口尺位为根本,而足脉太溪之诊废也;以足少阴肾为根本,而冲为经脉之海废也。乃《难经》阴袭经义,以肾代冲,观于《八难》之说而明矣,其曰:"诸十二经脉者,皆系生气之原。所谓生气之原者,谓十二经之根本也,谓肾间动气也。此五藏六府之本,十二经脉之根,呼吸之门,三焦之原。一名守邪之神。故气者,人之根本也,根绝则茎叶枯矣。"此难以"肾间动气"影射冲脉,竟敢废冲重肾,喧宾夺主,其《内经》之魔乎!《十四难》以寸口之尺位为根本,遂为"尺以候肾""肾主生死"之开山祖师。从此以后,魔力日张,而古义式微矣!《三十六难》曰:"肾两者非皆肾也,其左者为肾,右者为命门。命门者,谓诸精之所舍,原气之所系也。男子以藏精,女子以系胞。"《三十九难》同,惟后多"其气与肾通"一句。考《内经》以命门为目,不以命门名肾。《难经》以右肾为命门,似指外肾为言。盖男子之睾,女子之胞,皆主生殖、传种,其用同也。后人宗此，以为命门乃立命之根本。其实，《灵》《素》经义，并不重肾，以肾无关于生死也。试观宦官割睾，亦可长寿，阉牛、骟马，反更肥壮，岂非明证乎？且女子七岁，丈夫八岁，为幼稚时代，非无睾与胞也，以居虚位，两无所用也。女子必二七而天癸至，任脉通，太冲脉盛，月事以时下，故有子；丈夫必二八肾气盛，天癸至，精气溢泻，阴阳和，故能有子。则知二七、二八以前，冲脉未盛，任脉未通，睾胞虽备，尚无所用，而生机仍欣欣以向荣，何也？女子七七，任脉虚，太冲脉衰少，天癸竭，地道不通，故形坏而无子；丈夫八八，则齿发去。则知七七、八八以后，任脉已虚，冲脉已衰，睾胞仍在，惟用维艰，而生机仍不为大厦之倾，何也？由是足知肾与生死无关，必太冲枯竭，脏腑无所禀，经络无所灌，乃足知死。是冲之必关于生死也，明矣！丹家创丹田命门之名，与《八难》以肾间动气为十二经之根本，其影射冲脉，正相同也。欲诊冲脉，以知寿夭、决生死，舍诊足少阴之太溪，其孰能知之？至于月事、妊娠，又何能离太溪法乎？_{注本刊第三十六期，拙著《少阴诊法辨》}。自《难经》缩少阴之诊法于两尺后，莫不以两尺候肾命，两尺为脉根，谬说流传，悠忽迄今，远如隋之杨上善，近如吾蜀井研廖季平先生，皆为大声疾呼，无如声聩难振。呜呼！其积重难返欤！民叔不敏，敢述古义，用以追随杨、廖诸哲之后，兹因俞君所述之诊尺法，有若画鬼，囿于肾命，惑于脉根，铸成大错，无由自觉，此为历代医人尊信《难经》之遗误，于俞君乎何尤？

◎ 读《脉学肤言》后与俞鉴泉君之商榷（四）

（原文摘录六）脾胃肝脏体居中，故现于关。饮食入胃，得益最先，右关之脉，其形敦厚，其气委蛇，而脾之运，尤赖肝之疏。观西人胆汁入胃化食之说，知木之克土，实交相为用，甚为亲切。左右两关之脉，均较别部独大者，一则土脏得谷气之先，一则肝之吸土最近。土得木之疏泄，则运化益速；木得土之栽培，则生长有资。

（民叔按）握手不及足，按寸不及人。古之市医，莫不皆然。爰畏三部九候、人寸比类之繁重也，避繁就简，避重就轻，此《难经》创立左右手寸关尺之伪法，投机乘时，所以风靡百世者也。昔徐灵胎力攻其谬，乃以囿于诊两手之法，曲为排解。俞曲园深识其非，乃以不信寸关尺之故，竟主废医。呜呼！游移者，失之不及；自信者，失之太过。毋乃欠平乎！近代日本丹波元简著《脉学辑要》，屏除寸关尺三部法，诚卓见矣。而其哲嗣元胤所撰《难经疏证》，不主寸关尺三部，而又用寸尺二部，虽能废除关部，而仍尊用尺部，回护寸尺，一间未达，实由《难经》邪说，横流至久，中人至深，堕其魔阱者，万难超拔也！夫脉本一条，并无三截，动则俱动，何有间隔？不有间隔，何有关界？不有关界，何分尺寸？乃俞君以"左右两关之脉，均较别部独大"，姑绎其意，是尺寸均较关部为小，不知手太阴脉之过寸口，寸显而尺隐。尺部之所以隐者，因肉之厚而深也；寸部之所以显者，因肉之薄而浅也。试观寸部之前，手颈之上，其动极显，且不必指按而可目视。奈何俞君反以关部独大为说耶？俞君又谓"右关之脉，其形敦厚，其气委蛇"，稽其意，若右关与左关，尚有敦厚与否之差等也者。殆不知古人经脉根结，左右同等，及气口诊候，不分关尺之理。心灵一室，群魔毕集，逞其臆想，不顾事实，附会《难经》，曲阐"关"字。然《难经》何以必创此"关"字也？考"尺""寸"二字，皆取法于身，寸口居掌后一寸，肘后去寸口一尺，故其穴名曰"尺泽"。今因尺泽，遂依附"尺"字，缩尺于一寸之地，已为不通。<small>详本刊第二十八期，拙著《关尺连诊辨》。</small>更于其中别造"关"字，以便三指齐下，藉以依附《内经》太阴手脉、阳明喉脉、少阴足脉之三部诊法，而"关"字究非尺寸量物之字也。夹一"关"字，不伦不类，岂取分关之义乎？何不直曰"寸分尺"之较为伦类耳，抑取关格之义乎？既《三难》以覆溢为关格，则关又为上鱼溢长之代名耳。然则欲索"关"字之真义，诚百思不得其解。遍考《内经》，凡诊手脉，通称寸口，并无"关"字之名。"尺"字还可以影射尺泽，"关"字又从何影射？此《难经》之所以为难欤！不是钻研者之难道，直是《难经》之说不能自通耳！吾蜀廖季平先生曰："《难经》作伪，当时误用关尺名目，多所龃龉，彼时如但用上、中、下三字为名辞，虽与经法不合，名目则较寸、关、尺稳便多矣。"总之，两手寸口，左与右同，绝不容各分三部;寸口动脉,一气灌注,绝不容创立"关"名;左右关位,统属肺经,绝不容分配脾胃肝胆。以脾胃肝胆各有本经动脉可诊也。按脾之动脉有二,曰箕门、冲门是也;胃之动脉有七,曰地仓、大迎、下关、人迎、气冲、三里、冲阳是也;肝之动脉有三,曰行间、太冲、五里是也;胆之动脉有三,曰听会、悬钟、客主人是也。自《难经》《脉诀》,缩三部九候于两手寸口之间,后世因之,莫能越其范围,所以俞君亦不得不以脾胃肝胆分配左右关部,魔法高张,古义遂绝!试问诊两手关部者,果能判二十七种与寸尺不同之象征?而确知为脾、为胃、为肝、为胆之病源哉?亦不过依稀想象而已。且方书述诊脉指式,视掌后高骨下指,先关后尺寸,人短则指密排,人长则指疏排,然后三指安排,其能免疏密不匀、游移不定之弊耶?夫古人按脉只用一指,不分三部,凡脏腑分经之病,必诊是经之脉。《难经》首反古义,创寸关尺、浮中沉,以影射三部九候之法,莽操之行,不绝汉祚不止也。若人迎候腑,寸口候脏,亦必以比类知之,岂可硬配脏腑于左右手寸关尺乎!俞君详论关部诊法,误中之误,细节碎义,固不必再加驳辨。但不知俞君见及拙著时,能有所觉悟否?

◎ 读《脉学肤言》后与俞鉴泉君之商榷(五)

(原文摘录七)两寸主肺金之本气,肺主收涩,脉象小而短,惟其收摄,故能统摄一身之气血,秘密坚固。尚忆古贤之言曰:"立国者,以兵为卫。"盖吾国以兵为杀伐,保守之用。于五行之象属金,而人之一身,必藉此坚刚之肺,金主皮毛,而外卫一身,至哉其言!惟其脉短而小,在掌骨尽处,鱼际下第一道束掌纹间。且自关直上者鲜,必稍斜向内,或稍斜向外,非所谓斜飞也!必以食指向内、向外,探索得之。予学医时,见诊者以食指略按在关前,或竟按在关之上半部,是按尺不及寸,岂非咄咄!久咳无病之体,寸脉不欲浮大,非肺阴不足,即肺中有火,或肺气虚浮,必以短小毛涩为吉。若左寸之心,《脉诀》本云:"浮洪而散则无病",时亦不甚明显者,亦以两手寸部,皆肺所属,心脏属血,故以左候之,稍较,右寸略洪,即为平脉,且离中本虚,若太浮艳,即心火上僭,乃病脉矣。

（民叔按）心劳日拙,欲盖弥彰,盖事实昭然,有非伪说所能永蔽者。读俞君之脉言而可资为左证也。夫曰:"两寸主肺金之本气,肺主收涩,脉象小而短",则所谓两寸之平脉,若常为小短也者。又曰"惟其收摄,故能统摄一身之气血",则所谓收摄与收涩,若视为一义也者。考之经籍,从无以收涩为无病、小短为平脉。欲圆己说,甘冒杜撰,其也愚之甚也!收涩为枯燥之征象,收摄为固密之意义。欲圆己说,混蒙为训,其亦乖之甚也!且俞君所谓寸脉"短而小"者,为实验之所得耶?俞君所指寸位,"在掌骨尽处,鱼际下第一道束掌纹间"者,为宗师所之授耶?试诘以二指所按之寸部,何如而短也?当应曰"寸部之两端不及"也。俞君其作斯答乎?果尔,则肺经由大指内侧,循鱼际上鱼入寸口之起端者,势必当停而不动,至二指所按寸部之中,始能一现,迨过寸部后端,又必当停而不动,然欤否欤?然不如是,不足以释短脉之义;不如是,不足以状短脉之形。言之成理,其如无此事实何?再诘以寸部何以"在掌骨尽处,鱼际下第一道束掌纹间"?考掌骨之前,大指之后,其肉隆起者为鱼,而鱼之端,适在掌骨尽处,第一道束掌纹间。是俞君以二指加于鱼端,直以鱼为寸矣。而鱼之动也,极寸口之盛大,可以目视,不必手按,以其皮肉浅薄故也。其动线之长,可用目视者,且逾第二道束掌纹间,以其脉口端直故也。非必斜内、斜外,并不必如俞君"以食指作向内、向外之探索"。其有脉口变易位置,即俗所谓"反关脉"之说,位置虽变,诊法则同,寸口只是寸口,不分关、尺三部。但用一指,随按一处,不拘尺寸,不限左右,只求浮沉、迟数、表里、寒热。须知三指诊法,昔人已有"人长疏排、人短密排"之说,其分部无定,难于征信也明矣!乃俞君更以鱼为寸,则三指关尺之后,其动而可按者尚长,必加入小指乃能尽其脉口,似此推论,岂非咄咄!洵为徒托空言不顾事实者也。综其大端,厥有三误:以二指按鱼,妄名为寸,其误一也;以鱼动盛大,反称为小,其误二也;以脉流浑一,臆截为短,其误三也。乃俞君心劳形役,欲于两手三指之间，推求微妙之脉法，不惜趋莽附操，托庇于《难经》伪书之下，激流扬波，罪且浮于《难经》作俑之上。窃稽之古法，凡诊十二脏腑之病候，必取十二经脉之动穴，所谓三部九候之法也。不在两手寸许之间，穿凿附会，较短论长，且独取寸口，古经传且悬为厉禁。《素问·征四时论》曰："卒持寸口，何病能中？妄言作名，为粗所穷。"又曰："坐持寸口，诊不中五脉，百病所起，始以自怨，遗师其咎。"《伤寒论》序曰："省疾问病，务在口给。相对斯须，便处汤药，持寸不及人，握手不及足，人迎、跌阳，三部不参，决无九候，曾无仿佛。"盖以古法论，当遍诊十二经动脉，以决脏腑死生吉凶，至捷当也。而脉诊之法，惟手最便，井市医流，畏诸诊之繁难，或但诊寸口，即便处方施治，其时但用一指，止诊一手，非如《难经》以后之脉书，必分左右手，必详寸关尺，将十二脏腑经脉分排于两手寸口之间也。古经传方以专诊两寸为厉禁，乃《难经》《脉诀》之流，偏又禁绝诸诊，而专重寸口，无人不读，疑者亦多，而终以为越人之所作，莫敢发难。不知《难经》出于齐梁以后，盛行唐宋，与高阳生《脉诀》同，或即一手所作。宋元以后，攻《脉诀》者，即以攻《难经》，特未指实耳。凡独取寸口，以诊脏腑，为《难经》之伪法；凡划分部位，广立脉名，为《难经》之罪状。俞君醉心伪脉法，何能跳出《难经》圈子一步？无惑乎既以两寸主肺，又以左寸属心；既以两寸脉象短小，又以左寸稍较略洪；既以两寸短小毛涩为吉，又以《脉诀》浮洪而散为无病；既以第一道束纹之鱼动为寸位，又以食指向内、向外探索乃得。不知所探索者，为鱼动之处耶！抑鱼之上下左右，尚有足供探索者耶！立言如此游移，信守如此不定！恐俞君自绎，亦当哑然失笑，而悟受《难经》《脉诀》诸书之所骗也。夫《灵》《素》两经，不专以寸口候脏腑，必以人迎比类推之。脏三阴以太阴为之长，诊于寸口，不兼诊腑也；腑三阳以阳明为之长，诊于人迎，不兼诊脏也。必也以脉之一倍再倍三倍躁静，分手足之三阴三阳。缘经脉有远近，运行有盛衰，岂可独以寸口分出关尺并诊脏腑哉？然经义尤贵脏腑分经之病，必诊专经之法。《素问·三部九候论》曰："九候之相应也，上下若一，不得相失。一候后则病，二候后则病甚，三候后则病危。所谓后者应不俱也，察其病藏，以知死生之期。"圣经垂训，何等明白易学，尽人可知可行，何尝独取寸口，弄得玄之又玄？而旧来相承，与人诊脉，纵有小知，得之别解，人多以此致信，俞君亦其致信之徒，亦可见《难经》魔力之大也！寸口太阴肺之动脉也，由此比类以诊三阴，则寸口为三部法之部首也，正与人迎比类以诊三阳同。肘中尺泽，亦太阴肺之动脉，则诊尺泽所以诊肺之本经也，正与跗上冲阳以诊胃之本经同。至若诊心之法，除人寸比类外，神门、极泉，皆足以诊心之本经。此为《内经》诊脉之大法。若必以右手寸口之寸部，为重气、为小短、为候肺，左手寸口之寸部，为重血、为略洪、为候心，是何异割裂寸口，截断脉流耶！所以欲诊十二脏腑经脉，非复兴九部九候及人寸比类诸诊法，不足以候其真相焉。俞君其亦赞同拙著之主张否？

◎ 读《脉学肤言》后与俞鉴泉君之商榷（六）

（原文摘录八）脉波具体而微，其中洪、大、滑、涩，如循长竿、如参椿、如火薪燃，细心推测，方得形神之似，非如粗大之物，摸索可得也！

（民叔按）"洪、大、滑、涩"，只是洪、大、滑、涩，何与于"如循长竿、如参椿、如火薪燃"之诸物状乎？以循长竿、参椿、火薪燃为脉波之"具体而微"，徒见其惑也。圣人之道，本自中庸，义理彰明，尽人可学。俞君乃谓"细心推测，方得形神之似"，由心自造，故神其玄。连用若干"如"字，真足令读者迷罔，不啻坠于五里雾中。使俞君扪心自问，恐亦莫名其妙，独唱高调，自欺欺人，良由袭用两经之"如"字，而不知"如"字之真义也！盖运气候气之数十"如"字，持针候气之数十"如"字，与大奇平人望色之三十余"如"字，义各有在，不可拘泥。若《伤寒论》之平脉辨脉两伪法，所有之"如"字，尤为乖谬，怪诞不经。总之，"如"字之下为实物，实物不得为诊脉之名词，如《素问·宣明五气》篇之弦、钩、毛、石，是用直、曲、轻、重之相反者，以例四时脉候之不同，亦即四方脉候之各异，非必春脉皆弦、夏脉皆钩、秋脉皆毛、冬脉皆石。人众之脉候，必不如是之整齐；时病之交替，必不如是之一律也。乃注释者莫不以弦为直，以钩为洪，以毛为浮，以石为沉，藉以影射脉法，淆惑听闻。又脾脉代之"代"字，当作"带"解，乃与《素问·脉要精微论》之规矩绳权衡之"绳"字同义。带、绳同为实物之名，同具约束之义，规、矩、权、衡即方圆量称之谓。若以弦、钩、毛、石为诊脉之名，则脉有直、曲、轻、重；若又以规矩绳权衡为诊脉之名，则脉法不将有方圆束量称之诊哉？总之，不知经义用实物之相反者，以为五时、五方、五态不同之例，有以致误耳！尝考经义，凡用实物，皆必加"如"字于其上。是知凡加"如"字者，皆非真脉名，可断言也。不然，弦训端直，何不径曰脉直之为愈？钩训弯曲，何不径曰脉曲之为愈？即毛、石亦非浮、沉之义，乃孟子金重于羽者，一钩金与舆羽之谓，正当训为轻、重之义也。然则弦、钩、代、毛、石，皆为假借实物之名，以例五时、五方、五态相反之符号，故皆加"如"字以明之。能识诸此，则经中凡言"如"字，不出运气候气、持针候气、望色候气之三例，万不可列为诊脉之名，并不可认为脉体之状。后世昧之，强拉入两寸动脉诊法，穿凿附会，谬妄良多。夫弦、钩、毛、石且不得为诊脉名词，则俞君所谓如循长竿、如参椿、如火薪燃，诸"如"字下之实物，而得为诊脉之名词乎！且俞君并谓"非如粗大之物，摸索可得"，直予来学以玄虚，似此立说，恐学脉者再蹈<u>民叔</u>初学脉法时之误辙也，奈何奈何？

◎ 读《脉学肤言》后与俞鉴泉君之商榷（七）

（原文摘录九）人迎、气口，聚讼不一。周澄之谓"人迎，结喉两边穴名，无人迎脉也。两手高骨，脉名气口，无气口穴也。"一语判决，服其了当。

（民叔按）《灵枢·禁服》篇曰："寸口主中，人迎主外。"杨注："寸口居下，在于两手，以为阴也；人迎居上，在喉两旁，以为阳也。"《灵枢·动输》篇曰："阴阳上下，其动若一。"杨注："阴谓寸口，手太阴也，阳谓人迎，足阳明也；上谓人迎，下谓寸口；人迎是阳，所以居上也；寸口是阴，所以居下也。阴阳俱静俱动，若引绳相顿者病。谓人迎、寸口之脉，乍静乍躁,若引绳相顿乍动乍静者病也。"《素问·阴阳别论》曰:"知阳者知阴,知阴者知阳。"杨注:"妙知人迎之变,即悬识气口,于气口之动亦达人迎。"《灵枢·四时气》篇曰:"气口候阴,人迎候阳也。"杨注:"气口脏脉,故候阴也;人迎府脉,故候阳也。"总上观之,则知仲景书中,凡于人、寸比类,统曰阴阳。阴阳为人寸之公式。至于三部本经私病,非公式者,乃曰趺阳、寸口、少阴。此种大纲,后之学者,多习焉不察。设非吾蜀廖季平先生竭力阐发,吾侪奚有今日之新知乎! 俞君那能识此,其谓"寸口人迎,聚讼不一",自是深感伪法之语。"左为人迎,右为气口",荒谬怪诞,不可究诘。且引周澄之谬说,以为根据,离经叛道,莫此为甚!《灵枢·本输》篇曰:"经渠寸口中也,动而不居为经",则两手高骨寸口之内,原名经渠穴,岂周澄之读经遗忘此句乎? 其"脉名气口,无气口穴"之说之难于成立,不待证而后知。俞氏反以为"一语判决,服其了当",岂非咄咄! 虽然,伪脉法之至于此极,亦非一朝一夕之故也。廖季平先生曰:"脉法缩三部于两寸,于女子缠足,大有关系,《续小学》载一旗妇,不肯医持手诊脉,宁病而死,故俗有'牵丝诊脉'之说。"仲景、叔和,妇女皆诊喉足;齐梁俗医,乃改古法,妇女自难诊喉足。弓鞋窄侧,其风渐甚,诊足之法不能行,医者从俗,妇女但诊两手,一时利其巧便,因推其法于男子,久之而《难经》《脉诀》出焉,推其原理,当由缠足阶之厉也!

◎ 读《脉学肤言》后与俞鉴泉君之商榷(八)

(原文摘录十)脉体尺中一显,尺至关界中,脉一隐,关至寸界中,脉又一隐,自尺至寸,如藕节之接连,若冈峦之起伏,别部之动脉无似焉,造物主生此寸口,以诊疾苦,圣人知之,昭兹来许,厥功伟哉! 寸、关、尺平脉大小,已自不同,不然者,将仲师《伤寒论》所云"尺中脉微,此里虚,尺中脉迟者,不可发汗",亦妄语欤? 要之者,吾国以寸关尺诊脉,最古最确,自可按部而得其虚实病变,然必合于望闻问,而练习久久,神专心灵,指下创始了了。

（民叔按）俞君既宗《难经》寸、关、尺三字，强分寸口动脉为三段之说，又疑三段当有界别，于是异想天开，说得天花乱坠。所谓"自尺至寸，如藕节之接连，若冈峦之起伏"，虽曰羽翼《难经》，而荒谬怪诞，尤有倍甚之者。考《内经》虽分寸、关、尺，而无显隐之说。俞君则变本加厉焉，俞君之言曰："脉体尺中一显，至关界中，脉一隐，至寸界中，脉又一隐"，绎其文意，是尺显于寸，寸隐于尺，然诘其何以有此显隐也？而俞君又无自释之明文。民叔三复其说，又时时自按脉搏，自试显隐，结果为尺隐于寸，寸显于尺，与俞君之说大相悬殊。尺隐者，肉厚故也，尺之下，肉更厚，脉动更深，故脉动且隐而不可按矣；寸显者，肉薄故也，寸之上，肉更薄，脉行更浅，故脉动且显而可用目视矣。此为事实，尽人可验。俞君又何以为说耶？俞君以为别部之脉无似寸口者，其以寸口之长，可容三指耶，而不知人迎、太溪亦可容寸、关、尺三部之长也。俞君以圣人知造物生此寸口，以诊疾苦，似以除寸口外之动脉，皆为无关痛痒者。而不知圣人早已将人迎、寸口并重，为阴阳比类之法；更将人迎、寸口、少阴并重，为三部同诊之法。经有明文可复检也。俞君以"寸、关、尺平脉大小，已自不同"，似以寸口一处，大小同等者，反为病脉。而不知脉本一条，无三节，纵以伪法绳之，亦属错误。《伤寒论》曰："寸口、关上、尺中三处，大小、浮沉、迟数同等，虽有寒热不解者，此脉阴阳和平，虽剧当愈。"此以大小同等为虽剧当愈之脉。岂有如俞君寸、关、尺大小不同为平脉之诊断？抑俞君并此条伪法而未之读及，或已读及而竟至遗忘也耶？然何以知此条为伪法也？盖于"寸口、关上、尺中"六字知之耳，详原文但曰三处，三处者即《灵枢·动输》篇常动不休之喉、手、足三部法也。自《难经》伪法盛行后，崇拜之者，乃增寸口、关上、尺中六字于三处之上，意在记识，久之乃混为正文，所谓三处同等，在与经义人迎、寸口齐等之意同，非谓寸口之寸、关、尺也。不然，寸口一寸之地，本属一经，不有大变异，何能分出大小、浮沉、迟数之同等与不同等？如此强作解事，影响附会，何能征信于来学？须知仲景序中，已有"按寸不及人，后世寸关尺之说大行，误以"尺"字改"人"字。握手不及足，人迎、少阴，后世不知趺阳为人迎别名,故仲景集中,有趺阳无人迎。何时妄人误以趺阳之"趺"字从足,为足部之动脉,而以趺阳改少阴。三部不参"之明文。三部为喉、手、足之三部,而三处即此人、寸、少阴之三部,是三处之非寸口、关上、尺中之三处也,彰然若揭矣。俞君更引"尺中脉迟""尺中脉微"为证,不知仲景集中,所有"关""尺"字,或为妄人羼补,或为浅人改窜,试一绎之,罅漏百出。夫仲景祖述《内经》,独于诊法,何能离经叛道? 其在《内经》之人寸比类也,在仲景则曰阴阳诊法,如"脉阴阳俱紧、脉阴阳俱浮、脉阳浮而阴弱、脉阳微阴浮"之类是也。后人昧诸阳为人迎,阴为寸口之义,而以寸阳尺阴解之,宜其不通。又凡脉法中有"而"字者,必为两部,非诊一脉而加以数种名词也,如"寸口脉浮而大,浮则为风,大则为虚"。浮则为风,指寸口也;大则为虚,指人迎也。虚训小义,谓寸口小于人迎也。又凡脉法中有"相搏"二字者,必为病状,非称脉名,如"寸口脉浮而迟,浮脉则热,迟脉则潜,热潜相搏,名曰沉",浮脉则热,指寸口也;迟脉则潜,指人迎也;热潜相搏,名曰沉,沉非脉名,所以状其病也。与"少阴脉浮而弱,弱则血不足,浮则为风,风血相搏,即疼痛如掣"之文义正同。至于《内经》三部诊法也,在仲景则曰趺阳、寸口、少阴,如"太阳病六七日,手足三部脉皆至""伤寒六七日,大下后,寸脉沉而迟,下部全不至""趺阳脉浮而涩,少阴如经也,其病在脾""趺阳脉紧而浮,少阴脉不出者,阴肿大而虚"之类是也。后人既昧人寸阴阳之义,更无由而知三部之诊法,徒眩惑于《难经》寸、关、尺之伪法,缩少阴太溪足脉于两尺,缩阳明人迎喉脉于左寸,但利简便,不顾事实,凡经传古义,胥无噍类矣。三部且昧,九候尤惑。须知仲景集中,有专诊趺阳脉者,有专诊寸口脉者,有专诊少阴脉者,有阴阳比类者,则人寸合诊是也。有三部比类者,则人、寸、少阴合诊是也。凡未冠以趺阳、寸口、少阴字样,皆为九候脉法,如但曰太阳脉则诊委中,阳明脉则诊冲阳—名会原,即后人所谓趺阳也。趺阳在喉,为人迎之别名,趺阳、寸口为阴阳公式,冲阳、尺泽为本经私诊。本刊四十期载陈无咎先生大案写真,其第三案,有试诊寸口、人迎、趺阳三部,病象皆退云云,以陈君之贤,尚乖误至此,甚矣,古义之难明也! 之类是也。后人不能勤求古训,将三部九候之遍诊法,皆宗《难经》，统缩于两手寸口之间，宜其为智者所疑，愚者所惑，更无怪俞君力倡"吾国以寸关尺诊脉，最古最确"之论，其误洵深，不可不拔，牢不可破也。俞君果能按寸关尺三部而能得虚实病变耶？何以又自谓"然必合于望闻问，而练习久久，神专心灵，指下创始了了"耶？其于寸关尺之非古非确，非逗露于言外，非彰明于意表也耶！总之，俞君误于古今迷信《难经》者之说，确认《难经》为战国时秦越人所著，又确认仲景以后，如《甲乙》《脉经》《千金》《外台》，皆为祖述《难经》者。近阅《上海医报》第六十九期，有梅叔肱君，所撰《难经诊脉独取寸口论》一文，力谓《难经》真为秦越人所著，盛称秦越人识脉法真谛，并服其改古法之苦心。又谓仲景书重证不重脉。种种持论，似专为拙著而发，敢请再将拙著各文，试为细阅，即希赐教，详示谬点，俾便互相讨论，所谓理愈阐而愈明，国医古义，或因此而有大白之一日也。民叔于此，所以深服吾蜀廖季平先生之卓识，先生之言曰："考后世伪法，自《难经》二十九难以前专论诊脉。创立新法，别为一书外，其以成篇窜入古书者，如《伤寒》之《平脉》《辨脉》二篇、《千金方》之《平脉篇》、《千金翼》之《色脉篇》、《脉经》之一、二、四、十四卷共八篇，此八篇于原书，如冰炭水火之相反，苟一推求，罅漏自见。考八篇中，有采取扁鹊及依附《内经》、仲景而小小变易，无足深究。其罪魁祸首则专为排部位、立脉名。其言部位者，如《千金·平脉五脏脉所属篇》《三关对主篇》《诊三部脉虚实决死生篇》《千金翼·色脉诊脉大意篇》《诊寸口关上尺中篇》《脉经平三关阴阳二十四气篇》《平人迎气口神门前后脉》共七篇。其改定脉名者，如伤寒《平脉》《辨脉》二篇、《脉经·脉形状指下秘旨篇》《千金·指下形状》共二篇，此当抽出急为焚毁者也。其零星改窜者，如《伤寒》《金匮》中之'关''尺'字共十五条，《千金·五藏六府》每门皆全用《内经》、仲景原文，乃其中杂有《脉经·三关阴阳二十四气》及《人迎气口神门前后》二篇全文，与全书诊法不合。查日本翻印宋西蜀进呈本目录，所隶《脉经》，每条有'附'字，则二篇全文为后人所附无疑。又考《伤寒·平脉》首段，二百七十余字，人皆以为仲景原文，初疑其文气卑弱，且全系四字句，不类东汉文格，及考宋本《千金方》称为'脉法赞'，每句脱空排写，初不以为仲景书也。再考《千金翼·平脉》，又重载此文，惟末多'为子条记传与贤人'八字，孙氏一人之书，两载此文，已属可怪。《伤寒·辨脉》，竟直以为仲景之书，则为怪之尤甚者矣。初疑《千金·平脉篇》《翼·色脉篇》，为后人所羼，及考孙氏全书诊法，无一与二篇相同者，卷首《医学九论》，论诊候在第四，是孙氏论诊详于卷首，无庸复出二卷。且医书体例，论脉必在首卷。乃《千金》三十卷，《平脉》在二十八；《翼》三十卷，《平脉》在二十五。明系伪羼，不取列卷首，故退藏于末。又《千金》第四论诊候，首段三部九候，全引《内经》原文，今本作：'何谓三部寸、关、尺也？上部为天，肺也；中部为人，脾也；下部为地，肾也。'何谓九候以下，皆《内经》原文。考《难经》：'何谓三部？寸关尺也；何谓九候？浮中沉也。'欲改孙氏原书，则当全改三部九候，若三部从《难经》，九候从《内经》，牛头马身，岂非怪物！'上部为天，肺也；中部为人，脾也；下部为地，肾也'，十八字尤为不通，肺、脾、肾既与下文九部重出，以《难经》法推之，又有右手而无左手，真属不识文义者所为，可谓荒谬绝伦矣！以上所举，皆荦荦大者，零星羼改殊难毕列。凡《伤寒》《金匮》《甲乙》《脉经》《千金》《外台》，全祖《内经》，道同风一，所有'关''尺'字，皆当汰除校正，障碍一去，坦道率由。"民叔至愚，因病攻医，攻而不成者屡矣。迨后得廖季平先生之诱掖，乃洞悉脉法真谛。于是，本先生指示之蹊径，遍读古医书籍，无往不适，所获良多。所惜吾川学术，困于蜀道之难，中原人士，鲜有知者。俞君沉沦伪法，固执《难经》"寸关尺"之说，著论非难，爰述是篇，以为答辩，盖亦援溺以手之意云尔！

乙酉大雪，受业上海卞嵩京，再读手稿。

附：

　　是《脉法古义》《脉学肤言商榷》两文，为刘师民国二十年前所撰，发表于张赞臣主编《医界春秋》。而《商榷》将《脉法古义》更相阐明，文中大谈《内经》理论，大谈《内经》三部九候诊法、人寸比类、少阴太溪诊法，力辟《难经》缩三部九候于寸口之伪法，以及关尺连诊、分配脏腑、二十七脉之谬误，并正趺阳即人迎，两者异名同穴，其本一也。以《难经》流传既久，流毒至深，古义难明，今得刘师大力提倡而始见真谛。刘师儿承庭训，随祖刘怀、外祖康朝庆学医，少年医学思想在于明清诸家，后得益于蜀中大儒井研廖季平先生，至是，专以古医学鸣世。刘师以廖师治经之法以治医，中年医学专宗岐黄。刘师尝曰："迨五十而后，始跳出《内经》圈子，直溯汉魏以前汤液古医，以为脏腑、经络皆臆说也。而汤液治病，首重辨证，而证者，实也。灵活运用六经辨证，此即为我中医理论之最高境界，亦即为我中医之朴素唯物辨证所在。昔陶令有'觉今是而昨非'之说，故廖师一生，经学思想六变，晚号'六译老人'"。今刘师一生，医学思想三变，盖追求真理日臻完善是为变也。故其五十而后，撰著多在《本经》《汤液》，于此藉以知刘师早年医学思想，夫而后知刘师晚年理论之有自也。然虽欲观今世之能熟知《内经》理论者，亦属几希。忆者章次公先生尝言："今之医者多不好学"，洵非虚言也哉！

　　　　　　　　　　　　　乙酉大雪，受业上海卞嵩京并记。

诊 余 纪 案①

刘民叔

乙酉处暑　嵩京手稿

邹君学满,蜀之忠县人,今春由平津南下,寓金神父路之新新里,六月患腹痛滞下,日四五次,眠食如常。初病原不甚剧也,旅行客次,诸多不便,乃入住海格路某西医院,两周后,形销骨立,壮热神昏,呃逆自汗。延余往诊,决其毙期之早晏,非求图治也。乃诊其脉,数溢兼止,虽似雀啄,而沉取不牢,足征胃气尚未竭绝,服药犹堪运输。嘱其搬出该院,处以大剂人参白虎汤,调服紫雪丹,治及四日,计服紫雪一两五钱,石膏则每剂二两,始得热退神清,呃平渴解,旬余赤白乃净,眠食乃安。续以甘凉濡润善后而瘳。夫人参白虎清热益气,两治肺胃者也,大肠与肺为表里,与胃为直接,肺肃则肠清,胃澄则肠洁。兼以紫雪之穿经走络,以泄深陷之热,故效可立耳。但痢疾初起,发热无汗者禁用。

浙宁江庆余君,操劳萦思,形疲少眠,固阴虚人也。七月病血痢,初起即剧,里急后重,胀痛拒按,登圊无少间之停,乞治于余。诊其脉弦细以强,察其舌紫绛以燥。盖经营商业,冒日步行,暑邪深踞,毒火亢炽,正所谓气结津枯,正虚邪盛,无英雄用武之地,治而效迟,易招物谤,遂婉词谢之。江君再三恳治,不得已乃用洋参、苁蓉、海蜇、山药以益气滋液,延胡、金铃、鳖甲、鼠矢以疏肝和脾,银花、绿豆、黄连、黄芩以清火解毒,更以鸡内金、旱三七、苦参子之强有力者,以为调气行血之锐具,连服旬余,始得渐安,后处以滋养膏方调理,久服乃健。

刘克麟先生,蜀渝之知名士,寓沪有年,性静形癯,恒病知医,每病则自服清凉取效,数年来常若是也。孟秋中旬,潦暑张炽,病重性赤痢,日及百次,气微神颓,招余代拟治法。切脉寸口浮濡如绵,人迎亦不鼓

---

① 此文发表于《医界春秋》三十九期。

指,澼出虽赤,而紫黯不泽,苔厚若蒙绒,乍静乍躁,肢强不柔。此元阳式微,循环欠清灵之运,气血离决,危不旋踵,不可指里急后重为热候,而轻用芩连以偾事。盖气血运行互为附丽者也,气微则血涣。更因后重以下奔,有若暑痢,实则脱营耳,脱者宜固。"君其敢服参附汤乎?"刘君首肯,乃以参、附、姜、桂、归、芪、苓、术、龙牡、芍药、桑枝等,出入为方,一剂知,数剂效,渐以向愈,后服鹿茸大补,餐履皆健而康。

鲁人魏值成君,操牙刷业,冒暑饮冰,毫无忌惮。一日赴友宴,友为代乞诊治。按脉浮沉皆弦,头痛、腹痛,寒热往来,里急后重,赤白滞下,曾服芍药汤两剂未效。余谓此病情形,正合喻氏逆流挽舟之法,但彼为表邪内陷,故须人参,以助升提;此为表里同困,必加疏利,以开结滞,论治处方,又有毫厘之差焉。仲师原有四逆散加薤白法,正宜取用,拟柴胡一两五钱、枳实一两、芍药一两、甘草六钱,研为细末,另以薤白一两煎汤去滓,煮散三钱,顿服,日二服,夜一服。宴罢归来,后未复诊,固不识其服后如何耳。月余值友于途,语及魏君服药,竟未尽剂而瘥,因受经济压迫,致未复诊也。

麻 疹 述 概 [①]

刘民叔

[原因]今春麻疹流行,夭殇甚众,当兹兵燹之际,生计维艰,多有因循坐误,未及延医诊治者,或医非其人,用药不当,辗转至毙者。余既目击,倍觉心伤,爰述梗概,公诸报端,用质通方,即希明教。

[形证]初起咳嗽喷嚏,两胞浮肿,眼泪汪汪,鼻流清涕,身体渐热,二三日,或四五日,始见点于皮肤之上,形如麻粒,色若桃花,间有类于痘大者,但有颗粒而无根晕,微起泛而不生浆为异耳。

[治法]麻疹治法虽多,但归纳之,可分三类,一曰宣卫,即透发也;二曰清营,即化毒也;三曰培气血,即调理善后也。明此三法,则麻疹正治了无遗疑矣!

一、宣卫　形点未见之前,或见而未透之际,皆当宣卫为主。宣卫即所以开发皮毛,使麻疹伏毒,得以尽行透发也。宣卫如升麻、葛根、荆芥、防风、薄荷、牛蒡、蝉蜕、淡豉、桔梗、杏仁之属,对证选择,审其轻重,而定方剂之大小。

二、清营　麻毒原伏血中,自内出外,即是由营达卫,卫气一宣,续当清营,俾热清毒化,无复余留也。清营如生地、元参、丹皮、赤芍、犀角、茅根、黄芩、黄连、栀子、紫草之属,而石膏、知母、花粉、麦冬、苇根、贝母、银花均为清肃肺胃之品,于见点后,俱可随证加入。

三、培气血　托毒外透者,气也;被毒所烁者,血也。故麻疹收没之后,亟宜培养气血。但气根于津,血化于液,只宜频用甘寒濡润之剂,以资津液之复。若骤用温补,则未有不偾事者也。

[举谬]以上三法,审证施治,择宜而用,千治千生,百无一失。而昧者以为麻疹不外升提一法,升而又升,竟至痰逆于喉,喘闷致毙者,此

---

① 此文发表于《医界春秋》六十九期。

与揠苗助长不殊也；或以畏惧升提，偏执退热，竟至毒不外透，遏伏致毙者，此与关门捉贼不殊也；或以过虑寒凉，冰伏麻毒，始终只用平剂，竟至坐误时日，牵延致毙者，此与扬汤止沸不殊也；或以麻疹下利，骇为漏底坏证，竟至温补杂投，壅塞致毙者，此与抱薪救火不殊也。其有用"规尼涅"治麻疹之发热，而毒伏致喘者有之；用远志治麻疹之痰喘，而激发痉厥者有之；用附子治麻疹之厥利，而喘闷窒息者有之。以上各误，目击实多，敢为列举，冀觉误者之悟。

[救逆]麻疹以透发为要，透发则毒化神清。误治神昏、喘急，疹点突然收没者，切勿单用透发之药，必与清营化毒并行，始克有济；若疹色鲜艳，而神昏不醒，喘闷益急者，切勿再用透发之药，必大剂清营化毒，始能奏效。牛黄、至宝、紫雪、神犀，亦麻疹危证必备之方，妙其运用，十治十全。

答顾馥棠君《征求医方》①

刘民叔

　　读民国二十三年十二月廿二日《申报》第四张《医讯栏》,载有顾君《征求医方》一则,细绎之余,当是寒厥失治之病,爰研证之,以供顾君参考,并希同道指正。

　　[病源](节录原文一)内子现年三十九岁,向有肝阳证,发时手足麻冷,头晕气滞,甚至昏迷,前后共产子八次,前五次皆安全,第六次小产,第七次亦安全,第八次于去年夏历九月初旬,又系小产。

　　(民叔按)《素问·上古天真论》曰:"女子七岁,肾气盛,齿更发长;二七而天癸至,任脉通,太冲脉盛,月事以时下,故有子;三七肾气平均,故真牙生而长极;四七筋骨坚,发长极,身体盛壮;五七阳明脉衰,面始焦,发始堕;六七三阳脉衰于上,面皆焦,发始白;七七任脉虚,太冲脉衰少,天癸竭,地道不通,故形坏而无子。"细绎经义"肾"字,在女指胞室,在男指睾丸。太冲、任脉为生殖之本,睾丸、胞室为泄精之机。据此,则尊夫人本属冲任两盛之体,所以多子。但以三十九岁间,连续产子八次,则冲任两脉之亏耗可知。夫冲、任两脉之均盛时期,为二七、三七、四七之年龄,所以前五次产子皆安全。迨至五七以后,冲任两脉已由盛极而衰,所以第六次及第八次,皆系小产。然则产子过多,亏损冲任,为尊夫人致虚之因。病因虚生,邪乘虚入,所谓"邪之所凑,其气必虚"是也。(又按)人身经脉,手足十二经运行于外,奇经八脉运行于内,周而复始,循环无端。医家详手足十二经,道家详奇经之任督。督脉行背,任脉行腹,所以周回于身也。冲脉起于胞中,循行背腹,兼司气血二海。以督言之,则行背;以任言之,则循腹,居中御外。故《灵枢·顺逆肥瘦》篇曰:

---

① 此文发表于《医界春秋》九十七期。

"冲脉者,五脏六腑之海也,五脏六腑皆禀焉。"营卫运行,由冲脉之渗阳灌阴,循任、督、跷、维诸脉,以达于手足十二经,则十二经如外藩,任督如内畿,冲脉居中统驭者也。然则任之与督,为相等之脉耳,其尤重者,厥为冲脉。冲较诸脉为大,所以《素问·上古天真论》名曰"太冲"。冲居任督之中,深不可见,所以《灵枢·百病生死》篇名曰"伏冲"。是则尊夫人以冲任均盛之体,惟因产子过多,亏损冲任。然任脉之损,其害也,不过小产而已。惟其深损冲脉,致其祸有不可深言者,征之经义,则《灵枢·顺逆肥瘦》篇"冲脉并少阴之经,故别络结,则跗上不动,不动则厥,厥则寒矣。"然则尊夫人之病源,为冲脉亏损之寒厥无疑。

[**正名**](节录原文二)向有肝阳证,发时手足麻冷,头晕气滞,甚至昏迷。

(民叔按)论病必先正名,名正则治无不当。爰据古籍以正其名焉。考《素问·厥论》曰:"阳气衰于下,则为寒厥。寒厥之为寒也,必从五指而上于膝。其寒也,不从外,皆从内也。前阴者,宗筋之所聚,太阴、阳明之所合也。春夏则阳气多而阴气少,秋冬则阴气盛而阳气衰。此人者质壮,以秋冬夺于所用,下气上争不能复,精气溢下,邪气因从之而上也。气因于中,阳气衰,不能渗营其经络,阳气日损,阴气独在,故手足为之寒也……厥,或令人腹满,或令人暴不知人,或至半日,远至一日,乃知人者。"兹以尊夫人之病态,与《厥论》所述,两相互证,无不符合。顾君所谓"发时手足麻冷"也,正与《厥论》之"阳气衰,不能渗营其经络,阳气日损,阴气独在,故手足为之寒"诸语,相符合矣;其所谓"气滞"也,正与《厥论》之"厥,或令人腹满"一语,相符合矣;其所谓"头晕"也,"甚至昏迷"也,缘头晕为发时而轻之症,亦即为甚至昏迷之渐,甚至昏迷,亦即为头晕之极,正与《厥论》之"或令人暴不知人,或至半日,远至一日,乃知人"诸语,相符合矣。又《素问·调经论》曰:"血之与气,并走于上,则为大厥。厥则暴死,气复生则生,不反则死。"亦足为尊夫人头晕、昏迷、随厥随苏之解释。所以然者,以冲脉素盛之体,摄纳厥气,使气下反,固较常人为易,是又与《厥论》之"此人者质壮"一语,又相符合矣。冲脉亏损,原于产子过多,则与《厥论》"夺于所用,下气上争不能复,精气溢下,邪气因从之而上"诸语,又相符合矣,然则尊夫人病名之应为"寒厥",信而有征,若以肝阳名之,奚可哉?

[经过](节录原文三)自去年夏历九月初旬,小产后三日,因稍闻炭气,肝阳复发,日见沉重。经中西医疗治,至今春稍见起色,至夏季已能起坐行动,饮食亦见增进。后由西法推拿数次,中法推拿四十余次,亦未见效。两月前经友人介绍至沪东某医院治疗,因在院受凉,复见沉重。出院后,复延中西医及古法金针科医治,稍见痊可。讵至本月三四号,又复增剧,饮食不进,昼夜不能安眠,胸腹时觉有气抽动,有时横梗胁骨,痛楚不堪,时则肚腹饱胀,牵动头部作痛,近复加以昏迷,四肢无力,服药无效。

(民叔按)据顾君所述尊夫人之久病经过,大约可分为三期三并病,亦即由浅而深之递变也。第一期,是单独的寒厥病;第二期,是寒厥与寒痹的合并病;第三期,是寒厥、寒痹与痿躄的合并病。今略举数例以明之。

《灵枢·五色》篇曰:"厥逆者,寒湿之起也。"

《灵枢·本神》篇曰:"肾藏精,精舍志。肾气虚则厥,实则胀。"

《素问·通评虚实论》曰:"气逆者,足寒也。"

《素问·解精微论》曰:"厥则目无所见。"

《素问·大奇论》曰:"脉至如湍,名曰暴厥,暴厥者不知与人言。"

《灵枢·癫狂》篇曰:"厥逆为病也,足暴清,胸若将裂,肠若将以刀割之,烦而不能食……厥逆腹胀满,肠鸣胸满,不得息。"

以上为寒厥之举例。

《灵枢·刚柔寿夭》篇曰:"寒痹之为病也,留而不去,时痛而皮不仁。"

《素问·逆调论》曰:"是人多痹气也,阳气少,阴气多,故身寒如从水中出。”

《素问·气穴论》曰：“积寒留舍，营卫不居，卷肉缩筋，肋肘不得伸，内为骨痹，外为不仁，命曰不足，大寒留于溪谷也。”

以上为寒痹之举例。

《素问·痿论》曰：“阳明虚则宗筋纵，带脉不引，故足痿不用也。”

《灵枢·经脉》篇曰：“虚则痿躄，坐不能起。”《释文》云：“躄，两足不能行也。”

以上为痿躄之举例。

[论治]（节录原文四）中西医皆谓体亏所致，须静养方能复元。推照目下情形，恐非静养所能救，不知尚有其他方法否？倘荷高明指教，或施方施药，或指示名医，果能因而获愈，则鄙人夫妇感同再生矣！

（民叔按）一病有一病之机要，得其机要，乃足以论治，所谓“知其要者，一言而终”也。观前“经过”节有曰：“因稍闻炭气，肝阳复发”，又曰：“因在院受凉，复见沉重”，可知尊夫人以久病淹缠之体，已陷于阴盛阳虚之局，所以只受得清气，受不得浊气，以嗅触炭气，炭气太浊故也；亦只受得暖气，受不得冷气，以在院受凉，凉则益冷故也。然则论治之道，舍用大辛大温、抑阴扶阳外，更将何法可以起一生于九死哉？又观顾君于述治疗经过中，一则曰：“西法推拿数次，中法推拿四十余次，亦未见效”，再则曰：“复延中西医及古法金针科医治，稍见痊可，讵至本月三四号，又复增剧”。然则治尊夫人之病，而徒恃诸外治，诚所谓“舍其本而逐其末”也！顾君又称“近复加以昏迷，四肢无力，服药无效”，则病势已登峰造极矣！奈何中西医仅谓“体亏所致，须静养方能复元”？岂以重病难治，特用无可无不可之词，以为敷衍卸责耶？顾君颇悉其隐，意欲另谋救济，登报征求，用心良苦。民叔至愚，谨以仲景之附子汤、理中汤、四逆汤、吴茱萸汤诸方义相贡献，不知有当尊意否耶？但标本权衡，损益进退，是又临诊之士，宜自求于规矩之巧焉。

论"伤寒发热不可用清凉退热"之理 [①]

刘民叔

寒伤于人,理应病冷,乃人之伤于寒也,不但不病冷,而且反病热,则此热者,果何为而发乎? 夫人体非机械,若以机械之理喻之,则非医药中事矣。须知人者,负阴而抱阳,阳生则阴长。所谓阴者,质也;阳者,气也。质以寓气,气以运质。故人之生也,全赖乎气。气之在表者,有营有卫,营行脉中,卫行脉外。唯卫者,卫于皮毛之外,有若藩篱墙垣之固也。伤于寒者,即卫气失其固,乃寒也得以乘其虚,故伤寒之初,只觉形寒畏冷,而不即发热。必经过相当之时间,其热乃发,则此发热者,正元阳奋发,卫气振作,斯为抵抗力之表现。所以《素问·热病》篇在"人之伤于寒也,则为病热"两句之下,特续申之曰:"热虽盛不死",为则治伤寒者,无论其热,发到如何高度,但察其兼有恶风、恶寒、头痛、身痛、脉浮、苔薄诸证,便不可用凉药撤热,更不可用冰罨退热。所以然者,以其热为表热,即所谓"热虽盛不死"之热也。不然,而以凉药撤热,或以冰罨退热,是不啻若自撤退其抵抗力,而与以病邪遏伏或内陷之机会? 故凡伤寒发热之属于表证者,务必用辛温升散,如生姜、葱白、桂枝、麻黄之属,俾收助热出汗之效,未有不一服而愈者。若其人卫阳衰馁,脉气微弱,尤非重用附子,不足以胜克敌之任。

---

① 此文发表于《医界春秋》九十八期。

《金匮》宿食条解 [1]

刘民叔

  本期为胃病专号,张君赞臣索稿于余,余原拟撰述《千金胃腑方疏》一文,藉以阐发汉唐间疗治胃病之奥旨。无如诊务缠人,日鲜暇晷,兼以限期甚迫,未便草草交卷。不得已,乃抄录吾蜀先进熊公其言所撰《金匮宿食条解》,意存介绍,非敢掠美,不过聊应张君之命,勉塞索稿之责而已。

  问曰:人有病宿食,何以别之?

  宿食者,言食传舍于肠胃,歇宿而不去也。食入于胃,泌津液而化糟粕,小肠受盛,大肠即为传导。曷为歇宿而不去?以寒积胸中,无真气以为输运也。何由知寒积胸中,无真气以为输运?因与漏疝病,同一虚寒,从下而上,是以知之也。人既有病宿食,若嚼腐、吞酸、嘈杂、呕吐、饱闷、痞滞、浊苔厚腻,与恶食、伤食、恶闻食臭及大便坚结、闭秘等证。有诸内,必形诸外。此在人所恒有,亦为人所易识,其为别之奈何?盖宿食之病,包藏祸心,变幻靡测,固有以上所列病情,亦有未现以上所列病情。①苟因以上所列病情,一毫未现,即不能认定为宿食;②既不能认定为宿食,纵多方揣度,断不能从宿食病由而处施治。历古以来,因是而致夭札者,殆不知几恒河沙数矣!故设为代问,欲世之操斯术者,务在于无可别之中,而求其有可别也。

  寸口脉浮而大,按之反涩,尺中亦微而涩,故知有宿食,大承气汤主之。

  阳明脉大,胃气下降,则大而不浮。今脉浮而大,且见之于寸口,是胃气上逆,而不获降于下矣。大不应涩,按之反涩,则胸中大气已被阻而

---

① 此文发表于《医界春秋》一百期胃病专号,民国廿四年四月。

不行，加以诊之于尺，由沉及中，以细微之脉，变之而为微涩，是肾气下遏而不得升于上矣。仲师言寸言尺，虽未论及于关，其实寸大而涩，中关之阂而降，俾阳不得通于阴；尺微而涩，由关之拒而不升，俾阴不得交于阳，关格不通，阴阳离决，而生机息矣。故知有宿食，宜下之，以大承气汤也。

脉数而滑者，实也，即有宿食，下之愈，宜大承气汤。

脉数而滑，谓之而为实者，盖以大肠糟粕，结而为实，积瘀蕴热，无所疏泄，势必蒸腾于上，手太阴所主之脉适当其冲，不独迫凑之而为数，并今激变之而为滑，数与滑并见，即此行阳行阴之度，于迅速中，而杂以流利，可决其中有宿食，宜急下之，以大承气，而病乃得愈也。

按：涩则不滑，滑则不涩，即微、数二脉，亦大相反，何以均主宿食？不知脉涩而微，就浊垢之窒塞于内而言；脉滑而数，就浊热之充溢于外而言。下节又出"紧脉"，亦主宿食，盖言由内达外，切迫中而兼有绞束之象，谓之为涩不得，谓之为滑更不得，故状之为转索。总见顽涎恶垢，碍硌于中，则开阖之机关不利，而脉之所应，亦为变动无常。仲师形容其脉象之变态，最为微妙，虽宿食之证，非此数脉所能尽。然即数脉以为推测，一任病机百出，无难为之抉露矣。

下利，不欲食者，此有宿食，当下之，宜大承气汤。

此"利"字，作"通"义解，盖言大便未至闭塞，而所下尚属通利。顾下而特别之曰"利"，其中有甚不利者可知。不欲食者，不能食也，不曰"不能食"，而曰"不欲食"，正见欲食，而不能畅其所欲又可知，独是宿食之病，其最难为辨者，莫如"下之不利，食之不欲"。兹则举以为纲，其中尤别有精义。盖上窍主纳，下窍主出。食若为宿，固结肠窍，不获节次传导，是下之所出，既有杆格之形，而上之所纳，不无厌弃之状。当此出纳失职，已将宿食病根之所在，露其端倪。又恐人忽焉罔察，不克烛微阐幽，以发其隐伏。因于藏之深深，直从无可名状之处，特笔提出"下利，不欲食"五字，为认宿食秘法，不啻茫茫大海，定以罗针，使不迷于予午。言更为之引申其说，举凡一大便如常，而下出觉艰涩者；二多日方解，而粪条极细小者；三或不时坠胀，而解后觉稍畅者；四或随时欲解，而下出觉未尽者，俱可以"下之不利"例之。一或朝食不能暮食，暮食不能朝食者；二或未食觉可畅食，既食转不喜食者；三或食下欲作呕吐，而不敢稍为多者；四或食后即为胀闷，而移时始得安者，皆可以"食之不欲"括之。然临危施治，必研讯于未病之前，有此以上所列病情，始可引为确据。否则，或因六淫七情之感，寒热错杂于中，则虽充塞于阳明之表，尚未蓄积于阳明之里，不得以暂时之便食不调，而遽认为宿食，贸然下以承气也。从此细参，悟得登大觉路，可以普济无量众生矣。

宿食在上脘者，当吐之，宜瓜蒂散。

胃有三脘，上脘主纳，中脘主化，下脘主出。食在上脘，停宿不去，既未腐化，何能下出？当就邪之所在，因而吐之，此所以宜于瓜蒂散也。

脉如转索无常者，宿食也。

尤在泾云："脉紧如转索无常者，紧中兼有滑象，不似风寒外感之紧而带弦也，故风寒所束者，紧而不移；宿食所发者，乍滑乍紧，如以指转索之状，故曰无常也。"

按：宿食之病，本属于寒，而有时间化于热。其寒已化热者，下之以咸寒；其寒未化热者，下之以温热。此节紧脉转索无常，与上二节微涩数滑，互相比较。上节之脉，是寒已化热现象，既均主以大承气汤；此节之脉，是寒未化热现象，并未示以应用何方，非脱简也。盖以总义条中，举凡与紧脉相似者，胥可比类而得，兹故不复赘。此乃仲师之微意，特为补录数条，以广宿食治法。

跌阳脉微弦，法当腹满，不满者必便难，两胠疼痛，此虚寒从下上也，当以温药服之。

此节为脏寒腑实立法也。跌阳，脾胃之脉，若见微弦，即知足厥阴肝木，不能合手少阴心火以生立，反挟足少阴肾水以侮土。虚寒从下而上，横聚于腹，决无轻散之理，不循肠胃之外而为腹满，必入肠胃之内而为便难。既至便难，两胠亦必疼痛，此乃寒邪凝聚，且停积未久，不必遽用下夺，但常服以温药，以助其运化，则便难胠痛之患，自可以不作矣。

其脉数而紧乃弦，状如弓弦，按之不移，脉数弦者，当下其寒。

此节为脏寒腑热立法也。数则为热，紧则为寒，数与紧合，其状为弦，且按之不移，则不得名为"数紧"，直可谓为"数弦"也。夫脉既为数弦，不曰"当下其热"，而曰"当下其寒"者，盖以脉数，不过为腑之瘀热，而弦是乃为脏之伏寒。恐人知其腑热，而略其脏寒，特示以治热为标，治寒为本。于当用承气方中，审系肾寒加入四逆辈、肝寒加入吴茱萸汤、脾寒加入理中汤，变寒下之法而为温下之法也。

脉紧而迟者，心下如坚，脉大而紧者，阳中有阴，可下之。

此节为脏、腑俱寒立法也。其脉紧迟为寒，按之心下，既已聚之如坚。大为阳脉，若大而兼紧，不得为阳，乃寒气积而不散。更从心下，入于足阳明胃、手阳明大肠之中，一派阴霾之气，搏结宿垢而成坚块，不异地冻水冰，此而议下，必为审度其可者。言外见心下坚结，既非寒下之承气，堪除肠胃冷积，尤非温下之大黄辛附能解，惟主以刚猛峻热之剂，如《卒病》所载之备急丸、九种心痛丸等。间以甘温佐之，以壮阳光而消阴变，则阴邪既散，而阳窍自通也。

脉紧，头痛，风寒者，腹中有宿食不化也。

尤在泾云："头痛，风寒者，非既有宿食而又感风寒也。谓宿食不化，郁积之气，上为头痛，有如风寒之状，而实为食积类伤寒也。仲师恐人误以为外感，故举以示人曰'腹中有宿食不化'，意亦远矣。"

按：尤注"宿食不化，郁积之气，上为头痛"，足征特识。但宿食郁积，气既可为之上，则气亦可为之下，气既可由里达表，则气亦可由腑入脏,惜就文衍义,未能通其义于言外,言特为抽引其绪。《伤寒论》有正阳阳明,有太阳阳明,有少阳阳明。三阴寒化,皆有自利证;三阴热化皆有可下证。是六经之气,既可传于阳明,且经云"食气入胃,浊气归心,淫精于脉,脉气流经",是阳明所化浊气,亦可淫精脉络,以遍流于六经。可见阳明居中土,与各经联络贯注,并无此疆彼界之分,则知正气从此出入,即可知邪气亦从此出入。今宿食郁积,阻遏气机,内而经络脏腑,外而四肢九窍,病变千端,无微弗到,如神龙之不可方物。则其所现病状,不仅类于风寒。病类风寒,其痛不仅在头,而头不仅有痛,即脉亦不仅为紧,此仲师援例以发其概,不过随举风寒言之,而非截然于脉紧、头痛之外,为宿食病,所不能逞其毒也。然宿食之为病,脉紧、头痛,既与风寒无异,则脉紧、头痛、风寒,与非脉紧、头痛、风寒,从可类推矣,所冀举一反三,于引而不发之中,得其跃如之妙。

辨《伤寒》脚挛急 [1]

刘民叔

伤寒脉浮,自汗出,小便数,心烦,微恶寒,脚挛急,反与桂枝欲攻其表,此误也。得之便厥,咽中干,烦躁,吐逆者,作甘草干姜汤与之,以复其阳;若厥愈足温者,更作芍药甘草汤与之,其脚即伸;若胃气不和,谵语者,少与调胃承气汤;若重发汗,复加烧针者,四逆汤主之。

问曰:证象阳旦,按法治之而增剧,厥逆,咽中干,两胫拘急而谵语。师曰:言夜半手足当温,两脚当伸,后如师言,何以知此? 答曰:寸口脉浮而大,浮为风,大为虚,风则生微热,虚则两胫挛,病形象桂枝,因加附子参其间,增桂令汗出,附子温经,亡阳故也。厥逆,咽中干,烦躁,阳明内结,谵语烦乱,更饮甘草干姜汤。夜半阳气还,两足当热,胫尚微拘急,重与芍药甘草汤,尔乃胫伸。以承气汤微溏,则止其谵语,故知病可愈。

上录仲圣《伤寒论》太阳上篇原文两条。细绎文义,疑后条非仲圣所手订,当系魏晋间伤寒家所附之治案评注。王叔和撰次《伤寒论》时,搀混正文,遂并存之。兹举两条之轻重出入及抵触诸点而为比类于次。

前条"反与桂枝欲攻其表,此误也",与后条"证象阳旦,按法治之而增剧"互看,则桂枝汤、阳旦汤同为攻表之方,后条明言"病形象桂枝",而前条又明言用"桂枝攻表"为非,乃"因加附子参其间"以救亡阳,"增桂令汗出"以温经散寒。又揆以所问词意,则桂枝增桂加附子,显是申明组织阳旦汤之方药,故阳旦温经发汗之力倍于桂枝,所以前条服桂枝汤后,其误不过"得之便厥,咽中干,烦躁,吐逆"而已,后条服阳旦汤后,其误则直趋"阳明内结,谵语烦乱"。

---

[1]　此文发表于《中国医药》第一卷第四期,民国廿八年。门人上海卞嵩京补撰,再传门人豫开封杨强整理。

后条用阳旦汤之附子，与前条用四逆汤之附子本同。盖前条用附子，是在"重发汗，复加烧针"之后；后条用附子，是在"增桂令汗出"之际。所以前条之谵语，在已服甘草干姜汤后，而为若有若无之证；后条之谵语，在未服甘草干姜汤前，而为势所必有之证。是知两条证治，其在误服桂枝汤，或不至逼到"胃气不和"，而误服阳旦汤，则必逼到"阳明内结"。

由上观之，则知后条确为魏晋间医者，临证实有之治案，故特举阳旦致误，及用芍药、承气治验，以与前条互相阐发，录诸简端，以为评注。特其文义，多与前条抵触，兹略之揭于次。

前条服桂枝汤后，有吐逆证，以其邪势上越，故"作甘草干姜汤与之"；后条服阳旦汤后，无吐逆证，则邪势内伏，而"更饮甘草干姜汤"，殊无对证着落。

前条在未服桂枝汤前，无厥逆证，未服甘草干姜汤前，无谵语证，乃后条谵语与厥逆并述。谵语属阳明内结，则此厥逆为便结之阳厥。阳厥当下，何可再用干姜？后条以饮甘草干姜汤后，"夜半阳气还，两足当热，胫尚微拘急"，详其语气，则似以甘草干姜汤，具有治脚挛急之方能，而芍药甘草汤，似反为善后之轻剂，核与前条"作芍药甘草汤与之，其脚即伸"之句，岂不大相径庭？

从上评之，则后条与前条，必非一人手笔，而叔和不加辨别，搀混集中，列为正文，则有若似圣人，惟曾子以为不可耳。虽然，前条固为仲圣所手订者，而条中治例不无谬误，又乌可无辨。若曰仲景为医中圣人，《伤寒》为医中经籍，必多方掩讳，曲为注释，是又非钻研之道。<u>民叔</u>也至愚，妄加辨论，毁圣之罪，惟明哲谅之。

脉浮、自汗，固为桂枝证。浮为在表，应与桂枝攻表，而反致误者，殆阳虽浮而阴不弱欤？参证后条之"脉浮而大"句，则知此条之脉，亦必浮而兼大。所谓"伤寒三日，阳明脉大"是也。阳明者，两阳合明之谓也，为万物所归之处。风寒入之，与燥热同化，故阳明为成温之薮。"自汗出，小便数，心烦"，非阳明温热郁炽于内之证乎？"微恶寒"，非阳明病得之一日,恶寒将自罢之机乎?"脚挛急",非阳明液伤、宗筋失润之所致乎?证以本条之"胃气不和",及后条之"阳明内结"两语,其必为新伤风寒引发阳明伏温之候无疑。桂枝汤乃发表不远热之方,前医误认为太阳病之风伤卫,而用桂枝攻表,故曰"反与"也。辛甘发散,如火益热,故曰"此误也"。"得之便厥"者,表得桂枝之攻,而津脱无阳也。"咽中干"者,里得桂枝之温,而液涸化燥也。未服桂枝汤前,仅是心烦;既服桂枝汤后,则烦而兼躁,且火性炎上,升逆为吐,所谓"诸逆上冲,皆属于火"是也。乃仲圣于此,不以人参白虎汤之石膏清解胃热,殊失明察。试读本条"胃气不和"四字,则石膏清胃,实为当务之急。胃者,阳明也。《内经》曰:"阳明为五脏六腑之海,主润宗筋,宗筋主束骨而利机关也。"阳明温热,果得石膏之清解,岂但"咽中干、烦躁、吐逆"之可治,而"脚挛急"者亦必随之以俱愈。尝考《千金方》,载越婢汤用石膏八两,风缓汤用石膏六两,风引汤用石膏二两,以及防风汤、石膏汤并治两脚疼痛拘急。夫痛甚,则为挛拘急,则为脚不得伸以行。昔吴鞠通治一手足拘挛,前后服药共用石膏六十斤之多,而步履始健,此正可借为石膏主治脚挛急之佐证。惜仲景惑于厥逆、吐逆两证,反作甘草干姜汤与之,冀复其阳,一昧于热深厥逆,再昧于火炎吐逆。智者千虑,必有一失,是何可曲为掩讳者也!干姜下咽,热气流溢,两阳薰灼,厥愈足温,讵得指为阳复厥愈乎?想此际小便数,咽中干,烦躁,或且变本加厉。仲圣见干姜辛温,助火燎原,乃转而用芍药之苦酸,苦以泄热,酸以益阴,热泄而津复,阴益而脚伸,配入甘草,一则甘可缓急,一则甘可复脉,兼以苦甘坚阴,酸甘化阴,所以为对证之良药也。若服甘草干姜汤后,以致"胃气不和,谵语者",则当借重调胃承气汤之大黄,又非芍药所能胜任。所以然者,大黄、芍药俱善治阳明内结,故仲圣于"胃弱易动",尝以"设当行大黄、芍药者,宜减之"为训,从可识矣!或以芍药性补,大黄性攻,非也。至若"重发汗,复加烧针者,四逆汤主之"一节,文义不属,且后条无只语涉及,当是错简所致,阙而弗辨,以俟世之博雅君子。

湿 温 小 揭 [①]

刘民叔

湿温非古名,初见于《难经》。考《难经》为齐梁以后之伪书,而托名扁鹊以传者。既不见于《灵》《素》《甲乙》,复不见于《伤寒》《金匮》,迄于叶、薛、吴、王,始大昌明,岂古无是病欤?抑古人不知是病之治法欤?

所谓"夏季多湿温"者,正为夏伤于寒之病,不过寒在夏季不若冬之严厉耳。在冬则腠理固密,须温经以发汗;在夏则腠理松弛,宜于发汗方内佐入清利小便之品可也。

仲景《伤寒论》为统治百病之书,不专为伤寒作也,故于《太阳上篇》首揭湿痹、温病之提纲,二者合病,非即后世之所谓湿温欤?

寻此以求,则《伤寒论》中自有无尽之藏。惜后世学者,不念思求经旨,以演其所知,各承家技,以为跳出《伤寒》圈子,狂妄背谬,莫此为甚! 今因无暇未能畅述,后当为文论之。

---

① 此文发表于《中国医药》第一卷第六期湿温专号,民国廿八年。

中 风 论 略 [①]

刘民叔

　　《素问·上古天真论》云："上古圣人之教下也,皆谓之虚邪贼风,避之有时。"避之者,谓避虚邪贼风,由外中入也,所以《灵枢·九宫八风》篇云："圣人避风如避矢石",《金匮要略》云："客气邪风,中人多死。"中风名病,此其义也。《金匮》又云："人禀五常,因风气而生长,风气虽能生万物,亦能害万物,如水能浮舟,亦能覆舟。若五藏元真通畅,人即安和。""人能慎养,不令邪风干忤经络,适中经络,未流传府藏,即医治之,四肢才觉重滞,即导引、吐纳、针灸、膏摩,勿令九窍闭塞。"所惜者,《金匮》之于中风,但启其端,弗竟其说,且未出一方治,若侯氏黑散、风引汤等又想为后人所附,非《金匮》所原有。致令中风一门,群言淆乱,安得折衷于圣以定方治于一乎!《阴阳应象大论》云："邪风之至,疾如风雨,故善治者,治皮毛,其次治肌肤,其次治筋脉,其次治六府,其次治五藏。治五藏者,半死半生也。"其尤甚者,则《灵枢·五色》篇云："大气入于藏府者,不病而卒死矣。"《千金翼》论云："得风之时,则依此次第疗之,不可违越。若不依此,当失机要,性命必危。"《外台秘要》能知此义,观其以《深师》桂枝汤、麻黄汤冠于中风及诸风方一十四首之首,乃浅治风中皮毛肌肤之法也,又以卒中风方七首次于其后,乃深治风中筋脉腑脏之法也。巢氏《病源》以后,诸家述风不下数十百种之多,大抵皆《素问·风论》"风中五藏六府之俞,亦为藏府之风,各入其门户所中,则为偏风。"盖皆善行而数变之杂风也。考孙真人《千金方》第八卷云："诸急卒病多是风,初得轻微,人所不悟,宜速与续命汤",谓初得急卒病,尚轻微,切勿游移,速服续命汤为当务之急也。其后连载九续命汤主治,多为风中五藏之半死生证。观其小续命汤第一方,主治云："卒中

---

① 　此文发表于《中国医药》第一卷第七期,民国廿八年。

风,欲死,身体缓急,口目不正,舌强不能言,奄奄忽忽,神情闷乱。"又小续命汤第二方主治云:"中风,冒昧不知痛处,拘急不得转侧,四肢缓急,遗失便利。"又大续命汤第二方主治云:"大风经脏,奄忽不能言,四肢垂曳,皮肉痛痒不自知。"又西州续命汤主治云:"中风入脏,身体不知自收,口不能言,冒昧不识人,拘急,背痛不得转侧。"细绎诸续命方主治,固无所谓六经形证也。乃后世竟倡"依六经见证,加减治之"之说,一若续命诸方仅能浅治中风之表证,而不能深及大风经脏之危证者,开人自为说之弊,致令中风危证,百不一救。噫! 始作俑者,其无后乎!

至于续命所主,奄忽不能言,冒昧不识人,固有近于厥,则暴死之厥也。然厥为内逆病,在血脉;风为外中病,在神机。神机为神气出入游行之道路,西说谓之神经。虽厥逆亦有涉及神经者,而血脉则为其大本也;中风亦有涉及血脉者,而神经则为其大本也。后人以厥为内风,则名已不正,又有以厥为外风,则言更不顺矣! 风之与厥,判然两途,然常有会逢其适,并发中风、厥逆为风厥者。须知,厥与风异,正以其无中风之口目不正、舌强不能言、拘急、背痛不得转侧诸证也。

《灵枢·寿夭刚柔》篇云:"病在阳者,命曰风病。"《五色》篇云:"病生于阳者,先治其外。"《素问·至真要大论》云:"从外至内者,治其外。"既为由外中人之风,汗而发之,乃正治也,所以续命九方皆宗《神农本草》之"麻黄,味苦、温,主中风""发表出汗"以为主药。西州续命方后且明著"汗出则愈"之效,故《千金·贼风第三》所载之依源麻黄续命汤,则径以麻黄题名矣,此为三代秦汉历圣相传之大法,西晋隋唐经师相授之验方。复幼而学之,长而行之,用以图治,治无不愈,愈无不全。惟此十方之中,人参一品,最遗后患。察用人参者,凡七方之多,岂中风卒病之必用人参哉! 征之《伤寒论》,桂枝可以配人参,柴胡亦可以配人参,惟麻黄不可以配人参。以桂枝、柴胡非必汗之方,而麻黄则为发汗之药,凡病之必须发汗者,断无配用人参之例。然则既以麻黄为主之诸续命汤,主治急卒中风,其不应配用人参,理自显然。乃检《千金方》,竟以小续命汤之有人参者,为诸续命方之冠,而以大续命汤之无人参者,殿于其后。不知大续命汤实为宗经之方，而孙真人忽之也。又检小续命汤所附之校注，凡《小品》《千金翼》《深师》《古今录验》《救急延年》，俱未舍去人参，此为习焉不察之故。晋唐诸师，一间未达，固不仅孙真人一人已也。

试询曾病中风之家，凡久患手擘不能上头，足躄不能履地者，不是未服麻黄发汗，即是早服人参补益。夫始病为急卒之中风，末传为经年累月之痿躄，然何以有末传痿躄之后患？则以始治之医，谋之不臧也。是故风与痿异，乃始传、末传而已，若风之与痹，则《灵枢·寿夭刚柔》篇云："病在阳，命曰风；病在阴，命曰痹。阴阳俱病，命曰风痹。"《邪气藏府病形》篇云："阴之与阳，异名同类。"故风痹之不同者几希。

又考《千金》续命十方，有用附子者，有用石膏者，有附子、石膏同用者。是则《素问·风论》所谓"风之伤人也，或为寒热，或为热中，或为寒中"也。

至于治积热风方及地黄煎、荆沥汤等，乃中风门之别证，续命方之变治，即后世俗称之"类中风"也。金元以后，标新立异，倡发因气、因火、因痰之说，不揣其本，而齐其末，古代精义，丧失殆尽。近又有著《类中秘旨》者，以厥病为类中，舍经义，徇俗名，其失也不过"名不正而言不顺耳"。其后又有用治愈热厥之验方，藉以阐发《类中秘旨》者，不辨真假，不析疑似，竟至题名为《中风斠诠》，力阐续命诸方，斥为不复适于用，抑孰知中风之本在神经，与厥逆之本在血脉者不同，所以《素问·调经论》云："肌肉蠕动，命曰微风"。《千金方》于"目眴动，口唇动，偏喎"诸证，皆须宜服小续命汤，摩神明白膏。又于卒然体痉直如死，皆宜服小续命汤两三剂。试检汉唐之间，诸家治风，如排风、防风、八风等，皆不越出续命范围，此其故，盖可不言而喻矣。乃《中风斠诠》既溷风痹、痿厥于不分，复淆内、外、上、下于不别，则其失也，岂仅指鹿为马？行将正治中风之法，泯没无遗，不度德，不量力，不自知其方效，论错之非，工于责人，拙于省己，是以君子深惜其未能取法乎上也！

或问预防中风，则《金匮要略》有云："房室勿令竭之，服食节其冷热苦酸辛甘,不遗形体有衰,病则无由入其腠理。"此言慎房室以固先天,节服食以培后天。《上古天真论》曰:"精神内守,病安从来?"摄生之士,其勉之哉!

甲午正月,再传门人开封杨强整理。

古方释义举例 ①

刘民叔

附子汤《圣济总录》

治柔风，筋骨缓弱，不能行立方。

附子 炮裂，去皮脐，壹两

上一味，㕮咀如麻豆，以水五升，绿豆五合，同煮至三升，绞去滓，每服半盏，细细饮之，空心、日午、临卧服。

复按：成坚志云："有人服附子酒者，头肿如斗，唇裂血流，急求绿豆、黑豆各数合，嚼食，并煎汤饮之，乃解。"此人者质壮，以有火热蕴伏，误服附子酒，如火益热，升腾莫制，其势然也。不然者，设用于对证之寒湿痼疾，尚有头肿如斗、唇裂血流之变乎？后世本草，不实事求是，但作危言，自骇骇人，使当用者亦不敢用，医学不古，此其症结也。夫绿豆而为善解附子毒性之药，则《圣济》附子汤，用附子一两，绿豆五合，同煮，去滓，细细饮之，岂不互为中和而失其药效也耶？不偏之谓中，用中之谓和，人而中和，无病可言，药而中和，无效可言。故药者，未有不性味偏驳者也。偏驳为毒，故毒者，所以补偏救弊者也。当其补偏救弊，不觉其毒，用适其反，其毒乃见。然则《圣济》此方，并附子、绿豆而用者，乃为各取其补偏救弊之长，而非取其互为中和之用也，明矣！观其主治"柔风，筋骨缓弱，不能行立"。所谓"柔风"者，四肢不能收，里急不能仰也。夫风何云柔？兼湿故柔也。《伤寒论》云："湿痹之候，但当利其小便"，绿豆固主利小便者也，《千金方》中著有明文。所以本方之用绿豆，乃取其利小便以辅助附子之不及，不是取其解热毒以中和附子之偏性。若训以《至真要大论》"逆者正治，从者反治"，已觉隔膜；再以"寒热温凉，反从其病"为训，则更失之远也！须知，附子、绿豆各有专长，用

---

① 此文发表于《中国医药》第一卷第八期，民国廿八年。

其专长，乃有特效，固非如后世相反而相成之遁辞所可拟议者矣。复倡是说，非好辩也，谓予不信，可引《本草纲目》附载《朱氏集验方》之十种水气一则，作为复说之佐证，其方云："用绿豆二合半，大附子一只，去皮脐，切作两片，水三碗，煮熟，空心卧时食豆。次日，将附子两片作四片，再以绿豆二合半，如前煮食。第三日，别以绿豆、附子如前煮食。第四日，如第二日法煮食。水从小便下，肿自消，未消再服。忌生冷、毒物、盐、酒，六十日无不效者。"

乙酉冬至日，受业上海卞嵩京，再读手稿。

瘈狗病概要 [①]

刘民叔

　　瘈狗,俗名疯狗。《左传》所谓"国人逐瘈狗入于华臣氏",又谓"国狗之瘈,无不噬者"是也。瘈起诣切,狂也。夫狗胡为乎狂? 良由春夏之交,伏蛰咸起,蛇虺遗毒,杂遍荒坡,而狗性好嗅,触之即中其毒,以致舌出流涎,头低耳垂,目赤尾拖,不食不卧,急走无定,见物即噬,此等证状,一经呈露,是名瘈狗。然触蛇虺遗毒而致瘈者,非特狗也,猫、兔、狼、狐间亦有之,此博医会译作"兽瘈证"之所由来也,特传播人体,不似狗之剧烈耳。凡当惊蛰之后,春夏之交,长途旅客,都会游士,讵可忽焉而不察乎?

　　瘈狗之毒,纯在唾液及血液,若人被噬,即传受其毒。然本病之传播,亦能行于不噬时,如表皮剥落或搔创者,一经接触瘈狗之毒液,即窜入经络,潜伏体内,待至毒发,多不可治。凡毒之传染,莫甚于此者,故家犬被噬随及成瘈,至若牛羊亦难幸免。世俗知瘈毒之锐,遂创出"抢影"之说,谓于日光月光灯光之下,一抢其影,即中其毒,是亦言之太过,而失其实耳。自抢影之说行,而误会致殆者,时有所闻。尝见某君因瘈狗过其侧,即惧而疑,杂饮各药,竟以致毙。不知俗治瘈狗病之方,性俱毒烈,若未中其毒,而漫服其药,诛伐无过,奚可哉! 中瘈狗毒之证状维何? 曰:人被噬伤后,则烦躁口干,小便涩痛,恶风咳嗽,口吐清涎,诊其脉浮,颇似伤风,但不头痛,久则发狂如瘈狗状,逢人则噬,见女则䐱,以扇搐之则颤,畏闻犬吠,鸣锣则惊。此病极为险恶,中西医士俱认为九死一生之证,然治疗方法,仅就管窥所及之可恃者,尚不少也。

　　凡被瘈狗噬伤者,最虑毒陷,宜急用清水,或浓茶,或人尿,或盐汤,

---

① 此文发表于《中国医药》第一卷第九期,民国廿八年。门人上海卞嵩京补撰,再传门人豫开封杨强整理。

于无风处洗净污血，用手拍打伤口左右，使毒血流尽，肤成白色，再用黄土和水捏成团，向伤口旋滚数十次，如被咬而未破，皮有伤痕赤肿者，或疮口干者，须用瓷锋或银针刺出恶血，照前洗净，用黄泥丸擦之，然此法为伤轻者道也。

伤之甚者，须用拔法拔之，其法用砂烧酒壶两个，盛大半壶烧酒，先以一壶置火上炖滚，倾去酒，即按在破伤疮口，拔出黑血水，满则自落。再以次壶炖热，仍按疮口，轮流提按，以尽为度，其证立愈。此法尽美尽善，惟用者多起疑惧而搁置之。不知触受瘛狗毒液者，在初起时，经气犹旺，尚能抗拒，及其继也，瘛毒张炽，经气馁败，于是循经络以内陷，劫脏真而致危，更将何策以为之持危扶颠哉？惟此法能拔尽毒血，转危于安。虽为非常罕见之术，实具履险如夷之能，用者固不必疑，而病者固不必惧也。

咬伤之处，污血去净后，宜用麝香研末敷之，贫者以玉真散代之。玉真散方，用白芷、南星、羌活、天麻、防风各一两，白附子十二两，研为细末，唾津调敷，如溃烂不已者，用熟石膏二钱，黄丹二分，共研极细，加入敷之。切忌骤用生肌收口诸药，所以然者，炉焰虽熄，灰中有火也。大抵七日后，脓水始尽，或见鲜血，方可用生肌药收口。如毒仍未尽，则用艾绒裹麝香卷成条，约七寸，切大蒜一薄片，贴患处，将艾绒向蒜燃之，燃毕去蒜，伤口必出鲜血，随敷以定风散，定风散方，用生天南星、防风各等分，共为细末。亦不可骤贴生肌药也。将愈之时，肉必作痒，切忌指抓，以油灯芯刺炙之，即不痒矣。所谓刺炙者，将灯芯对伤口刺之，如蜻蜓点水，然不可久燃，致伤其肤也。

以上所述噬伤治法，为初被噬者设。若迟迟失治，毒渐内陷，烦乱腹胀，口吐白沫，伤口紫黯，细看其头顶，必有红发数茎，急宜拔去，速用胡桃壳半边，以人粪填满，罨在咬处之上，著艾炙之，壳焦粪干则易之，炙至百壮，以玉真散唾津调敷。次日再炙，渐至三五百壮为度。盖炙法能举陷而散毒，但必用人粪者，以浊导浊，所谓衰之以其属也。此证虽恶，但看炙时著艾之初，便觉心醒，其验可待，炙后治法，一如前例。

至于内服之方，古人多用毒烈之药，殊属不当，惟药性冲和，功盖解毒者宜之。当被毒后，先服白糖饮，或以蜂蜜甘草汤，以获其心，临卧饮蟾酥酒一小匙，饮后加被，露首而眠，俟汗出如浆，瘐毒即解。平时以紫竹根煎水代茶，此物为治瘐圣药，能引毒下行，极平淡而绝不克伐。至七日晚间，即服蟾酥酒一小匙，如此每服必服一小匙，至毒下始止，或从中毒日起，每中昼、临睡，各服蟾酥酒一小匙，七日而止，即可无患。蟾酥酒方，用大虾蟆数枚，每重半斤为率，愈大愈妙。每枚以真麝香填入口内，每枚用麝香八分，大者用一钱，纳入后，扎紧其口，投磁坛中，每虾蟆一枚，加膏粱酒二斤，以此类推。于每年端午日午时，如法炮制，将坛封固，过七日，再将虾蟆取去，仍蜡封其口，遇患者以酒饮之，极效。

噬伤之处，审其轻重，分别用上法后，切禁骤敷生肌收口之药。否则，余毒潜伏，酝酿充斥，一朝猝发，暴不可御。然则欲辨识瘐毒尽否，其法当不可缓矣。昔人用豆豉研末，香油调丸，或用水缸脚泥，团丸如弹子大，常揩拭所咬处，掐开看丸，内若有狗毛茸茸然，此系毒气已出，易丸再揩，至无茸毛方止。此法屡用屡验，莫以平淡而废之。

咬伤急治之法，既述大概于上矣，其有治不治法，而瘐毒蕴伏，暨毒液由微创部侵入，不自知觉，在未发现状时，谓之潜伏期。在此期中，患者因无剧烈痛苦，忽焉不察者多矣！但本病之潜伏期，长短不定，大概七日之内其毒始成，故潜伏期多在七日至八十日，然亦有六个月至数年之久。医者于猝发瘐毒，往往误为他病，杂药乱投，促其毙命，吁，可慨已！

中毒浅深，初无试验，至被毒之三日或七日，以生清油、生黄豆探之，如吞之而甘芳，绝不作恶者，毒已成也；探之而作恶欲吐者，毒未成，或已尽也。

本病在潜伏期中，固无特征证候，唯咬部发痛，脓必极盛，伤痂虽结，仍想破坏。惟宜每日服蟾酥酒一小匙，以消其内毒。饭后口渴，不可吃茶，恐其分解药性也。此酒若一时未备，证在急治者，可用蟾酥五厘，麝香三厘，膏粱酒半斤，浸二日取饮。

本病当潜伏期时，未用药消其内毒，或虽服药而失当者，虽伤口用药敷治获愈，延日既久，瘐毒内炽，即无其他危险证状，而患者已陷于忧郁之境，于是恶闻声响，甘居寂寞，即昔日之善抱乐天主义者，至此亦必顿改旧观矣。然此忧郁状态，即瘈毒将发之前兆也。若值群犬交吠，锣鼓逐鸣，则引发瘈毒，而狂躁莫制，其主证为筋肉痉挛，身体强直，继则吸气，筋发痿挛，呼吸窒塞，声音嘶嗄，同时咽下亦起痉挛，异常强直，恶见饮食，见则发作，见水亦作狂越躁扰，谵妄心悸，肢颤涎流，见物则噬，声音举动，一如瘈狗，种种恶候，层见叠出，其痛苦状况，实为吾侪所不忍目睹者，病势至此，殊难为力。若上述诸证，一经弛缓，则死期迫矣。

西医对于此证，昔时亦无善法，至派斯托尔氏，始发明本病之预防接种法。近时，欧洲诸国皆仿效之。然调查其成绩，确实治愈者，亦甚寥寥也。兹将旧籍部法，择其有实效者，汇录于次，以备患者葂尧之采择焉。

疗猘犬咬人方《肘后》

先嘬却恶血，灸疮中十壮，明日以去，日灸十壮，满百乃止。按:丹波元简曰:"嘬却恶血,人不肯为之,宜用角法嘬之。"

又方《肘后》

生食蟾蜍、鲙绝良，亦可烧炙食之，不必令其人知。初得啮便为之，则后不发。

又方《山居便宜》

烧蟾蜍为末，敷之。

治猘犬咬人，毒气攻心闷乱方《圣济总录》

虾蟆一枚，烧灰，细研为末，以粥饮调服之即愈。

治狂犬咬人重发方《圣济总录》

蟾蜍三个，烧灰，捣罗为细散，每服二钱匕，温水调下，服时不得令人知。

疗风狗咬《奇效单方》

急于无风处，以冷水洗净，即服韭菜汁一碗。隔七日又一碗，四十九日共七碗。徐本斋云:风犬，一日咬三人，止一人用此方得活，亲见其验。一用胆矾末，傅患处立愈。按:《秘方集验》云:"韭菜汁一碗,服之百日内,常食韭菜更妙。"丹波元简云："此方原出《千金》。"

治犬啮内痛，愈后复发，并可服方《圣济总录》

韭不拘多少，捣取汁，每服七分盏，和温水饮之，日三服。

治猘犬毒方《圣济总录》

韭根三两，故木梳二枚，都用水二升，煮一升，旋旋饮之。

又方《圣惠》

以火灸疮中肿上，捣韭汁，饮三合，日三五度，疮瘥即止。

又方《圣惠》

杏仁去皮尖，研作汤，频服之良。

又方《寿域》

用生杏仁捣烂，敷之立效。按：《千金》疗凡犬咬，杏仁熬黑，研敷。

又方《圣济总录》

熬杏仁令黑色，细研成膏，敷之。

治狂犬咬人伤痛方《圣济总录》

杏仁四十枚，去皮尖，取仁，拍碎，桃白皮切二升，以水二升，先煮桃皮取汁一升，去滓，下杏仁再煮，减半去滓，温分三服，得吐乃效。

又方《危证简便》

先用米泔水洗伤处，令极净，再以杏仁口内嚼烂，敷之，以帛缚之，即瘥。按：《本草衍义》云："凡犬伤人，量所伤大小，杏仁烂咬，敷破处，以帛系定，至瘥无苦。"

疗狗咬极重者，虽遍身咬碎，搽立刻止痛神效方《续危证简便方》，用蚯蚓捣烂，搽敷狗咬眼内，以帕缚之数日，即愈奇验。

治犬咬方《圣济总录》

取地龙烂捣，封被咬处，当有毛出，或收得干者，捣末，油调封之。

治狂犬咬人方《圣济总录》

以沸汤和灰，拥疮上，又以地龙、屎封之，出犬毛，皆验。

又方《圣济总录》

以热牛屎涂，又镕蜡灌疮，皆瘥。

又方《圣济总录》

地榆二两,捣罗为散,每服二钱匕,温水调下,更将末涂疮上,良。

又方《圣惠》

黑豆煮汁,服之甚良。

崔氏云:"凡初被咬,即觅一切物与吃,后不发也。"《外台》

众疗不瘥,毒攻心,烦乱喍已,作犬声者,天灵盖烧灰末,以东流水和服方寸匕,以活止。按:《外台》喍,音董,多言也。

疗犬咬伤,不可便贴膏药及生肌药,闭毒于内也。当先用舟车丸黑牵牛四两,大黄二两,甘遂、大戟、芫花、青皮、橘红各一两,木香、槟榔各五钱,轻粉一钱,研为细末,水泛和丸如椒子大,每服五分,五更时熟水送下、禹功散黑牵牛头末四两,茴香炒一两为散,每服二钱,生姜自然汁调如稀饮服、通经散陈皮一两,当归一两,甘遂以面包,不令透水,煮百余沸取出,用冷水浸过,去面焙干,以上三味,共为细末,每服三钱,温汤调下,临卧服等药,随便服,利十余次,肿减痛止后方敷贴。《儒门事亲》

定风散,治风犬吠,先口噙浆水洗净,用绵拭干,贴药,更不再发,大有神效。《王氏准绳》

天南星、生防风各等分,共为细末,干上,更不再发,无脓,效不可具述。

治癫犬咬人方丹溪

地黄捣汁,饮之,并涂疮口,愈。

考昔哲治瘕毒内服药,多尚斑蝥,且惑于抢影之说,是不可不辩者。尝稽古籍,俱无是说。盖中瘕毒者,非直接受其毒液,不能发生本病。虽被瘕狗所噬,若其毒液即为拭去,亦可免本病之危险。然则抢影者,尚能中其毒乎?盖人之皮肤,自具有一种天然的抗毒能力,苟无些微创裂,毒液安能侵入?迷信抢影之说者,非所谓庸人自扰乎!世人一见瘕狗,便曰抢影,即服预防毒发之药,而其药不出斑蝥诸品。缪仲淳曰:"斑蝥,性大毒,能溃烂人肌肉,若煅之存性,犹能啮人肠胃,发泡溃烂致死。"准缪氏之言,则被啮中毒者,尚难轻服,况抢影在疑似间耶?历考《肘后》《千金》《圣惠》《圣济》诸书,所载治猘犬病诸方,从无有用斑蝥者,《本经》《别录》、甄权《日华》诸本草,亦无斑蝥主治猘犬毒之明文，惟李时珍《本草纲目》，本诸陋室，益以主治猘犬毒之说。噫！何不察之甚也！大抵用斑蝥者，不曰"腹痛如刀割，下恶血而愈"，则曰"服后当有小狗化为恶血而下"，夫恶血之下，岂尽瘐毒耶？抑亦斑蝥溃烂之肌肉耶？何得据为斑蝥打下之瘐毒也？且时珍亦既知其药，专走下窍，直至精溺之处，蚀下败物，痛不可当矣。即果中瘐毒者服之，所下败物，亦必为斑蝥所溃烂之好肉，则抢影致疑者，更难取用于此。益征斑蝥之用，抢影之疑，罗织成"莫须有"之冤狱，古今来始，不知若干人也。《验方新编》云："不可误吃斑蝥，毒药以致小便疼痛"，洵历练之谈！或谓"有毒服之，小便痛楚万状，无毒服之，茎中不作痛"，纸上空谈，不足信也！

嵩京得丐帮所传治狂犬病方，今附录于下

一、急救方：

防风　白芷　郁金　木鳖子　山甲　山豆根各一钱　银花　山慈菇　乳香　川贝　杏仁各一钱五分　苏薄荷三分　煎汤灌之。

二、常服方：

真琥珀八分　绿豆粉八分　黄蜡　乳香各一钱　水飞朱砂六分　雄黄精六分　白矾六分　甘草五分　研末为散，日一服，连服三月，断根永不复发。

二〇〇六年一月二日记

论附子炮用生用 [①]

刘民叔

　　《伤寒论》新校正序"晋·皇甫谧序《甲乙针经》云：伊尹以元圣之才，撰用《神农本草》以为《汤液》，汉·张仲景论广《汤液》为十数卷，用之多验。近世太医令王叔和，撰次仲景遗论甚精，皆可施用。是仲景本伊尹之法，伊尹本神农之经"。据此，则《神农本草》、伊尹《汤液》、仲景《伤寒》，为一贯之薪传也。夫欲知《本草》所载附子之生用、炮用，必当求之于《汤液》。但《汤液经》，既为仲景论广，故又不得不求之于《伤寒论》矣。按：论中之附子炮用者，计附子汤、甘草附子汤、芍药甘草附子汤、桂枝附子汤、桂枝附子去桂加白术汤、桂枝加附子汤、桂枝去芍药加附子汤、麻黄附子细辛汤、麻黄附子甘草汤、附子泻心汤、真武汤、乌梅丸，合为十二方是也。其附子生用者，计干姜附子汤、四逆汤、四逆加人参汤、茯苓四逆汤、通脉四逆汤、通脉四逆加猪胆汤、白通汤、白通加猪胆汤，合为八方是也。考生用附子，惟通脉四逆汤、通脉四逆加猪胆汤，并于附子下注云"大者一枚"，及四逆汤方后注云"强人可大附子一枚"，用生大附子者，仅此三方而已，其余五方，亦皆用一枚，但非大者，则是生附子无用二枚之例也。至于炮用附子，则附子汤、甘草附子汤，皆用二枚，桂枝附子汤、桂枝附子去桂加白术汤，皆用三枚，其余八方，均是一枚，则是炮附子，固有用二枚、三枚之例也。若云生用性烈，炮用性和，何不于炮用二枚、三枚之附子，改用生附子小者一枚之为愈乎？然则附子之不得以"生烈炮和"为训也，明矣！若云生用性攻，炮用性补，则麻黄细辛附子汤之攻表，附子泻心汤之攻里，固皆炮用者，而茯苓四逆汤及四逆加人参汤，又皆为生用附子，然则附子之不得以"生攻炮

[①]　此文发表于《复兴中医》第一卷第三期，上海中医专科学校第一届毕业纪念专刊，民国廿九年。

补"为训也，又明矣！若云生用性急，炮用性缓，则附子泻心汤之攻痞，攻痞为急，乃附子别煮取汁，亦尚炮用；干姜附子汤之安眠，安眠为缓，而附子乃又生用不炮，若谓倒行，岂非逆施？然则附子之不得以"生急炮缓"为训也，亦可以明矣！夫如之何而能为之别其或生或炮之用哉？斯则不得不上溯于《神农本草》矣。按《神农》于附子主治，别为风寒、寒湿两类，其一云"风寒，咳逆，邪气，温中，金创，破癥坚积聚，血瘕"，其二云"寒湿踒躄，拘挛，膝痛，不能行步"。曰风寒，曰寒湿，"寒"字虽同，风湿则别。风为天气，湿为地气。《素问·五运行大论》云："风以动之，湿以润之，寒以坚之"，性不同也。风性虽动，得寒坚而益刚；湿性本润，得寒坚而益结。所以风寒虽刚，不若寒湿凝结之重，以寒湿必挟水气故耳。寒湿用附子宜生，风寒用附子宜炮，此其大较也。谓余不信，请试述之。观诸附子生用之方，其必具之证有五：曰四肢拘急，曰下利清谷，曰汗出而厥，曰小便复利，曰脉微欲绝是也。四肢拘急，为水湿淫于筋；下利清谷，为水湿注于肠；汗出而厥，为水湿溢于表；小便复利，为水湿渗于下；脉微欲绝，为水湿内盛，阳微欲亡。凡此五者，皆为水湿内寒，旁礴淫溢之证。若真武汤治"腹痛，小便不利，四肢沉重疼痛，自下利者，此为有水气"，甘草附子汤治"骨节疼烦掣痛，不得屈伸，近之则痛剧，汗出短气，小便不利，恶风不欲去衣"，桂枝加附子汤治"遂漏不止，其人恶风，小便难，四肢微急，难以屈伸"。此三方者，与拘急、下利、汗出，皆相符合，而附子之不生用者，以其小便不利或小便难故也。又桂枝附子汤治"身体疼烦，不能自转侧，不呕不渴，脉浮虚而涩"。方内附子，已用三枚之多，而必炮者，以其脉浮虚涩，而未至沉微故也。据此则知，附子生用所必具之五证，以小便利、脉沉微，最为重要，否则，当皆炮用，无疑。先君国材公尝言"附子主寒湿踒躄拘挛，膝痛，不能行步，必遵生用去皮破八片之法，始克有济"。至哉，大人之言也！

乙酉嵩京六十七岁手稿，二〇〇六年元旦。

后　记

　　以上编集先业师刘民叔先生医学论文二十余篇,惟嵩京生亦晚,年甫十五师事先生时,先生已近花甲。是编皆先生早年所撰,记载先生中年学术思想,时在民国二十年间,陆续发表于各中医杂志,如《医界春秋》《中国医药月刊》等刊物。二十世纪六十年代初,嵩京于上海徐家汇藏书楼历时半月,搜求得之,惟散佚仍多,未能一一觅全。

　　先生曾祖怀公业医,祖承先公亦业医,幼承庭训,随外祖康朝庆公学医。少年医学思想在于明清诸家,后复请业于蜀中大儒井研廖季平,得所传。至是专以古医学鸣世,先生以廖师治经之法以治医,中年医学思想专宗岐黄,编中如《脉法古义》、如《脉学肤言商榷》、如《诊余读书记》、如《徯后轩读书记》、如《与吴羲民君谈谈“尺”字》、如《辨素问五藏别论之奇恒之府》等文,大谈《内经》理论,且每有新解,而《脉法古义》《脉学肤言商榷》两文更相阐明《内经》三部九候诊法、人寸比类、少阴太溪诊法,力辟《难经》缩三部九候于寸口之伪法,以及关尺连诊、分配脏腑、二十七脉之谬误,并正跌阳即人迎,两者同穴异名,其本一也。以《难经》流传既久,流毒至深,古义难明,今得先生大力提倡而始见真谛。

　　先生尝曰:迨五十而后,始跳出《内经》圈子,直溯汉魏以前《汤液》。古医以为脏腑、经络、阴阳、五行,皆臆说也,而《汤液》治病首重辨证,而证者实也。灵活运用六经辨证,此即为我中医理论之最高境界,亦即为我中医之朴素唯物辩证之所在。昔陶令有“觉今是而昨非”之说,故廖师一生经学思想六变,晚号“六译老人”。今先生一生医学思想之变,盖追求真理日臻完善是为变也。故其五十以后,撰著多在《本经》《汤液》,盖《内经》理论皆岐黄家言,为针灸家设,不与汤液药治家法同谋也。于此藉以知先生早年医学思想,夫而后知先生晚年理论之有自也。然虽欲观今世之能熟知《内经》理论者,亦属几希,良可浩叹!乙酉腊八受业上海卜嵩京谨跋,先生远行已四十余年,嵩京怀念。

敬　启

经过数载不懈努力，刘民叔先生医书七种终于整理完成，顺利出版了。

本丛书包括：①《华阳医说》；②《鲁楼医案》；③《神农古本草经》；④《考次汤液经》（刘民叔先生与杨绍伊先生合作考次）；⑤《时疫解惑论》；⑥《伤寒论霍乱训解》；⑦《素问痿论释难》。

刘民叔先生是中国古中医流派的杰出代表，七部著作皆是心血凝结，作为本套丛书的整理人员和责任编辑均感责任重大，力求忠实原著，不敢稍有轻忽。

沈括《梦溪笔谈》有载："宋宣献博学，喜藏异书，皆手自校雠，常谓：'校书如扫尘，一面扫，一面生。故有一书每三四校，犹有脱谬。'"每念及此，心中惴惴，恐有疏漏，有损先贤德音。

《史记·吕不韦列传》："吕不韦乃使其客人人著所闻……号曰《吕氏春秋》，布咸阳市门，悬千金其上，延诸侯游士宾客有能增损一字者予千金。"今效古例，丛书整理者与责任编辑联合发起"读者挑错活动"，并郑重承诺：

书中文字之整理差错，首先予以指正者，奖励50元/字。

此举非为巧言炫世，实盼与广大读者一起，绳愆纠谬，精益求精，以利于本丛书之修订提高。

活动具体说明请浏览微信公众号"zhongyiliangshan"（中医原创梁山泊）。

读者参与以同意此活动"声明"为前提。

整理者代表：刘民叔先生再传弟子河南省人民医院

责任编辑：人民卫生出版社双创编辑工作室　骆彩云

2019年1月